Dr. Sarah Brewer

Das große Gesundheitsbuch für Männer

Dr. Sarah Brewer

Das große Gesundheitsbuch für Männer

Deutsch von Sabine Reinhold

ECON

Titel der englischen Originalausgabe:
The Complete Book of Men's Health
Originalverlag: HarperCollins Publishers, London
Übersetzt von: Sabine Reinhold

Die Deutsche Bibliothek – CIP-Einheitsaufnahme
Brewer, Sarah:
Das große Gesundheitsbuch für Männer / Sarah Brewer.
Dt. von Sabine Reinhold. – Düsseldorf : ECON, 1996
Einheitssacht.: The complete book of men's health <dt.>
ISBN 3-430-11535-3

Umschlaggestaltung: Theodor Bayer-Eynck, Coesfeld
Umschlagfoto: Tony Stone
Lektorat: Ulrike Preußiger-Meiser
Gesetzt aus der Century, Linotype
Satz: Heinrich Fanslau GmbH, Düsseldorf
Papier: Papierfabrik Schleipen GmbH, Bad Dürkheim
Druck und Bindearbeiten:
Bercker, Grafischer Betrieb GmbH, Kevelaer
Printed in Germany
ISBN 3-430-11535-3

Dieses Buch ist allen gesundheitsbewußten Männern gewidmet – und denjenigen, die von diesem Buch angeregt werden, über ihre Gesundheit nachzudenken.

Inhalt

20 Mineralstoffe, Spurenelemente und die Gesundheit des Mannes

Einführung

Die meisten Männer wissen mehr über den Monatszyklus der Frau als über ihren eigenen Körper und sogenannte »Männerkrankheiten«. Denn eine kürzlich vorgenommene Studie ergab, daß Männer besser über Brustkrebs und das Prämenstruelle Syndrom als über Hodenkrebs und Prostatavergrößerung informiert sind. Dies ist um so erstaunlicher, als:

- sich etwa 80 Prozent der Männer in der zweiten Hälfte ihres Lebens wegen Prostatabeschwerden in Behandlung begeben müssen,
- Prostatakrebs bei Männern ebenso häufig wie Brustkrebs bei Frauen vorkommt,
- Hodenkrebs die häufigste bösartige Geschwulst bei Männern zwischen 20 und 40 Jahren ist.

Selbst ein schon diagnostiziertes Gesundheitsproblem wird von Männern häufig in der Hoffnung verdrängt, daß die Sache schon wieder von selbst vergeht. Vier von fünf Männern geben zu, Arztbesuche zu lange hinauszuschieben. Und dies spiegelt sich in der Tatsache wider, daß von denjenigen Befragten, die weniger als einmal pro Jahr zum Arzt gehen, mehr als zwei Drittel Männer sind. Männer konsultieren bei Beschwerden viermal seltener den Arzt als Frauen – werden jedoch häufiger nach ernsten Komplikationen, wie einem Herzinfarkt oder Schlaganfall, als Notfallpatienten in ein Krankenhaus eingeliefert.
Ein Problem besteht darin, daß es Männern schwerfällt, über heikle Themen zu sprechen oder Untersuchungen im Intimbereich über sich ergehen zu lassen. Dabei können auch kulturelle Unterschiede in Erscheinung treten: Studien ergaben, daß deutsche und amerikanische Männer eine Rektaluntersuchung doppelt so oft wie französische Männer und viermal häufiger als britische Männer vornehmen lassen.
Jedenfalls: Mit dem Gesundheitszustand der männlichen Bevölkerung steht es

aber nicht zum besten, daran muß etwas getan werden. Die Sterblichkeit ist bei Männern aller Altersgruppen bis zum 65. Lebensjahr nämlich höher als bei Frauen gleichen Alters:

- Die Chance eines 18jährigen Mannes, das 65. Lebensjahr zu erreichen, liegt bei nur 80 Prozent, die einer 18jährigen Frau dagegen bei 88 Prozent.
- Die durchschnittliche Lebenserwartung beträgt bei Männern 72 Jahre, bei Frauen sind es hingegen 78 Jahre.

Viele Ursachen dafür, weshalb Männer meist früher als Frauen sterben, sind auf Unterschiede in Ernährung und Lebensweise zurückzuführen. Ärzte wissen um diese Problematik und haben deshalb gegenwärtig besonders die Verringerung der Gesundheitsrisiken des Mannes im Auge. Leider gibt es hier reichlich Ansatzpunkte:

- 45 Prozent der Männer sind übergewichtig. 13 Prozent sind fettleibig, und damit hat sich diese Zahl in den letzten vier Jahren verdoppelt.
- 80 Prozent treiben weniger als dreimal pro Woche Sport.
- 60 Prozent der Männer im mittleren Alter sind völlig inaktiv.
- Doppelt so viele Männer wie Frauen trinken Alkohol über das gesundheitlich unbedenkliche Maß hinaus.
- Sieben von acht Männern weisen mindestens einen Risikofaktor für koronare Herzkrankheit und Schlaganfall auf (erhöhter Blutdruck, anomaler Cholesterinspiegel, Rauchen, Bewegungsmangel).
- Nur 25 Prozent der Männer mit Bluthochdruck nehmen dagegen Medikamente ein.
- Bei Männern zwischen 55 und 74 ist die Wahrscheinlichkeit, einen Herzinfarkt oder Schlaganfall zu erleiden, doppelt so hoch wie bei Frauen gleichen Alters.
- 87 Prozent der europäischen Männer haben noch nie eine Selbstuntersuchung der Hoden vorgenommen.

Darüber hinaus hat sich in den letzten fünfzig Jahren die Spermienzahl im Durchschnitt nahezu halbiert, was vermutlich auf falsche Ernährung, eine ungesunde Lebensweise und negative Umwelteinflüsse zurückzuführen ist. Dabei wäre es für einen Mann sehr einfach, die Beweglichkeit und Anzahl seiner Spermien beträchtlich zu erhöhen – aber er ist nur sehr selten darüber informiert, wie das zu ermöglichen ist. Und das Wissen darum kann mitunter darüber entscheiden, ob man ein Kind zeugen kann oder nicht.
Anliegen dieses Buches ist es, Informationen zu geben, Mythen zu entlarven,

Ängste zu zerstreuen und Männer mit gesundheitlichen Beschwerden davon zu überzeugen, ärztlichen Rat besser etwas früher als zu spät einzuholen. Darüber hinaus enthält es Gesundheits- und Ernährungstips und will Sie damit bei Ihren guten Vorsätzen unterstützen, um das Risiko zu verringern, daß Sie eine der zahlreichen weitverbreiteten und oftmals tödlich verlaufenden Männerkrankheiten trifft.

Wie kann dieses Buch genutzt werden?

Das große Gesundheitsbuch für Männer ist in Großkapitel unterteilt, in denen der männliche Körper und seine Funktionsweise thematisch geordnet vorgestellt werden.
Teil 1 beschäftigt sich eingehend mit den männlichen Geschlechtsorganen, ihrer Funktion und den möglichen Erkrankungen. Teil 2 behandelt Erkrankungen, die zwar häufiger bei Männern vorkommen, jedoch nicht unbedingt geschlechtsspezifisch sind. In Teil 3 werden die wichtigsten Maßnahmen zur Ernährungsumstellung und Veränderungen der Lebensweise vorgestellt, die helfen, die Gesundheit des Mannes zu erhalten.
Spezialthemen lassen sich durch einen Blick in das Inhaltsverzeichnis am Anfang des Buches oder in den Index am Ende finden.
Ein Beispiel für eine mögliche Vorgehensweise: Wenn Sie eine Antwort auf eine besondere Fragestellung zum Thema »Penis« (z. B. Priapismus – Kapitel 1) nachschlagen möchten, empfiehlt es sich zunächst, auch den Anfang des entsprechenden Kapitels zu studieren, in dem Sie allgemeine Erläuterungen zum Aufbau des Penis und eine Beschreibung zum Vorgang der Erektion finden.
Gleiches gilt, wenn Sie mehr über die Faktoren, welche die Spermatogenese beeinflussen (Kapitel 4), erfahren möchten. Auch hier kann es interessant sein, zunächst etwas über die Spermatogenese selbst nachzulesen (Kapitel 3).
Berührt ein Themenkreis einen anderen oder wird ein Punkt an anderer Stelle noch näher erläutert, finden Sie dort einen Querverweis mit Angabe der entsprechenden Seitenzahl.
Zusätzlich wird Ihnen das Sachregister eine große Hilfe sein, um die richtige Information rasch zu finden.

Gesundheit und Sexualität

Alles über den Penis

1

Der Penis

Der menschliche Penis hat von allen lebenden Primaten das größte Ausmaß und kommt, im Unterschied zum Glied vieler Säugetierarten (wie Wale, Bären, Walrosse, Rinder, Fledermäuse, Nagetiere und niedere Affen), ohne Stützknochen aus. Er ist ein erstaunliches Beispiel für Bio-Engineering und hat drei Schwellkörper aus erektilem (anschwellfähigem) Gewebe: die zwei an der Oberseite befindlichen größeren *Corpora cavernosa* (die Gliedschwellkörper) und den zentral an der Unterseite verlaufenden dünneren *Corpus spongiosum* (den Harnröhrenschwellkörper).
An der oberen (dorsalen) Seite wird durch eine Penisrückenvene Blut abgeleitet. Die beiden Penisrückenarterien, die für die Versorgung der Haut mit Blut verantwortlich sind, pulsieren an der Verbindung des Penis mit dem Unterbauch. Darüber hinaus sind zahlreiche oberflächliche Venen sichtbar, welche das Blut aus der Haut und der Eichel des Penis, nicht aber aus dem tiefer gelegenen erektilen Gewebe ableiten.

Das Corpus spongiosum

Das Corpus spongiosum (der Harnröhrenschwellkörper) enthält die Urethra (Harnröhre), durch die der Urin aus der Blase entleert wird. An der Penisspitze erweitert sich der Harnröhrenschwellkörper zur *Eichel* (Glans penis). An seinem Ursprung, hinter dem Hodensack (*Scrotum*), ist der Harnröhrenschwellkörper ebenfalls erweitert und bildet dort die Peniswurzel (*Bulbus penis*). Diese ist zur Stabilisierung mit einer festen bindegewebigen Membran verbunden und wird von einem Muskel umgeben (*Musculus bulbospongiosus*), der bei der Ejakulation rhythmisch kontrahiert (siehe Seite 22). Das Corpus spongiosum

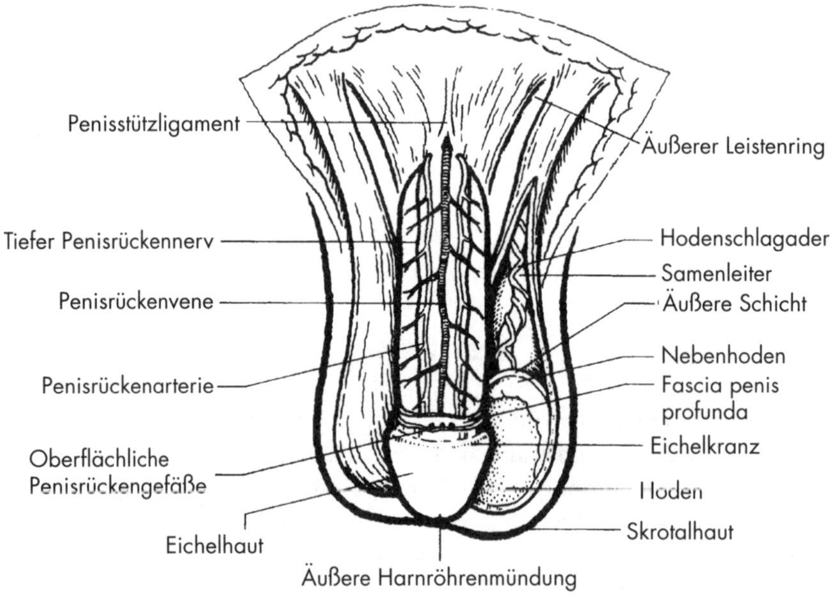

Abbildung 1: Penis und Scrotum

enthält darüber hinaus erektiles Gewebe, das während der Erektion ähnlich wie die Corpora cavernosa anschwillt.

Die Gliedschwellkörper

Die beiden Gliedschwellkörper (*Corpora cavernosa*) verlaufen nebeneinander am Penisschaft. Ihre Enden sind in der Glans penis eingebettet; an der Basis teilen sie sich in die beiden *Crura* (Schwellkörperschenkel). Die Crura sind von Muskelgewebe umgeben und auf der jeweiligen Seite an einem Knochen (*Ischium*) des kleinen Beckens befestigt. Durch diese Verankerung kann der Penis während des Geschlechtsverkehrs stabil aufrecht stehen. Bei der Ejakulation kommt es durch die Kontraktion der *Ischiocavernosus*-Muskeln zum Ausstoß des Spermas. Für weitere Stabilität sorgt ein Stützligament, das sich vom Schambein bis zum vorderen Penisschaft erstreckt.
Die Gliedschwellkörper weisen mehrere Hohlräume auf. In der Mitte jedes Glied-

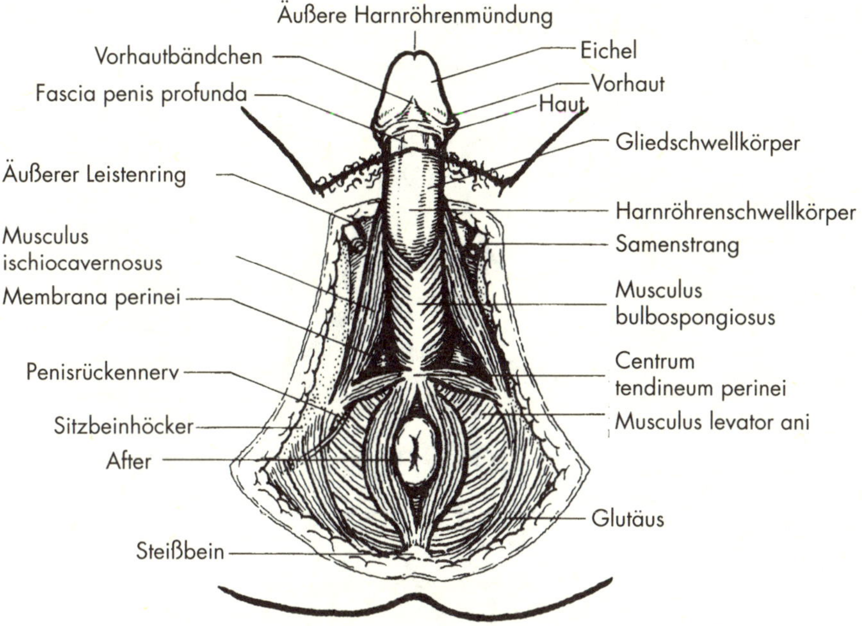

Abbildung 2: Urogenitaldreieck und Analdreieck

schwellkörpers verläuft eine tiefe Arterie, deren Verästelungen das Blut direkt in das schwammartige Gewebe abgeben. Bei normaler Blutversorgung kann man diese Hohlräume mit kleinen Pfützen vergleichen. Wenn sich die Arterien jedoch erweitern und der Blutfluß zunimmt, dehnen sich die Hohlräume rasch aus und sind nun mit großen Seen vergleichbar. So wird die Gliedsteife rasch ermöglicht.

Erektionen

Erektionen lassen sich nicht willkürlich herbeiführen, sondern werden durch emotionale, körperliche oder hormonelle Stimulation ausgelöst. Für die Erektion spielt Testosteron eine wichtige Rolle, sie ist aber nicht ausschließlich davon abhängig, da in seltenen Fällen auch kastrierte Männer Erektionen haben können. Bei den meisten Männern – mitunter auch bei denen, die ansonsten impotent sind – treten im Schlaf eine bis fünf Erektionen auf. Sie dauern jeweils dreißig Minuten und sind häufig beim Erwachen zu beobachten.

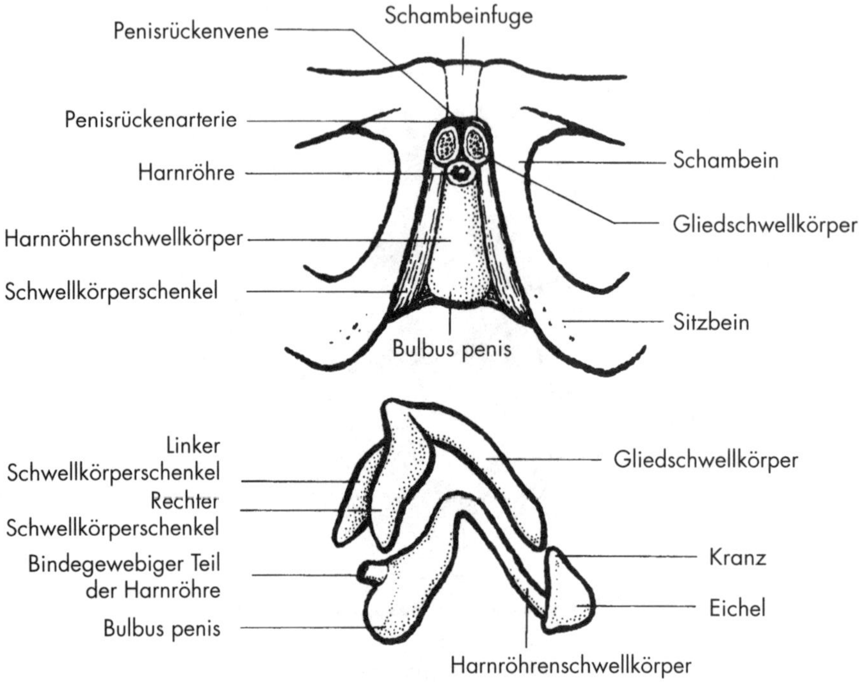

Abbildung 3: Corpus spongiosum und Corpora cavernosa

Die Versteifung des Glieds wird durch Erweiterung der kleinen Arterien an der Peniswurzel eingeleitet, ein Prozeß, der durch einen Teil des vegetativen Nervensystems (den Parasympathikus) ausgelöst wird. Dadurch erschlaffen die kleinen Muskeln in der Arterienwand, und die Arterien öffnen sich. Das Blut schießt in den Penis und wird in das erweiterungsfähige Gewebe der Gliedschwellkörper und des Harnröhrenschwellkörpers gedrückt. Der dabei entstehende hohe Druck verschließt die Auslaßvenen, so daß das Blut nicht wieder abfließen kann.

Die Gliedschwellkörper fungieren wie eine aufblasbare Manschette, die ein Wasserlassen während der Schwellung verhindert und die Erektion durch den Flüssigkeitsdruck des eingeschlossenen Blutes aufrechterhält. Sie bewirken einen vermehrten Zustrom arteriellen Blutes, wodurch sich der Penis von einem System mit geringem Volumen und niedrigem Druck in ein System mit großem Volumen und hohem Druck verwandelt.

Damit besitzt der Penis eine Art hydrostatisches Skelett – ein Stützsystem, das auch bei niederen Lebensformen, wie dem Regenwurm, vorkommt.

Größe des Penis

Bei der Größe des Penis existieren weniger Unterschiede als allgemein angenommen. Auf der Oberseite (der Seite mit der gewundenen Vene) mißt der erigierte Penis von der Spitze bis zur Basis durchschnittlich 16 Zentimeter. Neunzig Prozent aller Männer haben – entgegen allen anderslautenden Behauptungen – einen Penis, der zwischen 14,5 und 17,5 Zentimeter lang ist.

Aus der Größe im erschlafften Zustand kann nicht zuverlässig auf die Größe während der Erektion geschlossen werden. Die Größe des erschlafften Penis beträgt in Abhängigkeit von der Raumtemperatur 7,5 bis 15 Zentimeter und nimmt während der Erektion um etwa 5 Zentimeter zu. Ein Penis, der im erschlafften Zustand sehr kurz ist, erreicht durch die Erektion in der Regel eine größere Längenzunahme als ein längerer.

Ein Patient des Amerikanes Kinsey – er war einer der ersten Sexuologen und ist durch den Kinsey-Report bekannt – hatte einen erigierten Penis von nur 2,5 Zentimeter Länge. Und in einer von der Zeitschrift *Forum* im Jahre 1970 durchgeführten Umfrage wird berichtet, daß der kleinste Penis hier 12 Zentimeter gewesen sei. Das sind Ausnahmeerscheinungen, denn wird die natürliche Entwicklung des Penis durch bestimmte Erkrankungen gehemmt, kann der erigierte Penis mitunter nur eine Länge von 1 Zentimeter aufweisen.

Sofern der Penis jedoch noch in die Vagina des weiblichen Sexualpartners eindringen kann, steht dem Geschlechtsverkehr und einer Befruchtung nichts entgegen. Ein Argument spricht sogar für einen kleinen Penis: Auf diese Weise kommt es während des Geschlechtsverkehrs häufiger zum Verlassen und erneuten Eindringen in die Vagina, wodurch die Stimulation der Klitoris erhöht wird. Die meisten Frauen sind zudem der Ansicht, daß die Größe kaum Einfluß auf den Grad der Befriedigung hat.

Viele Männer prahlen mit einem besonders langen Penis, was aber nur selten der Wahrheit entspricht. *Forum* berichtete in ihrer Studie über einen 24 Zentimeter langen Penis, während Kinsey in seinen Studien einen Penis von 25 Zentimeter Länge verzeichnete. Der längste nachweislich gemessene Penis brachte es im erigierten Zustand auf beachtliche 30 Zentimeter und hatte einen Durchmesser von 5,5 Zentimeter. Dr. David Reuben beschrieb in seinem Buch *Everything You Always Wanted to Know about Sex* einen Penis von 35 Zentimeter Länge, gab aber keine Quelle an.

Summa summarum: Es kann also davon ausgegangen werden, daß die längsten Penes im Durchschnitt zwischen 25 und 30 Zentimeter lang sind.
Zwar kann ein Penis mit besonders breiter Basis das Lustempfinden der Frau durchaus steigern, ein großes Geschlecht ist aber keineswegs Garant für Erfüllung, wie viele Männer glauben. Ein großer Penis mag dem weiblichen Sexualpartner während des Geschlechtverkehrs sogar körperliche Schmerzen bereiten, entweder durch reibungsbedingte Verletzungen oder durch Stöße gegen die Eierstöcke – die genauso empfindlich wie die Hoden beim Mann sind. In einigen Fällen wird der Verkehr durch einen zu großen Penis sogar erheblich erschwert.

Ein wenig der Natur nachhelfen

Gegenwärtig ist es »in«, der Natur chirurgisch ein wenig nachzuhelfen. Vernetztes Silikon (Bioplastik) oder aus der Bauchwand abgesaugtes Fett wird dazu in mehreren Injektionen direkt unter die Penishaut gebracht. Die Gliedschwellkörper sind davon nicht betroffen.
Ziel dieser Verfahren ist es, das Gewicht des Penis um etwa 30 Gramm zu erhöhen und den Umfang der Penisbasis um mehrere Zentimeter zu verbreitern.
Bei der Verwendung von Fettzellen handelt es sich um CAPE (engl.: Circumferential Autologous Penile Engorgement) – ein Verfahren, das soviel wie Autologe Penisumfangvergrößerung bedeutet. Dabei hofft man, daß die transplantierten Zellen im Penisschaft lebensfähig bleiben und die Verpflanzung gelingt. Sterben die Fettzellen indes ab, kann eine Verkapselung eintreten, was zu einer unerwünschten Nebenwirkung, der Verhärtung, führt.
In China wurde von einem Arzt ein operatives Verfahren zur Penisvergrößerung entwickelt, mit dem der Penis um 50 Prozent verlängert werden kann. Die Operation dauert eine Stunde und wird unter Vollnarkose durchgeführt. Dabei wird das Stützligament, mit dem der Penis an der Vorderseite des Schambeins befestigt ist, durchtrennt, die Peniswurzel (von der etwa 40 Prozent im Becken liegen) herausgezogen und anschließend mit Nadelstichen wieder befestigt. Nun wird aus dem Bereich der Schambehaarung ein dreieckiger Hautlappen entnommen und damit der freigelegte Teil des neuen Penisschaftes bedeckt. Dieses Verfahren hat zwei Auswirkungen:

1. Auf den ersten zwei bis drei Zentimetern des Penis wächst Haar (das aber mittels Elektrolyse entfernt werden kann).
2. Der Erektionswinkel vergrößert sich von 45 Grad auf 60 Grad, d. h., das Glied richtet sich nicht mehr so steil auf. Da der Penis jedoch operativ stabilisiert wird, hat diese Veränderung keinen Einfluß auf die Fähigkeit des Mannes zum Sex.

Nach der Operation ist jede sexuelle Aktivität für drei Wochen untersagt; Erektionen werden durch Medikamente unterbunden. Danach kann das normale Sexualleben wieder aufgenommen werden. Das Verfahren wird derzeit nur in China, Südafrika und seit kurzem auch in den USA durchgeführt. Welche Risiken es mit sich bringt, darüber ist noch nichts bekannt.

Die Vorhaut

Der Penis wird locker von einer zarten, haarlosen Hauthülle umschlossen, die zahlreiche Muskelfasern enthält. Aufgrund ihrer Eigenschaft, sich dehnen und wieder zusammenziehen zu können, paßt sie sich der unterschiedlichen Länge des Penis während der Erektion an.
Bei unbeschnittenen Männern kann diese Hauthülle nach vorn gestreift werden und bildet so die Vorhaut (*Praeputium*), und bei Neugeborenen läßt sich die Vorhaut nur bei 4 Prozent der Jungen zurückschieben. In den ersten beiden Lebensjahren ist die Vorhaut bei den meisten Jungen fest mit der Eichel verbunden und sollte niemals mit Gewalt zurückgeschoben werden. Danach löst sich die Vorhaut langsam von der Eichel und läßt sich ab dem dritten Lebensjahr bei 90 Prozent der Jungen zumindest teilweise verschieben. Bei 60 Prozent der Neunjährigen sind noch Zellreste der Verklebung zwischen Vorhaut und Eichel vorhanden, wodurch die Vorhaut noch nicht ganz zurückgestreift werden kann. Bis zum 17. Lebensjahr bilden sie sich jedoch in der Regel zurück.
Nachdem sich die reife Vorhaut vollständig gelöst hat, bleibt sie mit der Unterseite der Eichel durch eine Hautfalte, das *Frenulum*, verbunden, das eine kleine Arterie enthält. Im allgemeinen sind das Frenulum und die Eichel – insbesondere die Corona oder der Kranz – die sensibelsten Teile des Penis. Die reife Vorhaut schützt die Eichel im erschlafften Zustand und hält sie feucht und empfindsam. Während der Erektion rutscht die Vorhaut zurück und liegt nun am verlängerten Penisschaft an.

Smegma

Unter der Vorhaut sammeln sich rasch Bakterien, Hefepilze und Urinreste an. Daraus bildet sich eine weiße, übelriechende, käsige Substanz – das Smegma. Es bildet sich bereits in der Kindheit und ist bei einem Prozent der Siebenjährigen und acht Prozent der 17jährigen zu finden. Smegmaansammlungen können zu Hautreizungen und Wundsein führen. Smegma wird auch mit dem Auftreten

von Krebs des männlichen Gliedes in Zusammenhang gebracht, was aber bisher nicht eindeutig nachgewiesen werden konnte.
Ab dem Alter von sieben Jahren sollte Jungen mit intakter Vorhaut beigebracht werden, die Vorhaut zurückzuschieben und die Eichel darunter regelmäßig, mindestens einmal am Tag – am besten nach jedem Wasserlassen – zu reinigen. Dabei sollte behutsam und vorsichtig vorgegangen werden, da ein gewaltsames Zurückschieben, insbesondere bei einer eventuell noch vorhandenen Verklebung mit der Eichel, zu Verletzungen, Vernarbungen oder sogar Phimose führen kann (siehe unten).
Nach dem Waschen der Vorhaut ist es wichtig, daß die Vorhaut wieder über die Eichel gestreift wird, damit sich keine Paraphimose bildet (siehe unten).

Phimose

Phimose ist eine Verengung der Vorhaut; dadurch läßt sich die Haut nicht über den breitesten Teil der Eichel zurückstreifen. Bis zum Alter von zwei bis drei Jahren ist dies auch der Normalzustand, allerdings bleibt die Verengung bei 10 Prozent der Jungen über das dritte Lebensjahr hinaus bestehen. Phimose tritt oftmals bei einer übermäßig langen Vorhaut auf, die anomal viel fibröses Narbengewebe enthält. Bleiben nach dem Abheilen von Vorhauteinrissen narbige Einschnürungen zurück, kann es auch in höherem Alter zur Entwicklung einer Phimose kommen.
Eine stark ausgeprägte Phimose kann auch zu Beschwerden beim Wasserlassen führen; der Urin staut sich unter der Vorhaut und bläht diese ballonartig auf. Besonders unangenehm ist, wenn unter der Vorhaut eingeschlossener Urin erst nach dem Wasserlassen langsam austritt. Erleichterung kann sich der Patient dadurch verschaffen, daß er die Vorhaut, selbst wenn sie sich nicht ganz zurückstreifen läßt, beim Wasserlassen zumindest leicht zurückschiebt.
Mit zunehmendem Alter wird die Phimose schmerzhaft und verursacht Schwierigkeiten bei der Erektion, Masturbation und beim Geschlechtsverkehr. Durch dieses Leiden ist man auch für andere Beschwerden und Krankheiten empfänglicher: Vorhauteinrisse, Balanitis (siehe Seite 30) und Peniskarzinom gehören dazu. Die Behandlung erfolgt zumeist operativ durch Beschneidung (Zirkumzision).

Paraphimose

Als Paraphimose bezeichnet man eine Einschnürung des Penis hinter der Eichel (Glans), und zwar bedingt durch eine extrem enge Vorhaut. Sie tritt in der Regel ein, wenn eine zu enge Vorhaut hinter die Eichel zurückgestreift (z. B. beim Geschlechtsverkehr; während einer Katheterung) und danach nicht mehr in die

normale Position zurückverschoben wird. Die enge Vorhaut schnürt die Blutversorgung der Penisspitze ab, was zu einer starken Schwellung der Eichel und der Vorhaut führt. Unbehandelt könnte das Gewebe absterben.
In den meisten Fällen läßt sich die Vorhaut durch Massage wieder über die Eichel schieben, nachdem die Schwellung mit einer Eispackung gelindert wurde. Die Eichel dabei zusammendrücken, um die überschüssige Flüssigkeit herauszupressen. Anschließend wird ein Gleitgel aufgebracht. Dieses Verfahren sollte nur vom Arzt durchgeführt werden, da es sehr schmerzhaft ist und oftmals eine Anästhesie erfordert. Ist eine manuelle Reposition nicht möglich, muß eine Beschneidung durchgeführt werden. Einige Chirurgen durchtrennen zunächst den Schnürring und lassen vor der Beschneidung erst die Schwellung abklingen. Andere nehmen die Beschneidung sofort vor.

Beschneidung

Die Beschneidung (Zirkumzision) ist die operative Entfernung des Vorhautblatts, das die Eichel bedeckt. Sie wird in der Regel als religiöses Ritual vollzogen, kann sich aber auch aus ästhetischen oder sexualhygienischen Gründen als vorteilhaft erweisen.
Aus einer amerikanischen Studie geht hervor, daß im ersten Lebensjahr elfmal mehr unbeschnittene als beschnittene Jungen wegen Harnröhrenentzündung ins Krankenhaus eingewiesen werden. Dies läßt darauf schließen, daß mit einer Zirkumzision die lokale Hygiene verbessert wird. Allerdings sind noch weitere Untersuchungen erforderlich.
Die Zirkumzision ist bei Neugeborenen ein relativ einfaches Verfahren. Über die kleine Eichel wird ein fingerhutähnlicher Gegenstand geschoben und die Vorhaut darüber gestreift. Mit einem zweiten Instrument wird die Vorhaut zunächst abgeklemmt und dann abgeschnitten. Dieser Eingriff, der auch als Bell-Clamp-Methode bekannt ist, wird in der Regel in den ersten Lebenswochen ohne Anästhesie durchgeführt. Ist eine Zirkumzision bei älteren Jungen oder Männern aus medizinischen Gründen angezeigt, wird die Vorhaut unter Vollnarkose gekürzt und die Wunde vernäht.
Nach der Beschneidung verliert die Haut der Glans penis ihre weiche, feuchte Oberfläche und wird dunkler, härter und trocken. Größere Mengen an Faserprotein – Keratin – werden eingelagert. Die Eichel ähnelt nun normaler Haut und verliert ihre Schleimhauteigenschaft. Das Empfindungsvermögen geht zu einem gewissen Grad verloren.
Zu den Komplikationen einer Beschneidung zählen:

- Starke Blutungen – in bis zu 10 Prozent der Fälle. Bei einem Prozent der Jungen ist eine erneute Operation erforderlich, um die Blutung zu stillen und geronnenes Blut zu entfernen.
- Unbequemlichkeit – etwa ein Viertel der älteren Jungen empfinden es als unangenehm, mindestens eine Woche lang Verbände zu tragen.
- Geschwulstbildung und Verengung der Harnröhrenmündung an der Penisspitze.
- Infektionen und Blutvergiftungen (Septikämien); diese treten zwar bei stationär durchgeführter Beschneidung äußerst selten auf, finden sich aber gelegentlich nach rituellen Beschneidungen.

Zu seltenen Nebenwirkungen, die vor allem dann auftreten, wenn die Beschneidung nicht von einem erfahrenen Arzt vorgenommen wird, zählen:

- Entfernung von zuviel Haut.
- Schädigung der Eichel und der Corpora cavernosa, insbesondere, wenn die Stiche bei älteren Kindern zu tief angesetzt werden.
- Thrombose der Blutgefäße mit Gangränrisiko sowie Penisamputation.

Wiederherstellung der Vorhaut

Der amerikanische Arzt Dr. Bigelow entwickelte ein Verfahren zur Wiederherstellung der Vorhaut nach einer Beschneidung. Dabei wird die Haut am Ende des Penisschaftes behutsam gedehnt und mit einem speziell geformten Verbandpflaster (Fixierverband) über die Eichel gezogen. Der Verband muß ständig getragen werden und wird nur zum Wasserlassen abgenommen.
Mit Herausbildung der neuen Hauthülle wird die Haut der Eichel rasch weicher, feuchter und sensibler. Sobald die gedehnte Haut des Penisschaftes nachwächst, muß die Zugkraft verstärkt werden. Während der Endphase der Vorhautwiederherstellung werden kleine Bleigewichte oder eine trichterförmige Dehnungsbandage verwendet. In Abhängigkeit davon, wieviel Haut ursprünglich entfernt wurde, dauert die vollständige Wiederherstellung der Vorhaut zwei bis sechs Jahre. Eine operative Wiederherstellung mit Hauttransplantaten ist ebenfalls möglich.

Balanitis

Die Entzündung der Eichel wird als *Balanitis* und die Entzündung der Vorhaut als *Posthitis* bezeichnet. Treten beide Erkrankungen gleichzeitig auf, spricht man von *Balanoposthitis*.

Symptome einer Balanitis sind Rötung, Wundsein und Juckreiz am Penisende. In der Regel tritt die Erkrankung bei 4 Prozent der Jungen bereits vor Erreichen des Schulalters auf. Aber auch größere Jungen und Männer können an Balanitis erkranken. In diesen Fällen entwickelt sich die Erkrankung infolge von Soor, der durch den Hefepilz *Candida albicans* hervorgerufen wird. Auf der Eichel finden sich kleine rote Punkte, und unter der Vorhaut kann eine Ansammlung an Hefepilzsmegma vorhanden sein. Da eine Balanitis oftmals das erste Anzeichen für Diabetes mellitus ist, sollte eine Urinuntersuchung durchgeführt werden.
Weitere Ursachen für Balanitis sind Infektionen mit gewöhnlichen Hautbakterien, aber auch sexuell übertragbare Erkrankungen und Reizungen durch chemische Substanzen.
Einer Balanitis kann durch ausreichende Genitalhygiene und häufiges Waschen des inneren Vorhautblatts weitestgehend vorgebeugt werden. In leichten Fällen gehen die Symptome durch einfaches Baden in Salzwasser (Kochsalzlösung), zweimal täglich, rasch zurück. Auch durch bloßes Weglassen der Seife kann viel erreicht werden: Eine Untersuchung an 43 Männern mit leichter Balanitis ergab, daß sich die Erkrankung in den meisten Fällen besserte, wenn beim Waschen des Penis Seifenprodukte weggelassen wurden. Denn: Eine Entzündung infolge einer leichten Infektion kann sich bei Verwendung von Seife verschlimmern, da diese den pH-Wert der Haut erhöht. In einigen Fällen ist die Balanitis auch auf eine Waschmittelallergie bzw. -überempfindlichkeit zurückzuführen.
Eine durch Soor hervorgerufene mäßiggradige bis schwere Balanitis wird mit Fungiziden, d. h. mit Salben gegen Pilzerkrankung (z. B. Clotrimazol) behandelt. Bei einer bakteriellen Infektion kann die Erkrankung rasch mit örtlicher oder innerlicher Anwendung eines Antibiotikums geheilt werden. Bei schwerer Balanitis mit einer starken Schwellung der Vorhaut oder rezidivierenden Entzündungen mag eine Zirkumzision erforderlich werden.

Balanitis xerotica obliterans

Balanitis xerotica obliterans ist eine in der Kindheit oder im fortgeschrittenen Alter häufig auftretende Erkrankung des Penis, deren Ursache noch nicht vollständig geklärt ist. Die Eichel oder Vorhaut nimmt dabei ein charaktistisches weißes Aussehen an, und die Haut erscheint verdickt und hart. Eine mögliche Folge ist die Einengung der Urethralmündung (des *Meatus* – der Öffnung an der Penisspitze), die das Wasserlassen beeinträchtigt. Zur Vermeidung einer Fibrose, Vorhautvernarbungen und Phimose (siehe Seite 28) wird in der Regel eine Zirkumzision durchgeführt. Mitunter muß die Urethralmündung auch operativ erweitert werden. Wichtig ist die Abgrenzung zu *Leukoplakie*, einer prämalignen Erkrankung (Vorstufe einer bösartigen Erkrankung, siehe unten).

Balanitis plasmacellularis (Zoon, Entzündung der Eichel)
Dabei handelt es sich um eine seltene Erkrankung, von der Männer im mittleren und höheren Alter betroffen sind. Sie führt zu rot glänzenden, weichen Flecken auf der Eichel, die sich zu samtartigen, schmerzhaften Wundstellen entwickeln können. Zum Ausschluß einer anderen, möglicherweise bösartigen Erkrankung (siehe unten) muß eine Biopsie (Gewebeuntersuchung) durchgeführt werden. Eine Balanitis läßt sich in der Biopsie daran erkennen, daß die Haut mit den hierbei charakteristischen Immunzellen, den Plasmazellen, infiltriert ist. Die Erkrankung kann mit einer Zirkumzision geheilt werden.

Lymphozele oder Lymphzyte

Gelegentlich führt übermäßige sexuelle Aktivität oder Masturbation zu einer verdickten, weißlichen Schwiele am Eichelkranz, direkt unter der Kranzfurche. Diese wird durch Schwellung und Blockierung eines Lymphdrainagekanals hervorgerufen. Die einzig erforderliche Maßnahme besteht in der vorübergehenden Einstellung der sexuellen Aktivität, damit sich die Schwellung zurückbilden kann. Wie bei allen Schwellungen sollte die Diagnose jedoch von einem Arzt, möglichst von einem Urologen vorgenommen werden.

Peyronie-Krankheit

Bei der Peyronie-Krankheit hat der erschlaffte Penis ein normales Aussehen, verkrümmt sich jedoch stark bei der Erektion und erinnert dann an eine Banane. Bei schwerer Verkrümmung ist die Erektion schmerzhaft und der Geschlechtsverkehr unmöglich. Die Peyronie-Krankheit wird durch eine Fibrose hervorgerufen – einen fortschreitenden Austausch des schwammartigen erektilen Gewebes durch Narbengewebe. Die fibrösen Hautpartien können sich bei der Erektion nicht mehr ausdehnen, so daß sich der Penis in Richtung der steifen Region verbiegt. Mitunter werden zur Behandlung Vitamin-E-Präparate (200 Milligramm pro Tag) oder Cremes empfohlen, da Vitamin E hilft, die Elastizität des Gewebes aufrechtzuerhalten. Wird die Erektion schmerzhaft oder der Geschlechtsverkehr unmöglich, ist ein chirurgischer Eingriff erforderlich. Von einigen Chirurgen wird das fibröse Gewebe exzidiert, während andere ein keilförmiges Gewebestück auf der anderen Seite entfernen, womit ein gerades Aufrichten des Gliedes erreicht werden soll. Im fortgeschrittenen Stadium ist es mitunter am sinnvollsten, eine Penisprothese zu implantieren (siehe Seite 153 f.).

Priapismus

Priapos war der griechische Gott der Fruchtbarkeit, dessen Phallus genausoviel wog wie der Rest seines Körpers. Mit Priapismus wird die schmerzhafte Dauererektion des Penis ohne sexuelle Erregung beschrieben. Aufgrund der Schwellung der Corpora cavernosa ist der Penisschaft steif erigiert, während die Eichel und das Corpus spongiosum erschlafft bleiben.
Der Priapismus ist schmerzhaft und kann durch bestimmte Arzneimittel, Traumata oder Blutkrankheiten (wie Leukämie, Sichelzellenanämie) ausgelöst werden. Viel häufiger jedoch tritt Priapismus aus unbekannter Ursache während sexueller Aktivität auf.
Priapismus ist ein chirurgischer Notfall. Der Penis muß innerhalb von vier Stunden dekomprimiert werden, da das eingeschlossene Blut sonst gerinnt, was zu Entzündung, Vernarbung und Impotenz führen kann. Leider verzögert sich die Behandlung in vielen Fällen, da es dem Betroffenen meist unangenehm ist, medizinische Hilfe in Anspruch zu nehmen, oder man hofft, daß die Erektion von allein vergeht.
Bei der Notfallentlastung (die nur vom Arzt vorgenommen werden sollte) wird eine lange Kanüle in die Corpora cavernosa eingeführt und das eingeschlossene, verdickte Blut abgesaugt. Das Blut ist aufgrund des Sauerstoffmangels fast schwarz. Anschließend wird das schwammartige Gewebe der Schwellkörper mit Salzlösung gespült. In hartnäckigen Fällen kann die Gabe von Medikamenten erforderlich sein. Sind diese Verfahren nicht erfolgreich, werden die Corpora cavernosa geöffnet und mit dem Corpus spongiosum verbunden. Dies ermöglicht zwar die Drainage, künftige Erektionen sind aber nur noch mit einer Penisprothese möglich.

Erythroplasie Queyrat

Bei dieser Erkrankung treten hellrote, samtartige, leicht erhöhte Einzelherde mit scharf begrenzten Rändern auf. Sie sind zumeist an der Eichel zu finden und eher schmerzfrei. Erythroplasie Queyrat ist eine prämaligne Erkrankung, die unbehandelt zu Peniskarzinom führen kann. Beschränkt sie sich auf die Vorhaut, wird mit einer Zirkumzision therapiert. Wenn jedoch auch die Eichel betroffen ist, erfolgt die Behandlung durch lokale Strahlentherapie oder Anwendung von starken Zytostatika (Hemmung der Zellbildung) in Salbenform.

Leukoplakie

Mit Leukoplakie beschreibt man ein Gebiet weißer, mörtelartig aufgeworfener Haut auf der Eichel, die durch anomale Proliferation von Hautzellen entsteht. Die betroffenen Stellen erinnern an grau-weiße Farbe und bleiben in der Regel schmerzfrei. Werden die in einer Biopsie gewonnenen Zellen unter dem Mikroskop untersucht, zeigt sich, daß sie größer als normal sind und die unteren Schichten mit weißen Immunzellen (Lymphozyten) infiltriert sind. Es handelt sich dabei ebenfalls um eine prämaligne Erkrankung, die sich unbehandelt zu Krebs entwickeln kann. Die weißen Flecken werden deshalb unter Anästhesie entfernt.

Peniskarzinom

Das Peniskarzinom ist ein seltener Krebs, der im höheren Alter im allgemeinen in der Furche zwischen dem Eichelkranz und der Vorhaut auftritt. Bei Männern, die bei der Geburt beschnitten wurden, ist die Erkrankung seltener. Das Peniskarzinom wird daher oftmals mit Anlagerungen von Smegma (Vorhauttalg) in Verbindung gebracht, vermutlich, weil die Bakterien krebserregende chemische Substanzen erzeugen, von denen bekannt ist, daß sie karzinogen sind.
Falls unter der Vorhaut Ausfluß oder Geschwüre auftreten, sollte umgehend der Arzt aufgesucht werden, da als Ursache eine Wucherung in Betracht kommen kann. Dies ist um so wichtiger, wenn sich die Vorhaut nicht mehr zurückschieben läßt.
Bei Früherkennung des Peniskarzinoms kann die Behandlung mit Salben gegen Krebs (z.B. 5-Fluoro-uracil) oder Strahlentherapie erfolgen. Befindet sich die Erkrankung bereits im fortgeschrittenen Stadium, kann trotz der damit verbundenen psychologischen Auswirkungen nur noch eine Teilamputation des Penis helfen. Sofern möglich, wird der Penis höchstens 2,5 Zentimeter unterhalb des Tumors amputiert, so daß das erzielte kosmetische Ergebnis in der Regel akzeptabel ist. Nach dem Eingriff sind das Wasserlassen, die Erektion und das Geschlechtsleben wieder normal möglich.
Bei einem sehr umfangreichen Tumor kann eine Totalamputation des Penis erforderlich werden. Die Urethralmündung (Harnleitermündung) wird dann hinter den Hodensack verlegt. Der Patient kann zwar in diesem Fall nur noch im Sitzen urinieren, ist aber in der Lage, die Blase zu kontrollieren.
Für die meisten Fälle wird angenommen, daß eine ausreichende Hygiene der Vorhaut einem Peniskarzinom vorbeugen kann. Unbeschnittene Männer sollten

die Vorhaut regelmäßig, mindestens einmal täglich, vorsichtig zurückstreifen und angelagertes Smegma durch Waschen entfernen. Im Idealfall, so die Experten, sollte dies sogar nach jedem Wasserlassen erfolgen.

Verletzungen des Penis

Bei einer engen Vorhaut kann es häufig zu Einrissen während des Geschlechtsverkehrs kommen, was zu starken Blutungen führt. Ist der Riß verheilt, hält er nur bis zum nächsten Geschlechtsverkehr. Zur Vorbeugung des ständigen Einreißens kann eine elektive Zirkumzision vorgenommen werden. Ein alternatives Verfahren ist die *Frenuloplastie*, bei der das Vorhautbändchen (Frenulum) kreuzweise geteilt und längs vernäht wird, wodurch es sich verlängert.
Eine weitere häufige Verletzung ist das Einklemmen der Vorhaut in den Reißverschluß der Hose, besonders wenn das Vorhautblatt weit übersteht. Die Verletzung kann mit einer Zirkumzision behandelt werden. In einigen Fällen konnte die eingeklemmte Haut in der Notfallstation befreit werden, nachdem ein Gleitmittel aufgebracht wurde.
Auch weitaus ernstere Verletzungen des Penis sind nicht selten. Sie resultieren zum Beispiel aus dem Versuch, sexuelle Befriedigung mit Maschinen, wie Staubsaugern oder elektrischen Bohnermaschinen, herbeizuführen. Derartige Praktiken sind sehr gefährlich, da sich in Staubsaugern oftmals rotierende Teile befinden, die die Eichel regelrecht shreddern können.
Werden andere Geräte verwendet, ist der beim Orgasmus eintretende Konzentrationsverlust eine häufige Ursache für Verletzungen durch Abrutschen. So kommt es jedes Jahr erneut zu Unfällen, die eine Einweisung in Unfall- und Notaufnahmestationen der Krankenhäuser aufgrund eines abgetrennten Penis oder zerrissenen Hodensacks erfordern. In einem berühmten Fall, bei dem ein elektrischer Schuhputzriemen zur Anwendung kam, versuchte der verletzte Mann, seinen zerrissenen Hodensack mit einem Bürohefter zusammenzuhalten, und merkte erst später, daß ihm ein Hoden fehlte.
Nicht sexuell bedingte Traumata des Penis können durch Arbeitsunfälle und Sportverletzungen verursacht werden, unter anderem bei Fahrradunfällen, bei denen der Fahrer auf den Lenker geschleudert wird. Zur Abklärung der Verletzung und Wiederherstellung ist in derartigen Fällen fast immer ein chirurgischer Eingriff erforderlich.

Penisfraktur

Es besteht die Möglichkeit, daß ein erigierter Penis bricht. Dies geschieht in der Regel dann, wenn bei einem heftigen Stoß die Vagina verfehlt und dafür das Schambein der Frau getroffen wird. Dabei reißt einer der Gliedschwellkörper, und Blut ergießt sich in das umgebene Gewebe. Ein deutliches Knacken ist hörbar, dem schneidender Schmerz im Penis folgt. Binnen kürzester Zeit bildet sich ein blauer Fleck, und der Penis schwillt an.
Eine Penisfraktur erfordert eine operative Freilegung und Naht der Gliedschwellkörper sowie eine Entfernung der Blutgerinnsel. Der Penis wird dann mit Holzspateln geschient. Bis zur vollständigen Abheilung werden zur Unterbindung von Erektionen Medikamente gegeben.

Penisverstümmelungen

Lorena Bobbit kam in den USA und sogar weltweit in die Schlagzeilen, als sie den Penis ihres Mannes mit einem 20 Zentimeter langen Messer abtrennte. Kurz darauf schnitt eine andere Frau die Hoden ihres Mannes mit einer Schere ab. Die beiden Fälle erregten damals enormes öffentliches Aufsehen; die Verstümmelung des männlichen Penis kommt jedoch häufiger vor, als bisher angenommen. Asiatische Frauen benutzen diese Praxis schon lange zur Rache: Während der siebziger Jahre verloren mehr als hundert thailändische Männer ihren Penis. Der Zorn der Frauen traf ihre Opfer meist, wenn sie friedlich schliefen. In Hongkong wurden in den letzten zehn Jahren drei Fälle registriert.

Die Harnröhre

Die Urethra (Harnröhre) verläuft von der Blase bis zur Penisspitze und dient zur Harnableitung. Sie wird von der Prostatadrüse umschlossen und verläuft an der Penisunterseite durch das Corpus spongiosum.
Harnröhreninfektionen, Vernarbungen und angeborene Anomalien kommen bei beiden Geschlechtern vor, sind aber beim Mann wesentlich häufiger und schwerer, da die männliche Harnröhre mindestens zehnmal länger ist als die weibliche.

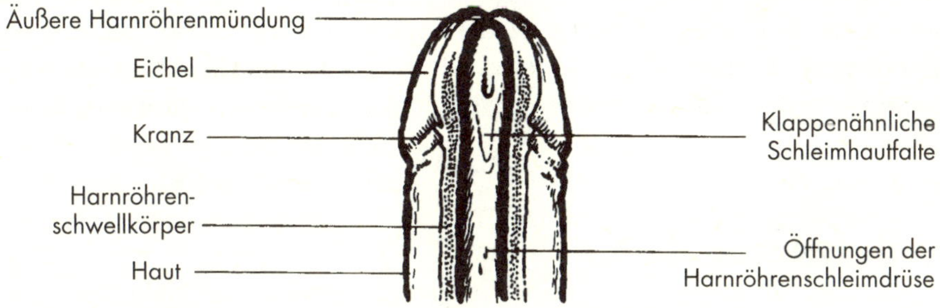

Abbildung 4: Die distale (vom Rumpf entfernte) Urethra

Urethralstenose

Bei diesem seltenen Geburtsfehler liegt eine obstruktive (hemmende) Verengung der Harnröhre vor, die durch das Vorhandensein einer Membran, die sich normalerweise während der Embryonalentwicklung zurückbildet, hervorgerufen wird. Dadurch sammelt sich in der Blase Urin an, und der damit verbundene Rückstau kann zu schweren Nierenschäden führen.

Mitunter wird zur Linderung einer leichten Harnröhrenverengung über die Penisspitze ein dünner, runder Metalldilatator eingeführt. Der Eingriff erfolgt unter örtlicher Betäubung oder Vollnarkose. Da dies in regelmäßigen Abständen wiederholt werden muß, bevorzugen viele Ärzte jedoch eine Operation, bei der eine vollständige Entfernung der Harnröhrenmembran erfolgt.

In späteren Jahren kann eine Verletzung oder Infektion der Harnröhre, z.B. durch persistierende *Gonorrhöe* (siehe Seite 181), zu Vernarbungen der Urethra (Harnröhre) führen. Dadurch kommt es zur Verengung und mitunter zu einer Verkürzung der Harnröhre, da das Narbengewebe schrumpft. Bei einer Urethralstenose ist es oftmals schwierig bzw. schmerzhaft, Wasser zu lassen und zu ejakulieren; während der Erektion sind strikturbedingte Penisdeformationen möglich, die der Peyronie-Krankheit nicht unähnlich sind. Kommt es hinter der Stenose (auch Striktur genannt) zu einer Urinansammlung, kann der resultierende Druck zu Nierenschäden führen und Harnwegsinfektionen begünstigen.

Urethralstenosen im Erwachsenenalter lassen sich in einigen Fällen durch wiederholte Anwendung eines Metalldilatators beheben (siehe oben). Bei einer anderen Technik wird ein leerer Ballon an die verengte Stelle geschoben und danach mit Wasser gefüllt.

Wenn die Dilatation nicht erfolgreich verläuft, kann ein spezielles Messer (*Urethrotom*) zur Spaltung der narbig verengten Harnröhre eingeführt werden. Mitunter ist die Verengung aber so stark ausgeprägt, daß die Harnröhre entfernt und mittels plastischer Chirurgie wiederhergestellt werden muß. Da aber jede Operation an der Harnröhre wiederum selbst zur Bildung von Narbengewebe führen kann, darf nur mit großer Vorsicht und Sachkenntnis vorgegangen werden.

Meatusstenose

Die Öffnung an der Penisspitze, der Meatus, ist der engste Bereich der männlichen Harnröhre. In einigen Fällen ist der Meatus bei der Geburt besonders schmal. Eine derartige Verengung der Harnröhrenmündung wird als Meatusstenose bezeichnet und verursacht einen Rückstau auf die Blase und Nieren. In späteren Jahren kann es durch Infektionen, Operationen oder Verletzungen zur Bildung von Narbengewebe kommen. Wenn sich das Narbengewebe zusammenzieht, bildet sich ebenfalls eine Meatusstenose. Gelegentlich kann eine Dilatation Linderung bringen, in der Regel ist jedoch eine Operation zur Erweiterung des Meatus notwendig.

Urethralklappen

Einige Kinder werden mit Schleimhautfalten in der Harnröhre geboren, aus denen sich Klappen entwickeln. Diese Klappen schließen sich beim Wasserlassen und verursachen so eine schwere Harnwegsobstruktion. Sie können nur operativ entfernt werden.

Hypospadie

Hypospadien sind mit einer Häufigkeit von einer auf 300 männliche Geburten die häufigsten angeborenen Mißbildungen des Penis. Die Harnröhre endet hierbei bereits vor der Penisspitze, an der Unterseite des Gliedes. Die Mündung kann von der richtigen Stelle sowohl einige Millimeter als auch mehrere Zentimeter entfernt sein. Hypospadien können bei Neugeborenen leicht übersehen werden, da an der Penisspitze oftmals eine ähnliche Vertiefung vorhanden ist, die eine echte Uretharlamündung vortäuscht.

Es gibt fünf Schweregrade. Bei der leichtesten Form (Typ 1) befindet sich die Harnröhrenmündung nahe der Gliedspitze an der Unterseite der Eichel. Bei Typ

2 endet die Harnröhre unterhalb der Eichel am Frenulum. In schweren Fällen hört sie bereits im Penisschaft (Typ 3), an der Vorderseite des Scrotums (Typ 4) oder sogar an der Scrotumbasis in der Nähe des Afters (Typ 5) auf. Bei nur kleinem Scrotum und nicht deszendierten Hoden kann das wahre Geschlecht des Kindes nicht sofort erkennbar sein.
Mit Ausnahme von Typ 1 sind Hypospadien bei allen Typen mit einer gewissen anomalen Verbiegung des Penis nach unten verbunden, die als *Gryposis penis* bezeichnet wird. Die Vorhaut entwickelt sich in diesen Fällen nur an der Oberseite des Penis.
Eine Hypospadie vom Typ 1 bedarf keiner Behandlung. Die schwereren Formen werden operativ in einer Einzeloperation korrigiert. Der Penis wird gestreckt, um eine eventuelle Gryposis penis (Verbiegung nach oben) zu beseitigen. Mit einer Vorhautröhre oder gelegentlich auch mit einem Stückchen Blasenwand wird die Harnröhre ergänzt. Das Stück wird so in den Penisschaft implantiert, daß die neue Urethralmündung bis zur Penisspitze reicht. Die Operation wird in der Regel bis zum Alter von zwei Jahren durchgeführt. Das Kind kann dann normal Wasser lassen und später ein erfülltes Geschlechtsleben haben.

Epispadie

Epispadien sind ähnliche Mißbildungen wie Hypospadien, allerdings mündet die Harnröhre hierbei an der Oberseite des Penis zwischen der Eichel und der Bauchwand. Der Penis kann darüber hinaus nach oben verbogen sein (Gryposis penis). In den schwersten Fällen öffnet sich die Blase direkt an der Bauchwand. Glücklicherweise kommen Epispadien nur selten vor. Die Korrektur erfolgt wie bei der Hypospadie durch plastische Operation, allerdings ist bei einer Epispadie mehr als eine Operation erforderlich.

Blockierung der Harnröhre

Eine häufige Ursache für die Einlieferung auf Unfall- oder Notfallstationen besteht in der Blockierung der Harnröhre durch Gegenstände, die zur sexuellen Anregung in die Urethra eingeführt wurden. Ganze Sammlungen von Stiften, Stifthüllen, Büroklemmen und Haarklemmen werden in die Öffnung gesteckt und können dann, wenn sie sich verhaken, nicht mehr herausgezogen werden. Von derartigen Praktiken ist daher abzuraten.
Festsitzende Fremdkörper verursachen Infektionen, Ausfluß und Schwierigkei-

ten beim Wasserlassen. Im allgemeinen werden sie bei einer röntgenologischen oder Ultraschalluntersuchung entdeckt und können vom Arzt in einigen Fällen einfach mit einer langen Pinzette entfernt werden.
In vielen Fällen muß jedoch zur Suche nach dem Fremdkörper ein flexibles Teleskop (Uroskop) unter Vollnarkose eingeführt werden. Bei größeren Gegenständen, wie Haarklemmen oder verknoteten Schlauchstücken, wird der Bereich hinter dem Scrotum (Perineum) eingeschnitten, so daß der Gegenstand entfernt werden kann. Als unangenehme Nebenwirkung kommt es häufig zu Vernarbungen der Harnröhre.

Akutes Urethralsyndrom

Ein akutes Urethralsyndrom ist durch Beschwerden und Schmerzen im Unterleib und häufigen Harndrang gekennzeichnet. Die Symptome ähneln einer Harnwegsinfektion, es liegen jedoch keine Anzeichen einer Infektion vor, und die Nieren und der Harntrakt erscheinen normal. Ein akutes Urethralsyndrom kann durch einen Muskelspasmus verursacht werden, was insbesondere für Patienten unter Streß oder emotionalem Druck gilt. Eine Prostatitis oder Prostataschmerz (siehe Seite 105) kommen als Ursache ebenfalls in Betracht.

Urethritis

Entzündung oder Infektion der Harnröhre (siehe NSU, Seite 172 f.).

Harnröhrenkrebs

Harnröhrenkrebs kommt beim Mann selten vor. Geschwürbildungen an der Eichel in der Nähe der Urethralmündung (Meatus) sowie sonstige am Peniskörper festgestellte Schwellungen sollten aber dennoch so schnell wie möglich untersucht werden.

Die männlichen Fortpflanzungsorgane

2

Die Hoden

Die männliche Keimdrüse wird als Hoden oder Testis bezeichnet. Dieser entspricht den weiblichen Eierstöcken und ist für die Produktion von Sperma und männlichem Geschlechtshormon, dem Testosteron, verantwortlich.
Bereits in einem frühen Entwicklungsstadium des männlichen Fötus bilden sich die Hoden im Bauchraum. Als Reaktion auf hormonale Auslöser wandern sie allmählich durch den Bauchraum nach unten, bis sie das Becken erreichen. Sie gelangen dann beiderseits des Beckenknochens durch eine Passage – den Leistenkanal – und erreichen schließlich den Hodensack (Scrotum). Bei der Geburt können die Hoden in der Regel im Scrotum ertastet werden.
Ein reifer Hoden ist ein ovales Organ mit einer Länge von etwa 4 bis 4,25 Zentimeter und einem Durchmesser von 2 bis 2,8 Zentimeter. Die beiden Hoden bestehen aus 200 bis 400 Kammern, die jeweils mehrere stark gewundene Hodenkanälchen (Tubuli seminiferi convoluti) enthalten. Das sind die »Spermienfabriken«, in denen Millionen von Spermien produziert werden. Die Räume zwischen den Hodenkanälchen sind mit Zellnestern – den Leydig-Zwischenzellen – ausgefüllt. Dort erfolgt die Produktion des männlichen Geschlechtshormons Testosteron.
Jeder Hoden wird durch eine straffe Bindegewebskapsel, die *Tunica albuginea*, geschützt und hängt im Scrotum an einem Samenstrang.

Die Nebenhoden

Beide Enden der in den Hoden befindlichen Hodenkanälchen gehen in das Röhrchennetz über, das in die Nebenhoden (Epididymis) mündet. Die Nebenhoden enthalten einen vielfach gewunden Epithelschlauch zur Samenspeiche-

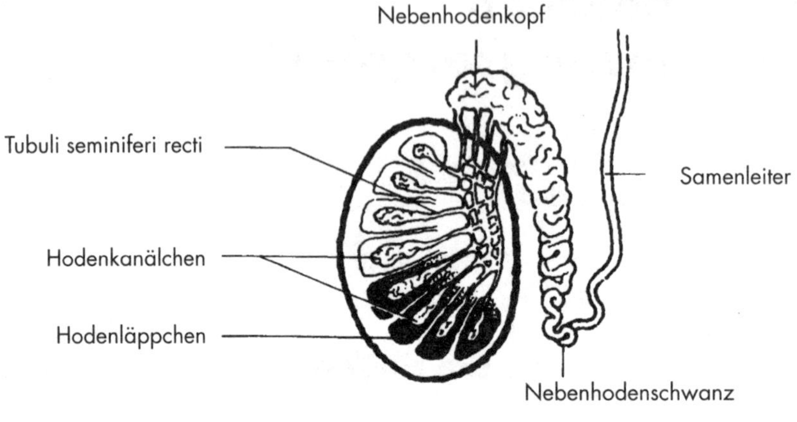

Abbildung 5: Nebenhoden und Hoden

rung, der jeweils oben am Hoden entspringt und an dessen Hinterseite anliegt. Würde man einen Nebenhodengang entknäueln, wäre er etwa 6 Meter lang. Beim Nebenhoden unterscheidet man den (mit dem Hoden verbundenen) Kopf, den Körper und den sogenannten »Schwanz«. Wenn das Sperma den Nebenhoden passiert, befindet es sich noch in der Reifungsphase. Die meisten Spermien erhalten erst in den Nebenhoden ihre Motilität (Beweglichkeit). Die Nebenhodengänge gehen auf jeder Seite in die Samenleiter über.

Die Samenleiter

Jeder Samenleiter (*Ductus deferens*) ist ein enger Muskelkanal, der zur Speicherung von reifem Sperma dient. Während des Orgasmus saugen die Samenleiter Sperma aus den Nebenhoden an und befördern es in Richtung Penis. Bei einer Vasektomie (siehe Seite 164) werden die beiderseits vorhandenen Samenleiter durchtrennt.
Jeder Samenleiter nimmt einen komplizierten Verlauf: Zunächst zieht er sich aufsteigend durch den Hodensack, den Leistenkanal und das Becken, dann kreuzt er den Harnleiter (den Kanal, der von der Niere zur Blase führt). Anschließend verläuft er hinter der Blase nach unten. An dieser Stelle trifft der Samenleiter auf den Ausführungsgang der Samenbläschen, mit dem er sich zum Ductus ejaculatorius vereinigt.

Samenbläschen

Jedes der beiden Samenbläschen (*Vesicula seminalis*) besteht aus einem gewundenen Schlauch von etwa 5 Zentimeter Länge. Sie erstrecken sich von der Prostata aufwärts und liegen zwischen der Blase und dem Rektum.
Die Samenbläschen geben eine dicke, gelatineartige, proteinreiche Flüssigkeit ab, die der Samenflüssigkeit ihren zunächst klebrigen Charakter verleiht. Diese Sekretionen enthalten viel Fruktose, aus der die Spermien den größten Teil ihrer Energie beziehen. Oftmals sind auch gelbe Pigmente enthalten, die in der Samenflüssigkeit als gelbe Pünktchen sichtbar werden. Die Samenbläschen produzieren darüber hinaus hormonähnliche Substanzen (Prostaglandine), die auf den weiblichen Genitaltrakt einwirken. So regen sie die Zervix (den Gebärmutterhals) an, sich etwas zu öffnen, damit die Spermien leichter hineinschwimmen können. Weiterhin lösen sie wellenförmige Kontraktionen aus, wodurch ein Strudel erzeugt wird, der die Spermien vorwärts bewegt.

Der Ductus ejaculatorius

Hinter dem Blasenhals befindet sich auf jeder Seite ein Ductus ejaculatorius. Er entspringt an der Stelle, an der sich Samenleiter und Samenbläschengang vereinigen. Die beiden Kanäle passieren die nur einmal vorhandene, zentral gelegene Prostata und leiten die Samenflüssigkeit über diese in den Penis.

Cowper-Drüsen

Die Cowper-Drüsen (*Glandula bulbourethralis*) liegen auf beiden Seiten unterhalb der Prostata. Bei sexueller Erregung geben sie eine Gleitflüssigkeit in die Harnröhre ab. An der Penisspitze erscheint dann ein Tropfen schlüpfrigen Schleims. An den Cowper-Drüsen können Entzündungen, z. B. durch sexuell übertragbare Krankheiten wie Chlamydia-Infektionen und Gonorrhöe (Tripper), auftreten (vgl. S. 181).

Der Samenstrang

Jeder der beiden Hoden hängt im Hodensack an einem Samenstrang. Dieser enthält neben dem Samenleiter verschiedene Arterien, Venen und Nerven. Der

Samenstrang ist von drei Gewebsschichten umhüllt (die er beim Absenken des Hodens durch den Abdomen [Unterleib] während der Embryonalentwicklung mitnimmt) und befindet sich im Musculus cremaster.

Kremasterreflex

Der Musculus cremaster (wörtlich: Hebemuskel) ist für den Kremasterreflex – das unwillkürliche Anheben der Hoden in Richtung des Leistenkanals – verantwortlich. Zu diesem Reflex kommt es zum Beispiel durch Kälte, durch Streß oder bei Berührung.
Bei kleinen Kindern ist es normal, daß die Hoden weit angehoben werden, diese Eigenschaft verliert sich aber in der Pubertät. Es ist wichtig, daß ein zurückgezogener Hoden (normal) nicht mit einem nicht deszendierten Hoden (anomal) verwechselt wird. Vom Arzt kann dies einfach differenziert werden. Wenn der Arzt den kleinen Hoden am Ende des Leistenkanals festgestellt hat, kann er ihn durch vorsichtiges Klopfen in den Hodensack herunterholen. Zurückgezogene Hoden sind normal und bedürfen keiner Behandlung.
Sumo-Ringer können sich das Hochziehen der Hoden antrainieren, um diese so während des Kampfes zu schützen.

Hodenverlagerung und Hodenhochstand

Die Entwicklung der Hoden erfolgt zunächst an ihrem Anlageort neben den Nieren in der Bauchhöhle des männlichen Embryos. Die Hoden sind mit einem Band, dem *Gubernaculum testis*, verbunden und durch dessen erweitertes Ende in der Leistengegend verankert. Im Verlaufe der Embryonalentwicklung wandern die Hoden scheinbar im Bauchraum nach unten – in Wirklichkeit bleiben sie jedoch an derselben Stelle verankert. Während der sich entwickelnde Embryo und die größer werdende Bauchhöhle relativ gesehen nach oben wachsen, ändert sich die Länge des Gubernaculums zunächst nicht.
Zwischen der 28. und 35. Schwangerschaftswoche wird das Gubernaculum länger und passiert einen Kanal an der Unterseite der Bauchhöhle (Leistenkanal), bis es über den Beckenknochen das Scrotum erreicht. Das Gubernaculum wird nun kürzer und dicker und fungiert für die absteigenden Hoden als Leitband. Dabei hält es den Leistenkanal offen. Sobald sich die Hoden im Scrotum befinden, bildet sich das Gubernaculum zurück.

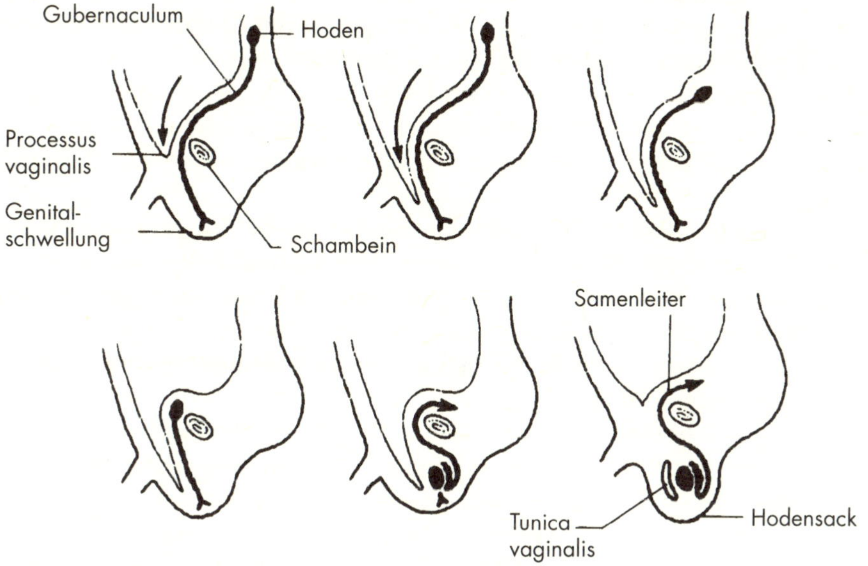

Abbildung 6: Descensus testis

Ursprünglich wurde angenommen, daß das männliche Geschlechtshormon Testosteron für die Verkürzung und Wanderung des Gubernaculums direkt verantwortlich sei. Mittlerweile weiß man aber, daß Testosteron den Scham-Schenkel-Nerv (*Nervus genitofemoralis*), der die Leiste und den Hodensack versorgt, in der männlichen Entwicklung vorantreibt. Dadurch wird der Nerv angeregt, ein Protein (Kalzitonin-Gen-related-Peptid) freizusetzen, welches das Gubernaculum aktiviert, sich in rhythmischen Wellen zusammenzuziehen. Im Ergebnis verkürzt sich das jeweilige Gubernaculum und zieht damit den mit ihm verbundenen Hoden abwärts.

Wird der Scham-Schenkel-Nerv durchtrennt bzw. beschädigt oder wird nicht genügend Peptid freigesetzt, bleibt der Abstieg der Hoden aus. Bei einem Prozent der männlichen Reifgeborenen und bei 10 Prozent der männlichen Frühgeborenen befindet sich bei der Geburt ein Hoden immer noch im Abdomen oder im Leistenkanal. Bei männlichen Babys mit einem Geburtsgewicht von unter 2 Kilogramm beträgt die Inzidenz (Häufigkeit) von nicht deszendierten Hoden 45 Prozent.

Bei einem Viertel aller Fälle von nicht deszendierten Testis sind beide Hoden betroffen. Dieses Phänomen wird als *Kryptorchismus* (verborgene Gonaden) bezeichnet. Als Ursache wird eine unzureichende Testosteronproduktion während der Embryonalentwicklung angenommen. Dadurch fehlt die Stimulation, ausreichend Kalzitonin-Gen-related-Peptid freizusetzen, das zur Auslösung der Abwärtsbewegung der Hoden benötigt wird. Aus verschiedenen Gründen nahm das Phänomen »Kryptorchismus« in den letzten dreißig Jahren um 60 Prozent zu. Unter anderem kommen hierfür schwache Östrogenkonzentrationen im Körper des Embryos in Betracht, die aus Umwelteinflüssen resultieren.

In vielen Fällen bewegt sich ein nicht deszendierter (nicht abgesenkter) Hoden innerhalb von einigen Monaten nach der Geburt von selbst abwärts, so daß im Alter von einem Jahr nur noch 2 Prozent der männlichen Säuglinge betroffen sind. Ab diesem Zeitpunkt ist es unwahrscheinlich, daß ein nicht deszendierter Hoden spontan von selbst an die richtige Position gelangt. Ein chirurgischer Eingriff wird erforderlich.

Verbleibt ein nicht deszendierter Hoden in der Bauchhöhle, kann er sich nicht richtig entwickeln. Sperma kann nicht produziert werden, da die Temperatur hierfür um mindestens 4 Grad Celsius unter der Körperkerntemperatur liegen muß. Bei einem in der Bauchhöhle verbliebenen Hoden besteht darüber hinaus ein höheres Krebsrisiko (siehe Seite 53).

Die Operation zur Lagekorrektur eines nicht deszendierten Hodens heißt *Orchidopexie*. Der Eingriff muß in den ersten Lebensjahren erfolgen, da zu diesem Zeitpunkt noch die beste Aussicht auf eine normale Entwicklung des Hodens besteht. Dazu muß der Hoden von seiner Position im Leistenkanal (mitunter auch in der Bauchhöhle) gelöst und in den Hodensack gebracht werden. Der nicht deszendierte Hoden ist in der Regel von einer losen Gewebshülle umgeben, die sich bis zur Membranwand der Bauchhöhle (Peritoneum) erstreckt. Diese Gewebetasche wird als Herniesack bezeichnet und muß zur Vorbeugung künftiger Hernien abgebunden und entfernt werden (siehe Seite 226 f.). Der deszendierte Hoden wird anschließend im Hodensack mit einem Stich lose vernäht, damit er nicht an seine Ausgangsposition zurückgelangen kann.

In den meisten Fällen ist ein nicht deszendierter Hoden etwas kleiner als normal. Ist er aber anomal klein oder schwach entwickelt, kann er entfernt werden. Solange der andere Hoden normal ist, hat dies nur wenig Einfluß auf die künftige Fruchtbarkeit. Um ein gutes kosmetisches Ergebnis zu erzielen, kann eine künstliche, eiförmige Prothese im Hodensack angebracht werden.

Es wird angenommen, daß nicht deszendierte Hoden in seltenen Fällen auf einen Hormonmangel zurückzuführen sind. So kann die Senkung der Hoden mitunter durch Injektionen von menschlichem Choriongonadotropin (HCG), einem von der Plazenta sezernierten Schwangerschaftshormon, ausgelöst werden, so daß das Problem ohne Operation behoben werden kann. Allerdings wird

dieses Verfahren nur in den seltenen Fällen angewandt, in denen ein Hormonmangel nachgewiesen wurden.
Australische Forscher ließen sich eine Behandlung patentieren, bei der der Abstieg der Hoden bei Kryptorchismus durch Gabe von Kalzitonin-Gen-related-Peptid ausgelöst wird. Das Peptid kann in den Hodensack injiziert, unter die Haut implantiert oder über ein Pflaster durch die Haut absorbiert werden.

Ectopia testis

Bei einer Ectopia testis gelangt der Hoden bei seiner Wanderung an eine anomale Position. Der Hoden passiert dabei nicht den Leistenkanal, sondern gelangt:

- zur Peniswurzel,
- in die Bauchwand,
- hinter den Hodensack,
- an den Oberschenkel.

Da ein nicht korrekt deszendierter Hoden außerhalb der Bauchhöhle liegt, wo die Temperatur niedriger ist, entwickelt er sich in der Regel normal – ist aber sehr leicht zu verletzen. Durch eine Operation muß der Hoden lokalisiert, in den Hodensack gebracht und an der richtigen Stelle fixiert werden (Orchidopexie).

Hodenschmerz

Hodenschmerz wird als *Orchialgie* bezeichnet. Die Hoden sind empfindliche Organe – ein leichter Schlag genügt bereits, um Schmerzen hervorzurufen. Ist ein direkter Stoß (z. B. Tritt) sehr hart, kann die Hodenwand reißen. Erbrechen, starker Schmerz und sogar Ohnmacht sind die Folge. Um Blutgerinnsel zu entfernen und die Schädigung zu beheben, kann eine Operation erforderlich werden.
Schmerzen und Druckschmerzhaftigkeit treten oftmals auch ohne vorheriges Trauma auf. In diesem Fall sollte eine sofortige medizinische Untersuchung erfolgen. Dabei müssen eine Hodentorsion (Deformation), bakterielle Infektionen und Hodenkrebs (siehe unten) ausgeschlossen werden, da in diesen Fällen eine sofortige Behandlung notwendig ist. Als weitere Ursache kommt eine *Mumpsorchitis* (siehe Seite 48) in Betracht.
Auch andere in dieser Körperregion auftretende Gesundheitsprobleme, wie Prostataentzündung, Analspasmus, Zystitis oder Nierensteine, können Hodenschmerzen hervorrufen.

Oftmals läßt sich keine Ursache für den Hodenschmerz feststellen, da das Problem zum Beispiel aufgrund eines Spermienüberschusses oder auch des Gegenteils – zu vieler Ejakulationen – auftritt.
Jüngste Studien belegen, daß in vielen Fällen Hodenschmerz ohne erkennbare Ursache mit einer Durchtrennung der Nerven zum Hoden gelindert werden kann. Bei den bisher mit dieser Methode behandelten Fällen war der Schmerz seit mindestens drei Jahren vorhanden.

Hodenschwellung

Geschwollene Hoden sollten möglichst rasch medizinisch untersucht werden. Eine Schwellung, die ohne Schmerzen auftritt, kann durch eine Hydrozele, Nebenhodenzyste, Spermatozele oder Varikozele verursacht werden. Erkrankungen solcher Art werden weiter unten beschrieben (siehe Seite 50 f.). Darüber hinaus muß natürlich Hodenkrebs diagnostisch ausgeschlossen werden.
Eine schmerzhafte Schwellung des Hodensackes kann durch eine Hodentorsion, Verletzung oder Blutung hervorgerufen werden. Kommt Fieber hinzu, ist die Schwellung in der Regel auf eine Infektion der Hoden (Orchitis) und der Nebenhoden (Epididymoorchitis) zurückzuführen. Bei einer schmerzhaften Schwellung kommt ein Tumor zwar nur selten als Ursache in Betracht, dennoch darf diese wichtige Diagnose nicht vernachlässigt werden (siehe Seite 53 f.).

Mumpsorchitis

Eine Hodenentzündung wird in der Fachsprache als Orchitis bezeichnet. In den meisten Fällen wird sie durch Mumpsviren verursacht. Eine derartige Entzündung kommt bei 25 bis 35 Prozent der Männer vor, die nach der Pubertät an Mumps erkranken. In der Regel ist zwar eine Ansteckung mit Mumps nachweisbar, gelegentlich tritt die Erkrankung aber auch ohne Anschwellen der Speicheldrüsen unter den Ohren auf. Zu den Symptomen zählen Schwellung und starker Schmerz im betroffenen Hoden sowie hohes Fieber. Im allgemeinen ist nur ein Hoden betroffen.
Tritt eine Mumpsorchitis vor der Pubertät auf, erzielt man in der Regel eine vollständige Genesung. Kommt es hingegen erst nach der Pubertät dazu, schrumpft der betroffene Hoden, und die Spermaproduktion nimmt ab, da in den Hodenkanälchen degenerative Veränderungen auftreten.
Da die Mumpsorchitis meist nur einen Hoden befällt, hat sie im allgemeinen

kaum Auswirkungen auf die Fruchtbarkeit. Auch wenn die Spermienzahl unter dem Normalwert liegt und es unter Umständen länger dauern kann, bis die Partnerin eines betroffenen Mannes schwanger wird, besteht in der Regel kein Grund zur Beunruhigung. Eine Studie an 72 jungen israelischen Soldaten, die an Mumps erkrankt waren, ergab ermutigende Resultate. Bei 19 von ihnen trat Mumpsorchitis auf. Nach der Genesung wiesen einige der Männer mehr anomale Spermien als erwartet auf, und ihr Sperma erschien weniger aktiv. Dennoch lagen alle Spermienproben innerhalb des fruchtbaren Bereichs. Interessant ist, daß bei Rauchern, die an Mumps erkranken, Mumpsorchitis statistisch gesehen häufiger auftritt als bei Nichtrauchern.
Die Behandlung von Mumpsorchitis erfolgt mit schmerzstillenden Mitteln. Zudem können Eispackungen zur Linderung der Schwellung und des Schmerzes aufgelegt werden. Die Symptome gehen in der Regel nach vier bis sieben Tagen zurück.

Epididymoorchitis

Die akute Entzündung eines Hodens und des entsprechenden Nebenhodens wird als Epididymoorchitis bezeichnet. Die Symptome reichen von leichter Schwellung und Druckschmerzhaftigkeit bis zu hohem Fieber, starken Schmerzen und Schwellungen sowie Rötung des Hodensacks mit zunehmender Impotenz. Der Schmerz und die Schwellung sind in der Regel an der Hodenrückseite stärker. Läßt sich nicht einwandfrei feststellen, ob es sich um eine Infektion oder um eine Torsion handelt, muß zur genauen Diagnosesicherung eine Explorationsoperation durchgeführt werden.
Eine Epididymoorchitis wird durch eine Bakterien- oder Virusinfektion hervorgerufen, die sich vom Harntrakt bzw. Darm oder über die Blutbahn bzw. die Samenleiter ausbreitet. Bei Männern unter vierzig Jahren kommen als Erreger am häufigsten Chlamydien und Gonokokken in Betracht (siehe Seite 92 und 172). Bei älteren Patienten ist die Erkrankung oftmals auf das Darmbakterium *Escheria coli* zurückzuführen. In seltenen Fällen geht eine Epididymoorchitis auf eine Tuberkuloseinfektion (TB) zurück.
Eine mögliche Behandlung besteht in der Gabe von Antibiotika (die in Abhängigkeit vom Schweregrad oral oder intravenös erfolgt), Hochlagern des Hodens und Ruhe. Zur Reduzierung der Schwellung können Eispackungen aufgelegt werden. Vor der Einführung wirksamer Antibiotika wurde operativ eine Drainage der Schwellung vorgenommen; dies ist heute aber nur noch selten erforderlich.

Erfolgt die Ausbreitung der Infektion vom Harntrakt, wird mit Tests festgestellt, ob die Erkrankung durch eine zugrundeliegende anatomische Anomalie (z.B. Nierenvernarbung, Steine usw.) ausgelöst wurde.
Nach einer Epididymoorchitisepisode kann es mehrere Monate dauern, bis die geschwollenen Hoden wieder ihre normale Größe angenommen haben. In einigen Fällen bleibt das Organ dauerhaft vergrößert.

Hydrozele

Während der Embryonalentwicklung bildet sich im Verlaufe des sogenannten Descensus testis aus der Membranwand der Bauchhöhle (Peritoneum) eine Tasche, der Hodensack. Die Bauchwand schließt sich und hinterläßt im Hodensack eine Spalte (Tunica vaginalis). In der Mitte des Lebens füllt sich diese Spalte oftmals mit Flüssigkeit, wodurch es zu einer weichen, schmerzfreien Schwellung im Hodensack kommt. Diese Schwellung kann die Größe einer Grapefruit, ja sogar eines Fußballs erreichen. In den meisten Fällen läßt sich aber keine Ursache dafür herausfinden; mitunter entsteht eine Hydrozele infolge einer Entzündung, eines Traumas oder ist – in seltenen Fällen – auf einen Tumor am entsprechenden Hoden zurückzuführen.
Das Vorhandensein einer Hydrozele wird vom Arzt mit einer Lichtquelle festgestellt, die er dazu hinter den Hoden hält. Erscheint die Schwellung durchscheinend, handelt es sich um eine mit Flüssigkeit gefüllte Hydrozele.
Kleinere Hydrozelen bleiben oftmals unbehandelt. Größere können unter örtlicher Betäubung mit einer Kanüle oder Spritze drainiert werden. Die Flüssigkeit ist zumeist hell, klar und strohfarben. Leider neigen die meisten zu einer Neubildung. Zur Vorbeugung kann eine Lösung (eine sklerosierende Substanz) in die entleerte Tasche injiziert werden, was eine leichte Entzündung und anschließende Verklebung der Taschenwand hervorruft.
Große, rezidivierende (immer wiederkehrende) Hydrozelen werden durch operative Exzision des Hydrozelensacks entfernt. Reste werden dann so umgestülpt, daß die von der Wand des Sacks abgesonderte Flüssigkeit vom Hodensack aufgenommen wird und sich nicht mehr ansammeln kann.
Bei Säuglingen wird eine Hydrozele bis zum Alter von einem Jahr nicht behandelt, da sie sich in diesem Alter in der Mehrzahl der Fälle spontan zurückbildet. Nach dem ersten Lebensjahr operiert man, um der Entwicklung einer Hernie, d. h. eines Leistenbruchs, vorzubeugen (siehe Seite 226).

Varikozele

Eine Varikozele ist buchstäblich eine Ansammlung von Varizen (Krampfadern) um einen Hoden. Es handelt sich dabei um eine häufige Erkrankung, von der bis zu 15 Prozent der Männer betroffen sind. Sie tritt fast ausschließlich auf der linken Seite auf, da sich die linke Hodenvene auf einem langen Weg vertikal in die Nierenvene entleert. Zu einem varikösen Zustand kommt es bei einem Defekt im Klappensystem zwischen den beiden Venen, so daß das Blut durch die Schwerkraft nach unten sackt. Die rechte Hodenvene mündet hingegen weiter unten in einem schiefen Winkel direkt in die große untere Hohlvene (Vena cava inferior). Auf ihren Klappen lastet nicht ein derart hohes Gewicht wie auf denen der linken Hodenvene, so daß es wesentlich seltener zu einem Klappenausfall kommt.

Eine Varikozele fühlt sich im Hodensack wie ein warmes »Knäuel von Würmern« an. Auftretende Schmerzen lassen sich mit einem Suspensorium (Aufhängeverband) zur Stützung des Hodensacks lindern, wie es auch im Sport verwendet wird. In den meisten Fällen bleibt sie jedoch symptomlos.

Traditionell wird angenommen, daß eine Varikozele zu einer Abnahme der Spermienzahl führen kann, da das warme Blut nicht rasch wieder abfließen kann, sondern sich im Hodensack staut. Jegliche Temperaturerhöhung im Hodensack verringert jedoch die Spermienbildung, da diese eine Temperatur benötigt, die idealerweise 4 bis 7 Grad Celsius unter der Körperkerntemperatur liegt. Bisher wurde davon ausgegangen, daß 30 bis 40 Prozent der Fälle von Infertilität beim Mann durch eine Varikozele verursacht werden. Diese Annahme ist nun umstritten, da viele Fortpflanzungsphysiologen der Auffassung sind, daß eine Varikozele nur geringen Einfluß auf die männliche Fruchtbarkeit hat. Allerdings wird eine Varikozele in der Regel operativ entfernt, sobald Kinderwunsch besteht. Hier ergab sich in einer länger als üblich durchgeführten Nachsorge eine interessante Langzeitprognose: Die kumulative Schwangerschaftsrate lag für die Partnerinnen der Männer, bei denen die Varikozele operativ entfernt worden war, und zwar in einem Zeitraum von 31 Monaten, bei 30 Prozent, während sie bei den Männern, bei denen die Varikozele weiter bestand, in einem Zeitraum von 29 Monaten lediglich 18 Prozent betrug. Varikozelen werden sonst nur dann entfernt, wenn Schmerzen auftreten.

Ein neues Instrument, der *Varicoscreen*, wurde (wie der Name bereits sagt) für das Screening nach Varikozelen entwickelt. Dabei handelt es sich um ein thermosensitives, brillenförmiges Instrument aus Kunststoff, das an den Hodensack angelegt wird. Da durch eine Varikozele die Temperatur des Hodens erhöht wird, verändert sich die Farbe des Varicoscreens an der betreffenden Seite

grün, violett oder blau. Bleiben beide Seiten rot oder braun, bedeutet dies, daß keine Varikozele vorhanden ist. Mit dem Test lassen sich Varikozelen feststellen, die klinisch noch nicht nachweisbar sind; in Holland wird der Test bereits zum Screening der 13- bis 15jährigen Jungen verwendet: Etwa einer von 50 ist betroffen.
Von belgischen Ärzten wurde eine Technik entwickelt, bei der mit einem dünnen Katheter eine »Superkleber«-ähnliche Substanz in die Varikzele injiziert wird. Der Kleber verhärtet bei Kontakt mit Blut und versiegelt so die betroffene Vene, die daraufhin schrumpft.

Nebenhodenzyste

Eine Nebenhodenzyste ist eine harmlose Schwellung des Nebenhodens, des zusammengeknäulten, samenableitenden Gebildes an der Rückseite jedes Hodens. Kleine, erbsengroße Nebenhodenzysten kommen bei Männern ab vierzig häufig vor und bedürfen keiner Behandlung. In seltenen Fällen werden sie aber so groß wie ein Golfball oder noch größer und damit lästig oder druckschmerzempfindlich. Oftmals treten mehrere Nebenhodenzysten beiderseits zur gleichen Zeit auf. Sie enthalten eine klare, farblose Flüssigkeit und bedürfen in der Regel keiner Behandlung. Stellen sich Beschwerden ein, können die Nebenhodenzysten leicht operativ entfernt werden. Die ganze Prozedur dauert nur einen Tag. Wenngleich Nebenhodenzysten harmlos sind, sollte jede Geschwulst im Hodensack von einem Arzt auf einen eventuellen Hodentumor untersucht werden.

Spermatozele

Eine Spermatozele ähnelt einer Nebenhodenzyste, ist aber nicht mit einer klaren, sondern mit einer milchigen Flüssigkeit aus Samen und Sperma gefüllt. Die beiden Schwellungen lassen sich nur unterscheiden, wenn die abgenommene Flüssigkeit untersucht wird. Spermatozelen sind harmlos und bleiben in der Regel unbehandelt. Wenn sich jedoch Beschwerden einstellen, können sie operativ entfernt werden.

Hodentorsion

Da jeder Hoden im Hodensack an einem Samenstrang hängt, kann er sich um die eigene Achse drehen. Dadurch wird die Blutversorgung des betroffenen

Hodens, die über drei Arterien im Samenstrang erfolgt, plötzlich unterbrochen.
Zu den Symptomen einer Hodentorsion zählt starker Schmerz im Hodensack (der durch den Sauerstoffmangel im Hodengewebe ausgelöst wird). Mitunter wird der Schmerz im Abdomen stärker als im Scrotum verspürt. Der verdrehte Hoden schwillt an und wird druckschmerzempfindlich, der Hodensack verfärbt sich. Oftmals kommt es zu Brechreiz.
Eine Hodentorsion findet sich zwar am häufigsten bei Jugendlichen im Pubertätsalter, kann aber in jedem Alter auftreten. Kommt noch eine leichte anatomische Anomalie hinzu, z. B. wenn der Hoden umgekehrt (selten) oder mit der Rückseite nach vorn (häufig) im Hodensack liegt, ist die Wahrscheinlichkeit für das Auftreten einer Hodentorsion höher, da der Hoden dadurch beweglicher ist.
Eine Hodentorsion ist ein medizinischer Notfall. Wird die Blutversorgung nicht innerhalb von vier Stunden wiederhergestellt, wird der Hoden irreparabel geschädigt und stirbt ab. Bei Verdacht auf diese Diagnose wird eine Explorationsoperation durchgeführt. Dazu wird das Scrotum geöffnet. Trifft die Diagnose zu, kann der Hoden einfach in die korrekte Position gedreht werden. Wenn die normale Blutversorgung wieder einsetzt, werden beide Hoden mit kleinen Stichen befestigt, damit die Torsion nicht erneut auftreten kann. Abschließend wird der Hodensack wieder verschlossen.
Wenn die Blutversorgung hingegen nicht wieder einsetzt, bedeutet dies, daß die Gefäße durch Gerinnsel verlegt sind. In diesem Fall ist der Hoden irreparabel geschädigt und muß entfernt werden (Orchidektomie). Der verbliebene Hoden wird dann fest vernäht, um einer künftigen Torsion der anderen Seite vorzubeugen. Auf die Fruchtbarkeit hat dies in der Regel keinen Einfluß, da der verbliebene Hoden ausreichend Spermien produziert.

Hodenkrebs

Hodenkrebs ist die häufigste bösartige Geschwulst bei jungen Männern im Alter von zwanzig bis vierzig Jahren und die dritthäufigste Todesursache in dieser Altersgruppe. Ihre Zahl ist leider ansteigend und hat sich in den letzten fünfzig Jahren vervierfacht. In Großbritannien werden jedes Jahr mehr als 1000 Neuerkrankungen sowie etwa 150 Todesfälle registriert.
Die Erkrankung hat vermutlich eine erbliche Komponente. Untersuchungen ergaben, daß ein Mann, dessen Bruder an Hodenkrebs erkrankt ist, ein zehnmal höheres Erkrankungsrisiko aufweist als ein Mann ohne betroffene Verwandte. Dennoch ist das Risiko absolut gesehen gering 1 zu 450; bei einem betroffenen

Bruder beträgt es 1 zu 50. Das ist eine vergleichsweise niedrige Zahl, wenn man bedenkt, daß das Risiko einer Frau, einmal im Leben an Brustkrebs zu erkranken, 1 zu 11 beträgt.
Bei einem männlichen Neugeborenen mit einem nicht deszendierten (nicht abgesenkten) Hoden ist das Hodenkrebsrisiko 36mal höher als bei einem Neugeborenen, bei dem bei der Geburt beide Hoden im Scrotum vorhanden sind. Allgemein gilt, daß 10 Prozent der Fälle bei Männern auftreten, bei denen ein Hoden operativ deszendiert wurde.
Entwickelt sich in diesen Fällen ein Tumor, ist die Wahrscheinlichkeit, daß er in dem Hoden auftritt, der bei der Geburt noch nicht deszendiert war, viermal höher als bei dem Hoden, der bereits bei der Geburt im Hodensack vorhanden war. Verblieb der nicht deszendierte Hoden in der Bauchhöhle, ist das Risiko einer späteren Tumorentwicklung sogar noch größer.
Jüngste Untersuchungen deuten auf einen Zusammenhang zwischen dem Genuß von Milch und der Entwicklung von Hodenkrebs hin. Die Befragung von 200 Männern ergab, daß das Krankheitsrisiko 2,5mal höher war, wenn die Befragten während der Jugend mehr als einen halben Liter Milch pro Tag getrunken hatten. Hingegen konnte kein Zusammenhang mit der Aufnahme anderer Milchprodukte, einschließlich Käse, festgestellt werden, woraus geschlossen werden kann, daß Substanzen in der Milch, nicht aber im Käse beteiligt sind. Der durchschnittliche Unterschied im täglichen Milchkonsum zwischen Männern mit Hodenkrebs und Männern ohne Hodenkrebs betrug jedoch nur etwa 100 Milliliter, so daß die Ergebnisse als nicht allgemeingültig angesehen werden müssen. Fest steht, daß Umweltöstrogene, einschließlich der in der Kuhmilch enthaltenen Östrogene, eine zunehmend größere Rolle bei männlichen Geburtsdefekten, Sterilität sowie Hoden- und Prostatakrebs spielen.

Selbstuntersuchung der Hoden

Das einzig Positive am Hodenkrebs besteht in der Tatsache, daß er bei rechtzeitiger Feststellung in 95 Prozent der Fälle geheilt werden kann. Es ist daher von entscheidender Bedeutung, daß der Hoden regelmäßig auf anomale Vergrößerungen untersucht wird. Am besten kann dies beim Baden (oder unter der Dusche) erfolgen, wenn der Hodensack warm und entspannt ist.
Den Hoden dazu mit beiden Händen vorsichtig zwischen Daumen und Fingerspitzen nehmen. Erst mit den Fingern der einen Hand, dann mit der anderen leichten Druck ausüben. Das Ganze mehrmals wiederholen, so daß der Hoden sanft durch die Finger beider Hände gleitet. Damit läßt sich die Form und Struktur des Hodens gut ertasten.
Dabei nicht zu fest zudrücken und darauf achten, den Hoden nicht zu verdre-

hen. Jeder Hoden sollte sich weich und glatt anfühlen wie ein hartgekochtes Ei. Der weiche Nebenhoden an der Rückseite muß spürbar sein. Mit der Untersuchung können eventuelle Vergrößerungen, Schwellungen, Unregelmäßigkeiten, eine anomale Härte, Druckschmerzhaftigkeit und sonstige Veränderungen am Hodenkörper erkannt werden.
Wird etwas derart Ungewöhnliches festgestellt, sollte in jedem Fall eine Abklärung durch den Arzt erfolgen, auch wenn es sich meist um eine Hydrozele oder Varikozele handelt. Wird Blut oder Sperma im Urin festgestellt, sollte der Arzt ebenfalls unverzüglich konsultiert werden.

Tumorarten

Bei 96 Prozent aller Hodentumoren handelt es sich entweder um Seminome (jeder dritte Tumor) oder Teratome (zwei von drei Tumoren). Die übrigen vier Prozent sind Embryonalzellkrebse oder Chorionkarzinome – die jedoch beide nur sehr selten vorkommen.
Teratome treten zumeist im Alter von zwanzig bis dreißig Jahren, am häufigsten mit 27, auf. Seminome entwickeln sich häufiger im Alter zwischen dreißig und vierzig Jahren, wobei die Häufigkeit im Alter von 35 Jahren am höchsten ist.
Ein Seminom besteht aus nur einem Zelltyp (Spermatozyten, d. h. den Zellen, welche Sperma produzieren), während Teratome aus mehreren verschiedenen Zellarten bestehen, wie zum Beispiel aus Knorpel-, Knochen-, Muskel- oder Fettzellen und mitunter sogar aus Zahn- oder Haarzellen.
80 Prozent der Hodentumoren zeigen sich zunächst als Hodenschwellung. Bei 35 bis 40 Prozent tritt darüber hinaus wie bei einer Epididymoorchitis Schmerz und Druckschmerzhaftigkeit in den Hoden auf, wodurch die Diagnose der Erkrankung schwierig wird. In weiteren 40 Prozent der Fälle wird ein dumpfer, ziehender Schmerz im Hodensack und insbesondere in dem stark geschwollenen Hoden beobachtet. Zu weiteren Symptomen zählen allgemeine Mattigkeit, Appetitlosigkeit und Gewichtsverlust. Mitunter tritt auch Bauchschmerz auf, insbesondere wenn die Lymphknoten im Abdomen (Bauch, Unterleib) bereits betroffen sind. Bei Beteiligung des Lymphsystems kann es durch Obstruktion (Verstopfung) der ableitenden Gefäße zu geschwollenen Beinen kommen.
Viele Betroffene geben an, daß die Symptome seit einer Verletzung bestehen; allerdings wird davon ausgegangen, daß dies eher ein Begleitumstand ist, durch den der Tumor entdeckt, nicht aber ausgelöst wurde.
Vergrößerungen am Hoden werden mittels Ultraschall untersucht, da diese Methode in der Regel eine Differenzierung zwischen bösartigen und gutartigen Geschwülsten ermöglicht; mitunter wird auch eine Hodenbiopsie durchgeführt.

Der andere Hoden muß ebenfalls intensiv untersucht werden, da in zwei Prozent der Fälle Tumoren in beiden Hoden auftreten.
Weiterhin werden Blutuntersuchungen vorgenommen, da vier von fünf Hodentumoren chemische Substanzen sezernieren (Alpha-Fetoprotein, Beta-HCG), die leicht nachweisbar sind und die Diagnose bestätigen können.
Mit zusätzlichen Untersuchungen wird überprüft, ob sich der Krebs bereits ausgebreitet hat. Dazu gehören ein spezieller Körper-Scan, ein Färbetest des Lymphsystems (Lymphangiogramm) sowie Leber- und Knochenuntersuchungen.
Wird ein Hodenkrebs diagnostiziert, muß der betroffene Hoden möglichst rasch mit einer einfachen Skrotalinzision entfernt werden. Zur Bestätigung der Diagnose wird der Tumor dann sofort unter dem Mikroskop untersucht.
Hodentumoren gelten heute als heilbar. Die Genesungsrate frühzeitig erkannter Fälle liegt bei 95 Prozent und kann sich mit der Einführung neuer Medikamente und Behandlungsformen weiter erhöhen. Bei Tumoren, die erst in späteren Stadien festgestellt werden, liegt die Heilungsrate bei 80 bis 90 Prozent, was immer noch eine gute Prognose ist.
Mitunter erweisen sich einige Tumoren als medikamentenresistent. Erhöhte Aufmerksamkeit, regelmäßige Untersuchungen der Hoden und eine rechtzeitige Behandlung sind daher nach wie vor von entscheidender Bedeutung.
Seminome sind in der Regel durch die bloße Entfernung des betroffenen Hodens heilbar. Bei einer nachgewiesenen Metastasierung (Tochtergeschwulstbildung) erfolgt eine Chemotherapie (mit Cisplatin, Ectoposid). Zu den unter Umständen sehr beeinträchtigenden Nebenwirkungen einer Chemotherapie gehören jedoch leider Brechreiz, Erbrechen und zeitweiser Haarausfall. Bei einigen neueren Medikamenten werden mittlerweile weniger schwere Nebenwirkungen angegeben. Seminome sprechen auch sehr gut auf Röntgenstrahlung an, und in einigen Fällen bietet sich nach der Orchidektomie eine alternative Behandlung in Form einer Strahlentherapie der Beckenlymphknoten an.
Ist der diagnostizierte Tumor ein Teratom, wird die Chemotherapie mitunter sofort eingeleitet. Erfolgte nachweislich keine Ausbreitung auf die Beckenlymphknoten, besteht die Behandlung ausschließlich in der operativen Entfernung des Tumors. Die Chemotherapie bleibt im Falle eines Falles eine weitere Behandlungsoption. Vorausgesetzt, daß der andere Hoden gesund ist, führt eine Strahlen- oder Chemotherapie im allgemeinen nicht zur Infertilität (Zeugungsunfähigkeit) des verbliebenen Hodens. In den ersten beiden Jahren nach der Genesung ist die Spermienzahl geringer, nimmt danach aber im allgemeinen wieder zu. Viele Männer gehen auf Nummer Sicher und lassen vor der Behandlung Spermaproben einfrieren, damit diese danach gegebenenfalls für eine künstliche Befruchtung genutzt werden können.

Der Hodensack

Der Hodensack (*Scrotum*) ist eine lose Hauttasche hinter dem Penis. Sie besteht aus einer äußeren Schicht kaum behaarter, faltiger Haut und einer inneren Muskelgewebsschicht.
Im Hodensack befindet sich eine dünne Membran, die ihn in zwei getrennte Räume unterteilt. In jeder Hälfte befindet sich ein Hoden.
Die Skrotalhaut ist faltiger und dunkler als die übrige Körperhaut und weist oftmals einen rötlichen Farbton auf. In dieser Region können verschiedene Erkrankungen auftreten, von denen die meisten auch an anderen behaarten Stellen des männlichen Körpers vorkommen können.

Infektion der Haarfollikel

Bei den Haarfollikeln der Skrotalhaut kann es wie in jeder anderen Hautregion zu Infektionen kommen. In der Regel kommt als Ursache ein häufiges Hautbakterium, der *Staphylococcus aureus*, in Betracht. Es entwickelt sich eine kleine Pustel, die jedoch in dieser speziellen Region Besorgnis auslösen kann. Bestehen Zweifel über die Diagnose, sollte der Arzt konsultiert werden. Die Behandlung erfolgt mitunter durch Antibiotika in Form von Salben (oder Tabletten). In der Regel läßt sich das Problem durch konsequente Hygiene beseitigen.

Furunkel

Mitunter entwickelt sich ein infiziertes Haarfollikel zu einem Furunkel. Die Leistengegend ist aufgrund der Wärme, Feuchtigkeit und der zahlreichen dort vorhandenen Bakterien ein besonders guter Nährboden für die Furunkelbildung. Ein Furunkel beginnt als rote, schmerzhafte Vergrößerung der Haut. Wenn es anschwillt, füllt es sich mit Eiter und bildet eine gelbe Spitze, die schließlich aufbricht und das Furunkel damit entleert. Das Furunkel sollte nicht gequetscht werden, da sich dadurch die Infektion ausbreiten kann. Vielmehr sollte der Arzt zur Bestätigung der Diagnose aufgesucht werden. Es empfiehlt sich zu fragen, ob Antibiotika erforderlich sind, da diese oftmals zur Senkung des Risikos einer Epididymoorchitis (siehe Seite 49) verschrieben werden. Ein großes Furunkel wird vom Arzt mitunter mit einer sterilen Nadel geöffnet, um den Eiter zu entleeren. Darüber hinaus empfiehlt es sich, den Urin auf Zucker untersuchen zu lassen (da Furunkel bei Diabetes mellitus häufiger auftreten).

Talgzysten

Behaarte Haut wird durch Talg (Sebum) weich gehalten, der von den Talgdrüsen abgesondert wird. Diese Drüsen münden in den Haarbalg und füllen sich bei Verstopfung der Ausführungsgänge durch ihre eigenen Sekretionen. Dadurch kann sich möglicherweise so viel Talg ansammeln, daß sich eine Talgzyste bildet – ein glattes, festes Knötchen ist unter der Haut sichtbar.
Die Zyste enthält weißlich-gelbes, käsiges Material und weist gelegentlich eine Öffnung auf der Haut auf. Die Spitze des Talgpfropfens kann dunkelbraun oder schwarz (wie bei einem Pickel) aussehen. Dies wird durch ein Hautpigment, Melanin, verursacht – und nicht durch Verunreinigungen, wie allgemein angenommen wird.
Sämtliche Schwellungen am Hodensack sollten am besten vom Arzt untersucht werden. Ist die Talgzyste klein und verursacht keine Beschwerden, kann sie durchaus unbehandelt bleiben. Größere Zysten können sich wund scheuern und sind unansehnlich, so daß sie in der Regel unter örtlicher Betäubung entfernt werden.
Bei Talgzysten kommt es häufig zu Infektionen – insbesondere in der Leistengegend, wo zahlreiche Bakterien vorhanden sind. Eine infizierte Zyste ist eine rote, geschwollene, schmerzhafte Pustel, die häufig einen faulig riechenden Eiter abgibt. Zunächst wird die Infektion mit Antibiotika behandelt. Zur Vorbeugung erneuter Infektionen erfolgt eine anschließende Entfernung der Zyste.
Wenn die gesamte Wand der Zyste entfernt wird, dürfte an dieser Stelle keine Zyste mehr auftreten. Häufig bleibt aber ein kleines Stückchen der Zystenwand versehentlich zurück, die dann wieder Talg produziert. In diesem Fall kann sich die Zyste erneut entwickeln.

Pilzinfektionen

Pilzinfektionen treten häufig an Körperstellen auf, die warm und feucht sind. Dazu gehört auch die Falte zwischen dem Hodensack und dem Oberschenkel. Die ersten Symptome sind oftmals Juckreiz, gefolgt von einem trockenen, roten Ausschlag mit scharfen Rändern. Kommt es in der Region zu starkem Schwitzen (z. B. bei Übergewichtigen), kann die Haut aufbrechen. Es bildet sich eine wunde Hautstelle, aus der strohfarbene Flüssigkeit austritt. Diese härtet aus und bildet hellbraune Krusten. Die Behandlung besteht in gründlicher Hygiene, sorgfältigem Abtrocknen und so viel Luft wie möglich sowie in Pudern und Salben gegen Pilzerkrankungen.

Skrotalhautkrebs

Skrotalhautkrebs tritt in der Regel erst in der Altersgruppe der über 50jährigen auf. Es handelt sich dabei um den ersten Krebs, der als berufsbedingt angesehen wurde: Im Jahre 1775 stellte man bei jungen Schornsteinfegern einen Zusammenhang zum Kontakt mit Ruß her. Heute ist bekannt, daß im Ruß enthaltene chemische Substanzen, Teer und Öl (Kohlenwasserstoffe) karzinogen, d. h. krebserzeugend sind. Die auf den Händen verbliebenen öligen Substanzen werden beim Anfassen der Genitalien von der Penis- und Skrotalhaut absorbiert. Männer (z. B. Techniker), die mit öligen Substanzen arbeiten, sollten sich sehr gründlich die Hände waschen, bevor sie zur Toilette gehen (und selbstverständlich auch danach). Es besteht auch die Möglichkeit, daß das Öl bei Automechanikern, Maschinisten usw. durch die Kleidung dringt. Daher sollten möglichst ölabweisende Kleidungsstücke bzw. Kittel getragen werden.
Der Skrotalhautkrebs verursacht ein Geschwür oder eine Schwellung der Haut, die oftmals schmerzfrei bleibt und auch nicht druckschmerzempfindlich ist. Die Schwellung ist zunächst klein und rund und nimmt, wenn sie sich vergrößert, eine unregelmäßige Form an. Schließlich tritt ein eiterähnlicher Ausfluß auf. Dieser kann, insbesondere, wenn das Geschwür in der Falte zwischen dem Hodensack und dem Oberschenkel liegt, das erste Anzeichen sein, das vom Patienten bemerkt wird. Mitunter werden auch erst Schwellungen in der Leistengegend (geschwollene Lymphknoten) entdeckt. In diesem Fall muß jedoch davon ausgegangen werden, daß die Skrotalläsion schon seit längerem besteht, da der Krebs erst nach einer bestimmten Zeit auf die Lymphknoten übergreift. Die Diagnose wird anhand einer Biopsie gestellt. In Abhängigkeit von der Größe des Tumors besteht die Behandlung in einer operativen Entfernung der betroffenen Gewebe, Strahlentherapie, Kryotherapie (Anwendung extremer Kälte) oder Chemotherapie.

Skrotalsinus

Durch eine zugrundeliegende Erkrankung des Hodens (z. B. Krebs) oder des Nebenhodens kann es im Hodensack zur Ausbildung einer als Sinus bezeichneten Ausflußöffnung kommen. Diese zeigt sich als rotes Loch, aus dem eine eiterähnliche oder gelblich-klare Flüssigkeit austritt. Schwellungen, Geschwüre oder Ausfluß im Genitalbereich sollten möglichst rasch vom Arzt untersucht werden.

Spermatogenese: Die Bildung der Samenzellen 3

Jeder Hoden enthält mehrere tausend gewundene Hodenkanälchen (Tubuli seminiferi convoluti). In diesen Kanälchen erfolgt die Bildung der Spermien, während zwischen den Kanälchen, in den Zellnestern der Leydig-Zwischenzellen, Testosteron gebildet wird.
Die Hodenkanälchen sind mit kleinen Zellen ausgekleidet, die als Spermatogonien bezeichnet werden. Mit Erreichen der Pubertät beginnen diese Zellen sich zu teilen und produzieren dabei die Zellen, aus denen später die Spermien entstehen. Zwischen den Spermatogonien liegen die weitaus größeren Sertoli-Zellen mit den drei folgenden Hauptfunktionen:

1. Sie bilden eine feste Schranke zwischen den Kanälchen und den anderen Geweben – die Blut-Hoden-Schranke.
2. Sie geben Nährflüssigkeit in die Hodenkanälchen ab.
3. Sie dienen als »Ammenzellen« für die sich entwickelnden Spermien.

Die Blut-Hoden-Schranke

Die Sertoli-Zellen sind sowohl untereinander als auch mit den Spermatogonien und der Basalmembran der Hodenkanälchen fest verbunden. Sie bilden so die Blut-Hoden-Schranke.
Wie eine Gummiplane verhindert diese ineinandergeschachtelte Schranke, daß große Moleküle aus den umgebenden Geweben und dem Blutstrom in das Innere der Hodenkanälchen gelangen oder von dort entweichen können.
In der Pubertät wirken follikelstimulierendes Hormon (FSH) und der erhöhte Testosteronspiegel wie ein Turbolader. Durch ihn nehmen die Sertoli-Zellen ihre Arbeit auf. Testosteron ist fettlöslich und kann leicht die Sertoli-Zellmembran durchdringen. Im Inneren geht es eine Bindung mit einem Androgenrezeptor ein und wird in den Zellkern transportiert, wo es bestimmte Gene »aktiviert«. Androgene sind Stoffe, die männliche Geschlechtsmerkmale fördern.

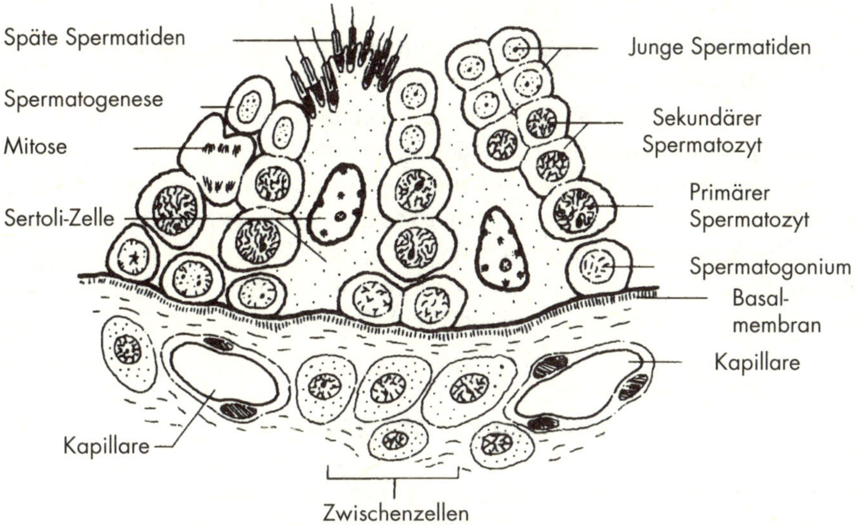

Abbildung 7: Ineinandergeschachtelte Sertoli-Zellen bilden die Blut-Hoden-Schranke. Die Spermatogonien teilen sich, so daß Spermatozyten die Blut-Hoden-Schranke passieren müssen

Die Sertoli-Zellen beginnen daraufhin, in verschiedene Richtungen Salze und Nährstoffe an die Wand der Hodenkanälchen abzugeben. Darüber hinaus sondern sie ein Androgenbindungsprotein in das Hodenkanälchen ab, das Testosteron aufnimmt und so die hohe Testosteronkonzentration im Bereich um die sich entwickelnden Spermien gewährleistet.

Aufgrund der Sekretionen der Sertoli-Zellen unterscheidet sich die Flüssigkeit in den Hodenkanälchen stark von der außerhalb. Sie ist reich an Testosteron, Kalium und den Aminosäuren Asparaginsäure und Glutaminsäure, die für die Entwicklung der Spermien benötigt werden.

Der Blut-Hoden-Schranke kommt bei der Erhaltung der unterschiedlichen Konzentrationen innerhalb der Hodenkanälchen eine wichtige Rolle zu. Interessant ist, daß Sertoli-Zellen Flüssigkeit auch gegen einen relativ hohen Druck in das Innere der Kanälchen (Lumen) pumpen können. Selbst wenn durch eine Blockierung keine Flüssigkeit mehr aus den Kanälchen in den Nebenhoden abfließen kann, wird die Sekretion fortgesetzt. Das Kanälchen schwillt an, bis die Blutversorgung unterbrochen wird. Dadurch kann es zur Druckschädigung,

zum Schrumpfen oder sogar Absterben der Zellen des betroffenen Kanälchens kommen.
Die vielleicht wichtigste Funktion der Blut-Hoden-Schranke besteht darin, daß sie dafür sorgt, daß während der Entwicklung der Spermien keine Spermienfragmente irrtümlich in den Blutkreislauf gelangen und dadurch die Bildung von Anti-Spermien-Antikörpern auslösen. Darüber hinaus schützt sie junge Spermien vor Infektionen oder Schadstoffen im Blut. Wird die Schranke zum Beispiel durch ein Trauma oder bei einer Vasektomie durchbrochen, so daß sich Blut und Sperma mischen können, werden die Spermien vom Immunsystem oftmals als Fremdkörper angesehen. Daraufhin bilden sich Anti-Spermien-Antikörper, was zu einer eingeschränkten Fruchtbarkeit führen kann.

Die Spermatogenese

Die Spermatogenese ist ein komplizierter Vorgang, bei dem durch die ständige Proliferation (Wucherung) von Ursamenzellen (Spermatogonien) ein Grundstock, die primären Spermatozyten, gebildet wird. Diese weisen einen kompletten, mit anderen Körperzellen identischen Gensatz auf. Die primären Spermatozyten durchlaufen dann eine spezielle Teilung (Meiose), die erste und zweite Reifeteilung, während der es zur Entwicklung der Spermatiden, einer Zellgeneration mit einem zufällig entstandenen, haploiden Chromosomensatz, kommt. Am Ende der Entwicklung entstehen aus den Spermatiden reife, bewegliche Spermien.
Bemerkenswert ist, daß die aus der Teilung der Spermatogonien entstehenden Zellen im Verlaufe ihrer Reifung die Blut-Hoden-Schranke passieren müssen und sich in Richtung des Lumens der Hodenkanälchen bewegen. Dabei wird die Schranke aber offenbar nicht durchbrochen. Während sich hinter den wandernden Spermatozyten und Spermatiden durch benachbarte Sertoli-Zellen neue, feste Verbindungen bilden, werden davor liegende Verbindungen gelöst.

Meiose

Jede normale Körperzelle enthält einen Gensatz, der im Zellkern auf 46 Chromosomen verteilt ist. Die Chromosomen sind in 23 Paaren angeordnet.
Der spezielle Vorgang, bei dem sich ein Spermatozyt mit einem kompletten Gensatz (46 Chromosomen) in eine Spermatide mit nur einem halben Gensatz

Mechanismus der Meiose

Bei der Meiose teilt sich eine Zelle des Hodens oder Eierstocks mit 46 Chromosomen in vier Keimzellen (Spermien oder Eizellen), von denen jede 23 Chromosomen aufweist. Damit ein Kind von jedem Elternteil die Hälfte der Gene erhält, weisen die Keimzellen nur jeweils einen einfachen Chromosomensatz auf.

1 Die 46 Chromosomen der Originalzelle bilden 23 Paare (in der Abbildung sind nur 4 Paare dargestellt). Während der Meiose erfolgt ein Austausch von Genmaterial innerhalb des Chromosomenpaares. Dadurch erhält jede Keimzelle eine unverwechselbare Mischung der elterlichen Gene.

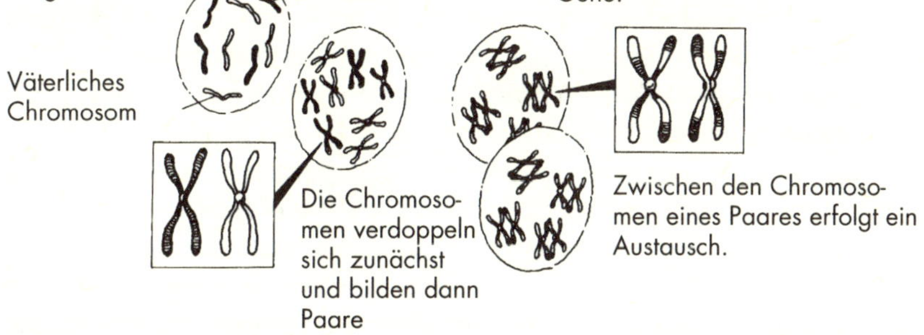

2 Nach dem Austausch teilt sich die Zelle. Die beiden Chromosomen eines Paares gelangen in unterschiedliche Tochterzellen.

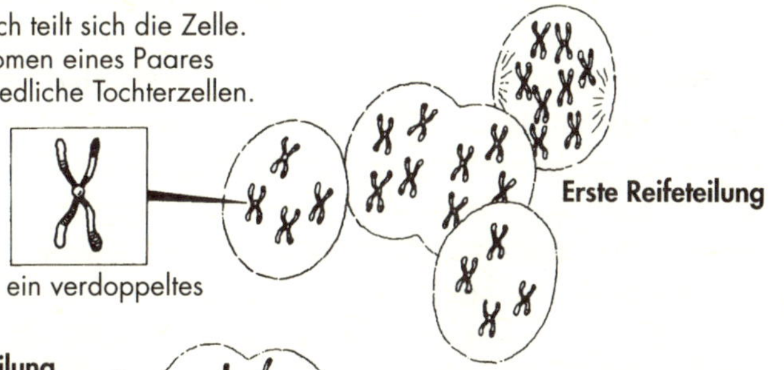

3 Die Tochterzellen teilen sich nun in vier Keimzellen. Die verdoppelten Chromosomen werden auseinandergezogen, so daß jede Keimzelle den einfachen (haploiden) Chromosomensatz der ursprünglichen Paare erhält

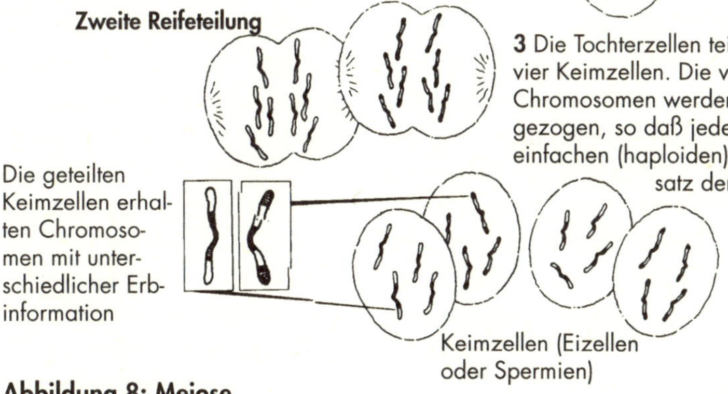

Abbildung 8: Meiose

(23 Chromosomen) teilt, ist ein Vorgang in zwei Stufen, der als Meiose bezeichnet wird.
Während der ersten Stufe verdoppeln sich die Chromosomen im Zellkern des Spermatozyten (92 Chromosomen) und ordnen sich anschließend paarweise an (vgl. Abbildung 8). Innerhalb eines Chromosomenpaares erfolgt ein Austausch von Genblöcken nach dem Zufallsprinzip. Damit entsteht auf natürliche Weise ein Genpool, der eine Variation der Nachkommen ermöglicht. Nach dem Austausch von Genmaterial trennen sich die Genpaare, und die Spermatozyten teilen sich erneut. Aus jedem ursprünglich vorhandenen primären Spermatozyten entstehen so zwei sekundäre Spermatozyten, bei denen die Gene gemischt und auf den 46 Chromosomen (23 Paare) unterschiedlich angeordnet sind.
Nun beginnt die zweite Stufe der Meiose. Die im Zellkern vorhandenen 23 Chromosomenpaare teilen sich, die Membran des Zellkerns löst sich auf, und jeweils ein Chromosom wandert zu den beiden gegenüberliegenden Zellpolen. Die Spermatozyten teilen sich erneut – aber dieses Mal enthält jede neue Zelle nur jeweils ein Chromosom eines Paares. Im Ergebnis weist jede neue Geschlechtszelle, die Spermatide, nur einen einfachen Chromosomensatz (23 Chromosomen) auf, während alle anderen Körperzellen 46 Chromosomen besitzen.
Nach der Meiose hat sich jeder ursprüngliche primäre Spermatozyt in vier Spermatiden geteilt, von denen jede nur die Hälfte des genetischen Materials besitzt, das der primäre Spermatozyt ursprünglich aufwies. Bedeutsamer ist indes, daß diese Spermatiden – als zufällige Spalthälften dieser Zelle – einen einzigartigen Chromosomensatz tragen. Einige Spermatiden mögen durchaus eine ähnliche Genauswahl aufweisen (wodurch familiäre Ähnlichkeiten zwischen den künftigen Geschwistern auftreten), allerdings ist die Chance, daß zwei identische Spermatiden entstehen, praktisch gleich Null.

Spermatiden

Die Spermatiden weisen keinerlei Ähnlichkeit mit den Spermien auf, zu denen sie sich in den nächsten 70 Tagen entwickeln werden. Sie bewegen sich rasch auf die nächste Sertoli-Zelle zu und versenken ihren Kopf darin, so ähnlich wie Strauße, die ihren Kopf in den Sand stecken.
Sertoli-Zellen enthalten hohe Konzentrationen an Glykogen, einer energiereichen Kohlehydratspeicherverbindung, für die sich entwickelnden Spermien. Sie sondern darüber hinaus eine Reihe von Hormonen, Proteinen, Zucker und anderen Nährstoffen ab, die ihre Untermieter für die Reifung benötigen.
Die Spermatiden bilden einen Schwanz für die Vorwärtsbewegung, ein verdicktes Mittelstück mit zahlreichen Mitochondrien (die Hauptorte des Energiestoffwechsels – vgl. Seite 65) und an ihrem vorderen Ende eine Enzymkappe

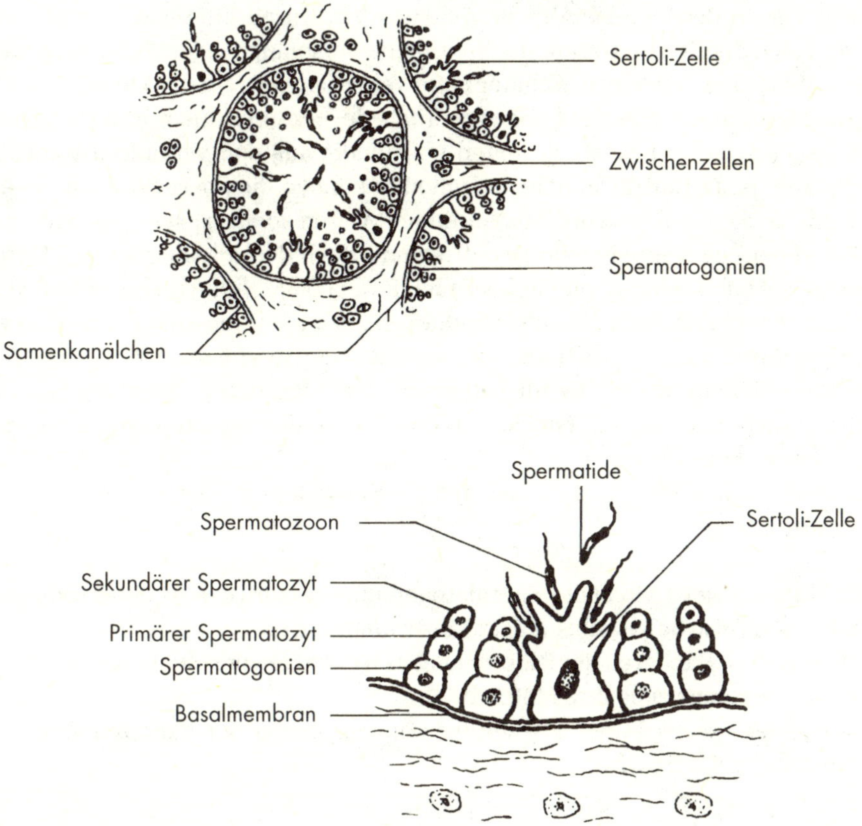

Abbildung 9: Spermatogonien, Spermatozyten, Spermatiden und Sertoli-Zellen

(Akrosom) aus. Diese Enzyme ermöglichen das Durchdringen der Eihülle bei der Befruchtung. Wenn der Schwanz der Spermatide länger wird, ragt er immer mehr in den zentralen Raum des Kanälchens hinein und wird durch die Wirbelströmungen wie ein feines Härchen bewegt.

Während der Reifung der Spermatiden werden sie langsam an die Oberfläche der Sertoli-Zellen gedrückt. Sobald der Schwanz in genügendem Maße ausgebildet ist, wird das Spermium bereits in das Lumen des Hodenkanälchens ausgestoßen, obwohl es in diesem Stadium noch nicht seine volle Mobilität erreicht hat.

Von den Sertoli-Zellen wird so viel Flüssigkeit in die Hodenkanälchen abgege-

ben, daß eine Strömung entsteht. Diese sorgt dafür, daß lose Spermien aus dem Kanälchen in den Nebenhoden gespült werden. Durch Flüssigkeitsresorption erhöht sich die Konzentration der Spermien von anfänglich 50 Millionen Zellen auf 5 Milliarden Zellen pro Milliliter beim Verlassen des Nebenhodens.
Beim Passieren des Nebenhodens werden der äußeren Membran des Spermiums Proteine zugesetzt, sie reifen vollständig aus und verändern stark ihr Verhalten. Beim Eintritt in den Nebenhoden können die Spermien kaum mehr als eine zuckende Bewegung ausführen und wären somit nach der Gewinnung nicht in der Lage, eine Eizelle zu befruchten. Nach dem Passieren des 6 Meter langen Nebenhodens haben die Spermien ihre volle Mobilität erreicht und vermögen, sowohl an einer Eizelle anzudocken als auch ihren äußeren Mantel zu durchdringen. Nach dem Nebenhoden gelangen die Spermien in den oberen Teil des Samenleiters, wo sie bis zur Vollendung ihrer Reifung gelagert werden. Sie werden dicht aneinander gepackt und durch Muskelkontraktionen der Samenleiterwand transportiert.
Insgesamt dauert es etwa 100 Tage, bis die Entwicklung einer Samenzelle vollendet ist:

- 74 Tage von der Teilung des Spermatogoniums bis zur Bildung eines semi-motilen (teilweise bewegungsfähigen) Spermiums.
- 20 Tage zum Passieren der 6 Meter langen Windungen des Nebenhodens. Dort erhält die Samenzelle ihre Motilität.
- Mindestens sechs Tage, in denen die Samenzelle vor der Ejakulation im Samenleiter gelagert wird.

Spermatozoa

Spermatozoa (Einzahl: Spermatozoon) gehören zu den höchstspezialisierten Zellen im Körper. Ein Milliliter Samenflüssigkeit enthält normalerweise 66 bis 100 Millionen Spermien, wobei auf eine Ejakulation im Durchschnitt 300 Millionen Spermien entfallen. Mitunter können sich im Ejakulat aber auch mehr als 1 Milliarde Spermatozoa finden.
Ein Spermium ist 0,05 Millimeter lang und besitzt einen sogenannten »Kopf«, »Hals« und »Schwanz«.

Der Kopf des Spermiums

Der Kopf ist wie eine abgeflachte Träne geformt. In dem vorne befindlichen, einer »Schnauze« ähnlichen Gebilde ist ein Enzymsack enthalten, das soge-

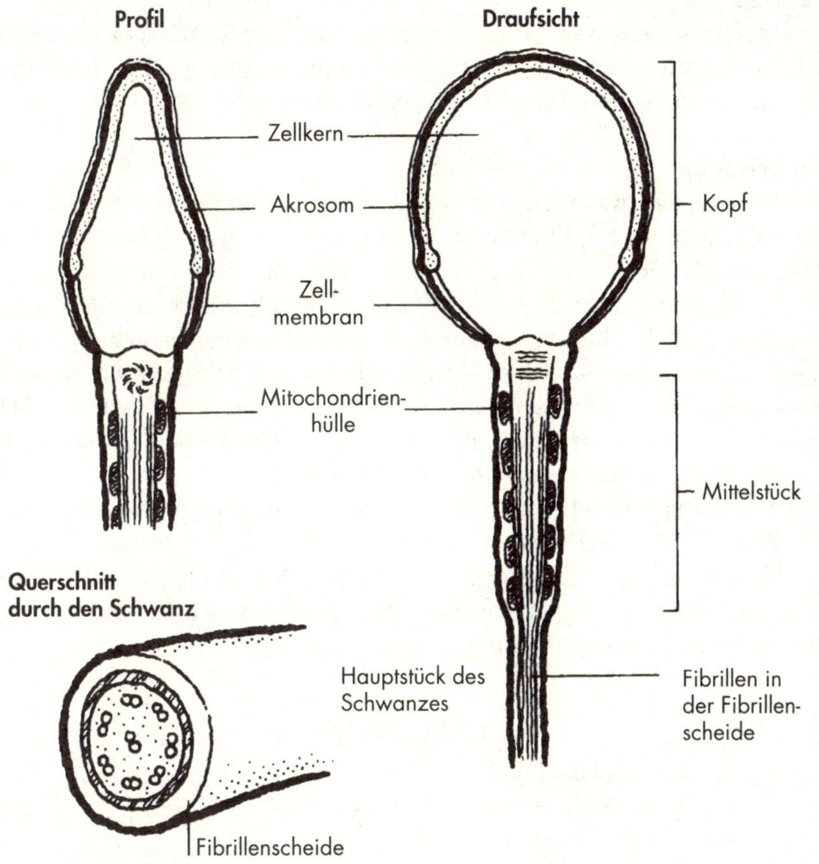

Abbildung 10: Ein Spermatozoon

nannte Akrosom. Diese Enzyme werden für die Befruchtung benötigt und helfen dem Spermium, die Hülle einer Eizelle aufzulösen und in das Innere zu gelangen.

An das Akrosom schließt sich der Zellkern an, der in einem festen Knäuel von 23 Chromosomen einen zufällig ausgewählten halben Satz des genetischen Materials (DNA) des Mannes enthält.

Jedes Spermium besitzt eine unverwechselbare Zusammensetzung an genetischen Informationen, die bei aller Ähnlichkeit niemals exakt mit der genetischen Information eines anderen Spermiums dieses Mannes übereinstimmt.

Der Hals

Das ist der sogenannte fibrilläre Bereich, der das Mittelstück des Spermienschwanzes mit dem Kopf verbindet. Der Hals ist beweglich, so daß auch der Kopf die schlängelnde Schwimmbewegung ausführen kann.

Der Schwanz

Der Spermienschwanz besteht aus 20 langen Filamenten: Zwei Ringe mit je neun Filamenten umschließen zwei zentrale Filamente. Am vorderen Schwanzende befindet sich ein weiterer Ring Außenfibrillen sowie eine schützende Hülle. Der Schwanz weist drei Abschnitte auf: Mittel-, Haupt- und Endstück. Das *Mittelstück* ist der dickste Teil des Schwanzes, da es von einer zusätzlichen Spiralschicht umgeben ist. Diese enthält zahlreiche Mitochondrien, die als Kraftwerk der Zelle die Energie für die Motilität (unbewußt gesteuerte Muskelbewegung) des Spermiums bereitstellen. In ihnen werden die beiden Zucker Glukose und Fruktose zur Energiegewinnung umgesetzt.
Das *Hauptstück* besteht aus 20 Filamenten, den dichten Außenfibrillen und der Fibrillenscheide. Am *Endstück* laufen die dichten Außenfibrillen und die Fibrillenscheide aus, bis sie in einer dünnen Zellmembran enden. Aus dieser spitz zulaufenden, sich verjüngenden Schwanzform ergibt sich die charakteristische peitschenhiebähnliche Schwimmbewegung des Spermiums.

Fakten zum Sperma

- Die an der Wand der Hodenkanälchen befindlichen Spermatogonien teilen sich so schnell, daß jeder Hoden 300 bis 500 Spermien pro Sekunde pro Gramm Hoden produzieren kann.
- Die durchschnittliche Spermabildungsrate eines Hodens beträgt 1500 Samenzellen pro Sekunde.
- Ein Spermium benötigt 74 Tage für die Bildung und weitere 26 Tage für die Reifung, das Passieren des Nebenhodens und des Samenleiters.
- Spermien bewegen sich schwimmend mit einer Geschwindigkeit von 3 Millimetern pro Stunde fort.
- Für eine Strecke von einem Zentimeter sind 800 Schwanzbewegungen erforderlich.
- Bevor die Samenzelle die Eileiter erreicht, muß sie eine Strecke von 30 bis 40 Zentimetern in männlichen und weiblichen »Schlauchsystemen« zurücklegen – das ist mehr als das 100 000fache ihrer eigenen Körperlänge.
- Das Sperma erreicht die Eileiter 30 bis 60 Minuten nach der Ejakulation im weiblichen Genitaltrakt. Dabei wird es durch Wirbelströmungen unterstützt.
- Sperma kann in der Vagina höchstens sechs Stunden überleben, da das saure

Vaginalsekret spermaabtötend wirkt – im basischen Zervixsekret können sie hingegen mehrere Tage überleben.

- Die durchschnittliche Lebenserwartung eines Spermiums im weiblichen Genitale beträgt 3 bis 4 Tage – es wurde sogar 7 Tage nach der Ejakulation noch lebendes Sperma im weiblichen Genitaltrakt gefunden. Allerdings ist nicht bekannt, ob es noch befruchtungsfähig war.

Der Mechanismus der geschlechtlichen Fortpflanzung

Ejakulation

Während des Geschlechtsverkehrs werden die Nervenenden der glatten Muskulatur des männlichen Fortpflanzungssystems durch Reibung der Glans penis an den Vaginalwänden stimuliert. Überschreitet die Stimulation eine bestimmte Schwelle, wird die Ejakulation ausgelöst. (Diese Schwelle weist jedoch in Abhängigkeit von erblichen und kulturellen Faktoren, Tabus, Training usw. bei jedem Mann individuelle Unterschiede auf.)
Der Samenerguß ist ein Nervenreflex, der vom Rückmark gesteuert wird. Er erfolgt in zwei Teilen:

1. Emission – bei der die Samenflüssigkeit durch den Ductus ejaculatorius (Passieren der Prostata) in die Zentralröhre des Penis – die Urethra – gelangt;
2. eigentliche Ejakulation – bei der die Samenflüssigkeit durch Kontraktionen der Beckenmuskulatur aus der Urethra ausgestoßen wird.

Durch die Muskelkontraktion im Nebenhoden und Samenleiter wird die Samenflüssigkeit aufwärts in Richtung Penis transportiert. Ein Samenleiter ist zwar so dick wie ein Bleistift, der Durchmesser des darin verlaufenden zentralen Kanals aber ist mit nur 0,25 bis 0,33 Millimeter mit dem eines dickeren Haares vergleichbar. Der zentrale Kanal wird von Muskelgewebe umschlossen, welches dafür sorgt, daß das Sperma während der Ejakulation rasch aus den Hoden abgesaugt wird.
Das Sperma hat hinter den Hoden einen relativ komplizierten Weg vor sich, der sich aus dem Descensus testis durch die Bauchhöhle während der Embryonalentwicklung ergibt (siehe Seite 50). Die Spermien passieren die beiden Samenleiter über und hinter der Blase und gelangen in den Ductus ejaculatorius. Von

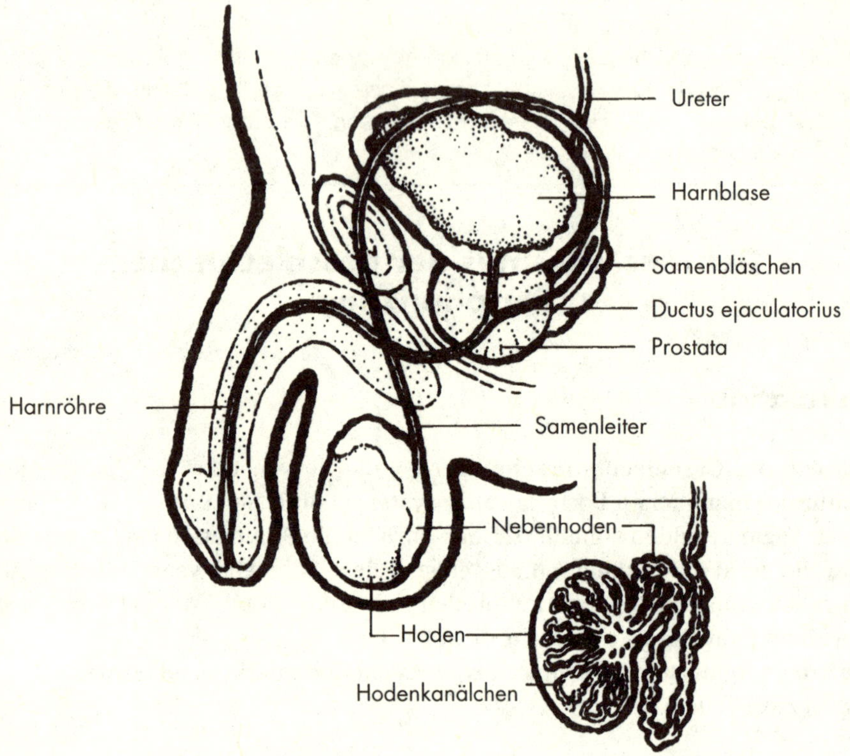

Abbildung 11: Das männliche Fortpflanzungssystem. Der Weg des Spermas während der Ejakulation

dort aus werden sie in die Harnröhre weitergeleitet, wo sie mit Sekretionen (Absonderungen) aus den Samenbläschen und der Prostata vermischt werden. Die an der Penisbasis gelegenen Muskeln, der Musculus bulbospongiosus (bisher als bulbocavernosus bezeichnet) und der Musculus ischiocavernosus, ziehen sich zusammen und befördern die Samenflüssigkeit damit durch den Penis. Gleichzeitig verschließt der Musculus sphincter ani internus (Afterschließmuskel) den Harnblasenhals, so daß das Sperma in Richtung Penisspitze und nicht aufwärts in die Blase geleitet wird. Nach einer Prostataoperation, bei der häufig einer der Harnblasensphinkter geschädigt wird, kommt es oftmals zur Ejaculatio retrograda (bei der das Sperma während der Ejakulation in die Harnblase zurückfließt und nicht zur Penisspitze gelangt).

Orgasmus

Während der ersten Phase des Orgasmus, der Erregungsphase, kommt es durch Stimulation infolge verschiedener Reize (psychologisch, taktil [durch Berührung], visuell, olfaktorisch [über den Geruch] usw.) zu gesteigertem sexuellen Interesse und zur Auslösung einer Erektion. (Einzelheiten zur Erektion finden Sie auf Seite 23.)
Und während des Geschlechtverkehrs kommt es zu einer vermehrten Ausschüttung des Hormons Adrenalin und des damit verwandten Noradrenalins (eines Neurotransmitters) durch die Nebennieren. Dadurch erhöht sich die Herzfrequenz und mit jeder Kontraktion auch die durch das Herz gepumpte Blutmenge. Das Herzklopfen wird spürbar, und der Blutdruck steigt. Die Atmung beschleunigt sich, häufig kommt es unter Schwitzen zur Rötung des Gesichts und der Brust. Die Brustwarzen erigieren, und die Skrotalhaut zieht sich zusammen und verdickt sich. Die Hoden werden reflektorisch nach oben zur Penisbasis gezogen und können aufgrund der Blutstauung um mehr als 50 Prozent an Größe zunehmen. Zur Erhöhung der Reibung nimmt der Umfang des Penis an der Kranzfurche der Eichel zu. An der Penisspitze treten einige Tropfen der Gleitflüssigkeit aus der Cowper-Drüse aus. All diese Veränderungen erfolgen während der sogenannten Plateauphase des Orgasmus, welche einige Sekunden bis mehrere Minuten oder sogar eine Stunde anhalten kann, wenn der Geschlechtsverkehr bewußt verlängert wird. Ist die Ebene der Stimulation nicht ausreichend, kommt es auch nicht zum Orgasmus, und die sexuelle Erregung fällt ab. Bei einer ausreichenden Stimulation nehmen die während der Plateauphase verspürten körperlichen Wahrnehmungen an Intensität zu und erreichen im Orgasmus ihren Höhepunkt.
Der Orgasmus ist eine Phase intensiven Lustempfindens, häufig beschrieben als ein Gefühl, das den Kopf, den Penis oder die Hoden »durchschießt« oder den ganzen Körper durchflutet. Beim Mann wird es zunächst durch eine unterschiedliche Anzahl starker (in der Regel drei bis acht) und anschließend einer Reihe weniger starker Muskelkontraktionen begleitet. Die über den Nervus pudendus (»Schamnerv«) laufenden Impulse lösen rhythmische, wellenförmige Kontraktionen der Beckenbodenmuskulatur und mitunter auch der Oberschenkelmuskulatur aus. Durch Kontraktionen der Gefäßwandmuskulatur des Fortpflanzungssystems wird das Sperma zunächst aus den Hoden und dann aus dem Penis befördert. Der Orgasmus dauert beim Mann in der Regel zwischen drei und zehn Sekunden, er hält selten länger als 15 Sekunden an.
Während des Orgasmus werden im Gehirn verschiedene chemische Substanzen freigesetzt: Prolaktinhormon, Phenylethylamin (das auch in Schokolade vor-

kommt) und Endorphin. Die letzten beiden zeigen eine rauschmittelähnliche Wirkung; somit vermag auch Abstinenz zu Entzugserscheinungen und leichter Depression zu führen.
Die Herzfrequenz und der Blutdruck erreichen während des Orgasmus Spitzenwerte; oftmals kommt es zu Hyperventilation. Der Musculus sphincter ani internus kann kontrahieren. Wenn das Lustgefühl den Körper durchflutet, kann es vorkommen, daß spontan Laute abgegeben werden.
Nach dem Orgasmus folgt eine Entspannungs- oder Lösungsphase, bei der sich die Herzfrequenz, der Blutdruck und die Durchblutung des Genitaltraktes allmählich normalisieren. Jetzt sorgen Nerven für eine Relaxation der Muskulatur in der Wand des Fortpflanzungssystems. Die Arterien, welche den Penis versorgen, verengen sich. Die Muskelfasern, mit denen die Hohlräume im Corpus spongiosum und in den Corpora cavernosa ausgekleidet sind, ziehen sich ebenfalls zusammen und verringern so das Blutvolumen, das von dem schwammartigen Gewebe gehalten werden kann. Dadurch wird der Druck auf die Auslaßvenen vermindert und die Ableitung über die Venen erhöht, so daß der Penis bald erschlafft. Sofern ein Orgasmus eingetreten ist, erfolgt die Lösungsphase rasch innerhalb weniger Minuten. Geht die Plateauphase nicht in einen Orgasmus über, kann die Auflösungsphase mehrere Stunden dauern. Dies führt zu einer Beckenstauung und einem starken, ziehenden Gefühl in der Lendengegend. In den Hoden kann sich ein unangenehmes Gefühl einstellen.
Bei Mann folgt nach einem erfolgreichen Orgasmus eine absolute Refraktärphase, in der weitere Orgasmen ausgeschlossen sind, was vermutlich durch den hohen Adrenalinspiegel im Körper verursacht wird. Darüber hinaus können im Hirn inhibitorische (hemmende) Zentren aktiviert werden. Bei jungen Männern ist die Refraktärphase kurz und beträgt nur wenige Minuten; ab dem mittleren Lebensalter dauert sie indes bei den meisten Männern mindestens 20 Minuten – oftmals noch länger. Interessant ist, daß ein neuer Sexualpartner das Interesse so steigern kann, daß sich die übliche Refraktärphase verkürzt.
Bei Frauen kommt wahrscheinlich keine Refraktärphase vor, so daß multiple Orgasmen möglich sind. Weiterhin wurde behauptet, daß der Orgasmus bei der Frau bis zu einer Minute dauern kann.
Kommt es über einen längeren Zeitraum nicht zu einer Ejakulation, wird das Sperma im Samenleiter gelagert. Ein Teil davon wird abgebaut und resorbiert, während ein anderer Teil bis zum Ende des Samenleiters und in die Harnröhre gelangt und dann unbemerkt mit dem Urin ausgespült wird. Schließlich übernimmt die Natur die Kontrolle: Der Spermaüberschuß wird in einer nächtlichen Emission (das sind die bekannten feuchten Träume) ausgestoßen.

Ejakulat

Das Ejakulat ist eine flüssige Substanz, die aus Samenzellen und Samenflüssigkeit zusammengesetzt ist. Es wird in einer bestimmten Reihenfolge ejakuliert. Die ersten Tropfen des Ejakulats bestehen zumeist aus dem Gleitmittel der Cowper-Drüsen. Im nächsten Teil finden sich spermienfreie Prostatasekretionen, die der Samenflüssigkeit ihren charakteristischen Geruch verleihen. Danach folgen spermienreiche Sekretionen aus den beiden Nebenhoden, die den mittleren Teil des Ejakulats ausmachen. Der letzte Teil des Ejakulats besteht aus dicken, zähflüssigen Sekretionen der Samenbläschen.

Diese Reihenfolge der Ejakulation kann jedoch variieren. So können Reflexspasmen in verschiedenen Regionen des männlichen Genitaltraktes dazu führen, daß Samenflüssigkeit »außer der Reihe« ejakuliert wird. Dies ist aber offensichtlich kein Problem, da die einzelnen Fraktionen rasch vermischt werden, sobald sie sich im weiblichen Genitaltrakt befinden.

Allgemein gilt, daß das Volumen des Ejakulats nach einer dreitägigen Abstinenz durchschnittlich 2,75 bis 3,4 Milliliter beträgt. Das Volumen fällt sowohl bei verschiedenen Männern als auch bei demselben Mann höchst unterschiedlich aus. Nach einer längeren Phase ohne Samenerguß kann das Volumen des Ejakulats auf bis zu 13 Milliliter stark ansteigen. Untersuchungen ergaben, daß 13 bis 33 Prozent des Ejakulats aus Prostatasekretionen, 46 bis 80 Prozent aus den Samenbläschen und etwa 10 Prozent aus den beiden Nebenhoden stammen. Das Verhältnis zwischen Prostatasekretionen und Sekretionen der Samenbläschen ist bei einem Mann unabhängig von der Häufigkeit sexueller Betätigung stets konstant.

Frisches Ejakulat ist eine dickflüssige, milchig-trübe, weißlich-gelbe Flüssigkeit, die leicht schillert. Sie ist mit klebrigen, glasigen Fasern durchsetzt und enthält Granula, die an Sago oder Maniokstärke erinnern. Aus den Samenbläschen stammende gelbe Pigmente (Flavine) sind oftmals in Form farbiger Streifen erkennbar.

Das Ejakulat ist zunächst dick und zähflüssig. Aufgrund einer Reaktion zwischen einem in den Prostatasekretionen enthaltenen Enzym (dem Gerinnungsenzym Proteinase) und einem klebrigen Protein aus den Sekretionen der Samenbläschen kommt es fast sofort zur Gelbildung. Das Ejakulat wird dann zu einer dickflüssigen, gallertartigen Masse. Es wird angenommen, daß es sich dabei um ein Überbleibsel der Evolution handelt. Bei vielen niederen promiskuitiven Säugetierarten, die also den Geschlechtspartner häufig wechseln, verschließt der so entstandene Ejakulatpfropfen den Gebärmutterhals des Weibchens, so daß das Sperma anderer Männchen nicht zur Befruchtung gelangt.

Beim Menschen wird das Ejakulatgel sofort durch andere Prostataenzyme in seine Aminosäurebestandteile zerlegt. Fünf bis 20 Minuten nach der Ejakulation hat sich das Ejakulat wieder verflüssigt.
Aus dem Ejakulat wurden mehr als 32 verschiedene chemische Substanzen, einschließlich 24 Aminosäuren, Glukose, Fruktose, Zitronensäure, Vitamin C, Vitamin B 12, Schwefel, Zink, Kalium, Magnesium, Kalzium, Kupfer und verschiedene Hormone isoliert. Nach der Ejakulation werden die männlichen Hormone durch Enzyme abgebaut, so daß die Partnerin nicht übermäßigen Hormonmengen ausgesetzt wird.
Das Ejakulat ist reich an verschiedenen hormonähnlichen Substanzen, die als Prostaglandine bezeichnet werden. Der Name ist von der Prostata abgeleitet, aus der sie zuerst isoliert wurden. Heute ist bekannt, daß sie auch in den meisten anderen Körpergeweben produziert werden. Die im Ejakulat enthaltenen Prostaglandine werden vor allem von den Samenbläschen abgesondert.
Prostaglandine haben verschiedene Aufgaben und sind im Körper für die Entzündungshemmung verantwortlich. Von den im Ejakulat enthaltenen Prostaglandinen wird angenommen, daß sie den Gebärmutterhals anregen, sich leicht zu öffnen, damit die Spermien leichter hineinschwimmen können. Es ist auch möglich, daß sie den Orgasmus der Frau intensiver gestalten, indem sie starke Muskelkontraktionen auslösen. Diese helfen den Spermien, in Wirbeln in das weibliche Fortpflanzungssystem eingesaugt zu werden.

Sperma und das weibliche Fortpflanzungssystem

Im sauren, spermaabtötenden Milieu der Vagina können Spermien nicht lange – in der Regel weniger als sechs Stunden – überleben und müssen daher in das schützende basische Zervixsekret (Gebärmutterhalssekret) schwimmen. Dies gelingt nur einem Prozent der Spermien, während 99 Prozent wieder durch die Vagina abfließen.
In der Mitte des weiblichen Menstruationszyklus, der fruchtbaren Phase, ist das Zervixsekret besonders spermienfreundlich. Die Moleküle sind dann parallel ausgerichtet, so daß die Spermien leicht hindurchschwimmen und mit dem dünnen, glänzenden und halbflüssigen Sekret ein Reservoir bilden können.
Während der ersten Tage nach dem Geschlechtsverkehr bewegt sich ein konstanter Spermienstrom vom Gebärmutterhals in Richtung Eileiter, um ein möglicherweise deszendierendes Ei zu finden. Bei Untersuchungen zur In-vitro-Befruchtung wurden Spermien bereits 30 bis 60 Minuten nach der Ejakulation in

den Eileitern gefunden. Einige Spermien kommen dort sogar bereits nach wenigen Minuten an, sind dann aber oftmals – vermutlich aufgrund der Entkräftung – nicht mehr am Leben.
In der zweiten Hälfte des Menstruationszyklus oder bei Einnahme von Verhütungsmitteln auf Hormonbasis (hormonellen Kontrazeptiva) ist das Zervixsekret nicht spermienfreundlich. Die Moleküle des Sekrets sind verfilzt und bilden einen zähklebrigen, spärlich vorhandenen Schleim. Dadurch wird das Sperma aufgehalten und kann nicht einfach hindurchschwimmen oder gar ein Reservoir bilden.

Kapazitation des Spermas

Zum Zeitpunkt des Samenergusses besitzen die meisten Spermien eine hohe Mobilität. Während der Ejakulation gewonnenes Sperma scheint jedoch nicht in der Lage zu sein, eine Eizelle zu befruchten. Es dauert sogar einige Stunden, bis die Spermien überhaupt den Versuch dazu unternehmen. Wurde das Sperma hingegen von der Gebärmutter oder den Eileitern eingesaugt, wird es zur Befruchtung bereit sein, sobald es mit einer Eizelle in Kontakt kommt.
Je länger die Spermien im weiblichen Fortpflanzungssystem verbleiben, desto klebriger werden sie, wodurch sie immer besser in der Lage sind, sich an die Eihülle zu heften. Dieser Reifungsprozeß wird als *Kapazitation* bezeichnet und vermutlich durch weibliche Sekrete ausgelöst. Die Kapazitation des Spermas kann auch durch Inkubation mit Gewebsflüssigkeit erzielt werden – ein Verfahren zur Erhöhung der Erfolgsaussichten einer künstlichen Befruchtung. Während der Kapazitation werden der Spermahülle Proteine und Zink (siehe Seite 321) entzogen, wodurch sich die Befruchtungsfähigkeit erhöht.

Befruchtung

Sobald ein Spermium eine Eizelle bemerkt, wird es aktiviert. Diese Aktivierung erfolgt in drei Teilschritten: Erstens schwillt die Enzymkappe am Spermienkopf (Akrosom) an und löst sich auf, so daß die darin enthaltenen Enzyme freigesetzt werden. Dies wird als Akrosomenreaktion bezeichnet. Die Enzyme am Spermienkopf lösen die Eihülle auf und versetzen das Spermium in die Lage, die äußeren Schichten der Eizelle zu durchdringen.
Zweitens wechselt die Schwanzbewegung des Spermiums von einer regelmäßigen, wellenförmigen Bewegung zu einer kräftigen Schlagbewegung, die das

Spermium ruckartig vorwärtstreibt und das Eindringen in die äußere Eihülle offenbar erleichtert.
Drittens vollziehen sich an der Membran des Spermienkopfes Veränderungen, durch die sich das Spermium an die Eizellmembran anheften und mit ihr verschmelzen kann, nachdem es die äußere Eihülle durchdrungen hat. Die Fusion der Spermien- und Eizellmembran ist eine Voraussetzung dafür, daß der Spermienzellkern während der Befruchtung aus dem Spermienkopf in die Eizelle gelangt.
Es ist wichtig, daß die Spermienaktivierung in der Nähe der Eizelle erfolgt, weil durch die Aktivierung die Lebensdauer des Spermas beträchtlich verkürzt wird. Heute wird davon ausgegangen, daß die Eizelle chemische Substanzen freisetzt, durch die das Sperma angezogen und später durch weitere Substanzen aktiviert wird. Das Aufeinandertreffen von Ei- und Samenzelle bleibt damit weniger dem Zufall überlassen, als bisher angenommen wurde.
Nachdem ein Spermium erfolgreich in die Eizelle eingedrungen ist, durchläuft die Eizellmembran sofort eine kurze elektrische Entladung, wodurch eine Kettenreaktion ausgelöst wird. Die Eizellmembran verhärtet sich, so daß sich kein weiteres Spermium anheften oder eindringen kann.
Insgesamt dauert der Prozeß vom Anheften eines Spermiums an der äußeren Eihülle über das Eindringen bis hin zur Auslösung der Verhärtungsreaktion etwa 10 bis 20 Minuten. Bei einer erfolgreichen Befruchtung verliert das Spermium seinen Schwanz, der an der äußern Eihülle zurückbleibt. Der Spermienzellkern geht aus dem Spermienkopf in die Eizelle über und vereinigt sich schließlich mit dem Zellkern der Eizelle. Dies ist der Keim eines neuen Menschenlebens, der sich nun auf dem langen Weg zu seiner Einbettung und weiteren Entwicklung befindet. Allerdings spricht man erst von einer Schwangerschaft, wenn sich die befruchtete Eizelle erfolgreich in der Gebärmutterwand eingebettet hat und sich die Plazenta herausbildet.

Sperma und Geschlecht des Kindes

Bei der Aufspaltung der Chromosomen eines primären Spermatozyten während der Meiose (siehe Seite 63) erhalten die Spermatiden nur die Hälfte des normalen Chromosomensatzes (23 anstelle von 46 Chromosomen). Bei einem Chromosomenpaar entstehen durch die Teilung unterschiedliche Spalthälften. Zu diesen beiden Chromosomen, die als Geschlechtschromosomen bezeichnet werden, gehört ein größeres X-Chromosom (weiblich) und ein kleineres Y-Chromosom (männlich). Im Ergebnis der Aufspaltung besitzt die eine Hälfte der

Spermien eines Mannes ein Y- (jedoch kein X-)Chromosom und die andere Hälfte ein X- (jedoch kein Y-)Chromosom.

Bei der Frau sind die beiden Geschlechtschromosomen gleich und bestehen aus zwei X-Chromosomen. Während der weiblichen Meiose erhalten daher alle Eizellen ein X-Chromosom.

Das Y-Chromosom enthält alle genetischen Informationen für die Entwicklung der männlichen Geschlechtsmerkmale. Ohne die Informationen des Y-Chromosoms entwickelt sich ein Embryo immer zu einem Mädchen. Befruchtet also ein Spermium mit einem X-Chromosom eine Eizelle, besitzt das daraus entstehende Kind ein XX-Geschlechtschromosomenpaar, und es wird ein Mädchen. Wird die Eizelle hingegen durch ein Spermium mit einem Y-Chromosom befruchtet, besitzt das Kind ein XY-Geschlechtschromosomenpaar, und ein Junge kommt später zur Welt.

Das Geschlecht des Kindes ist stets durch das Spermium und nicht durch die Eizelle festgelegt.

Spermien, die das größere X-Chromosom enthalten, sind etwas schwerer und schwimmen langsamer als Spermien mit einem Y-Chromosom. Da das Y-Chromosom vergleichsweise leicht ist, kann das Y-Spermium schneller schwimmen. Aus diesem kleinen, aber bedeutsamen Unterschied zwischen X- und Y-Chromosom resultiert die Tatsache, daß auf 100 weibliche Geburten etwa 105 männliche Geburten entfallen.

Die Unterschiede in Gewicht und Schnelligkeit werden in wissenschaftlichen Verfahren zur Trennung des Spermas in X- und Y-Fraktionen genutzt. Das Sperma wird dazu in einem Teströhrchen gefiltert, das menschliches Albuminprotein in visköser Lösung enthält. Die leichteren und kleineren männlichen Spermien sinken schneller als die größeren, schwereren weiblichen Spermien zu Boden. Die an X- bzw. Y-Spermien reichen Fraktionen können dann getrennt und bei der künstlichen Befruchtung zur Senkung des Risikos geschlechtsgebundener Erbkrankheiten bei den Nachkommen eingesetzt werden. Ethisch umstritten bleibt, ob die Verwendung dieser Fraktionen zur Festlegung des Geschlechts eines Kindes aus Gründen der persönlichen Vorlieben und Familienplanung genutzt werden darf.

Bei neueren Methoden zur Spermatrennung erfolgt die Markierung der Spermien mit einem Fluoreszenzfarbstoff. Das Verfahren ist unter der Bezeichnung FISH – »Fluoreszenz-In-Situ-Hybridisierung« – bekannt. Die Samenflüssigkeit wird geschüttelt, so daß Tröpfchen entstehen, von denen jedes nur ein einziges Spermium enthält. Tröpfchen mit einem größeren weiblichen Spermium fluoreszieren heller als Tröpfchen mit einem männlichen Spermium. Und die Tröpfchen werden dann einzeln elektrisch aufgeladen. Männliche Spermien erhalten eine positive und weibliche Spermien eine negative Ladung. Die Trennung erfolgt dann mittels elektrisch geladener Platten. Mit diesem Verfahren der Spermienanreicherung können im Gegensatz zur normalen 50-zu-50-Verteilung Proben hergestellt werden, die entweder 85 Prozent weibliche X-Spermien oder 75 Prozent männliche Y-Spermien enthalten.

Gegenwärtig ist diese Technik nur nach medizinischer Indikation und nicht aus persönlichen (oder sozialen) Gründen zugelassen: So kann zum Beispiel das Risiko gesenkt werden, daß ein Kind mit einer geschlechtsgebundenen Erbkrankheit, wie der nur bei Jungen vorkommenden Muskeldystrophie, geboren wird.

Interessant ist in diesem Zusammenhang die Feststellung, daß ein Taucher eher Vater einer Tochter als eines Sohnes wird. Kürzlich wurde festgestellt, daß in Überdruckkammern der Bluttestosteronspiegel stark abnimmt, was wiederum weibliche X-Spermien begünstigt. Untersuchungen an australischen und schwedischen Tauchern ergaben, daß in dieser Bevölkerungsgruppe vermehrt weibliche Nachkommen auftreten.

Einflußfaktoren auf die Spermatogenese

4

Spermien sind sehr empfindlich und benötigen für eine normale Entwicklung möglichst gleichbleibende Umgebungsbedingungen. Durch negative Einflüsse auf die Spermatogenese (Samenbildung im Hoden) nimmt die Spermienzahl ab, und die Fruchtbarkeit wird herabgesetzt.
Es gibt viele einfache Maßnahmen, durch die ein Mann zur Verbesserung der Qualität und Quantität seines Spermas beitragen kann. In den sechs Monaten vor der beabsichtigten Zeugung eines Kindes ist dies jedoch von besonderer Wichtigkeit.
Insgesamt dauert es etwa 100 Tage, bis eine Samenzelle vollendet ist:

- 74 Tage von der Teilung erfolgt das Wachstum im Hoden,
- 20 Tage zum Passieren des Nebenhodens,
- sechs Tage, in der die Samenzelle vor der Ejakulation im Samenleiter gelagert wird.

In diesen 100 Tagen unterliegt das Sperma den Einflüssen vieler Ernährungs- und Umweltfaktoren.

Temperatur und Sperma

Eine niedrige Umgebungstemperatur ist für eine normale Spermatogenese von großer Bedeutung. Die Temperatur im Hoden muß dazu 4 bis 7 Grad Celsius unter der Körperkerntemperatur liegen, weshalb sich die Hoden außerhalb des Abdomens im Hodensack befinden. Die folgenden drei Mechanismen sorgen im Hodensack für eine im Vergleich zum übrigen Körper niedrigere Temperatur:

1. Die Skrotalhaut ist dünn, so daß die Hoden Wärme abgeben können.
2. Die Haut kann durch die Luftzirkulation am Hodensack gekühlt werden.
3. Die Arterien, welche das Skrotum (Hodensack) mit Blut versorgen, verlaufen entlang der Venen, durch die das Blut wieder abfließt. Gemeinsam bilden sie damit ein ausgeklügeltes Wärmetauschsystem: Ähnlich wie ein warmes und ein kaltes Wasserrohr, die nebeneinander liegen, gibt das warme arterielle Blut (das aus dem Abdomen – Bauch, Unterleib – kommt) Wärme ab, so daß es sich bereits vor Eintritt in den Hodensack teilweise abgekühlt hat.

Selbst wenn sich die Hoden um nur 2 Grad Celsius erwärmen, hat dies negative Auswirkungen auf die Spermienbildung. Die Spermiendichte sinkt rapide, wobei sich die Anzahl normal geformter Spermien verringert, während der Anteil pathologischer (krankhafter) Formen zunimmt.

Gewöhnlich ist die Spermaqualität im Sommer geringer als im Winter. Obwohl sich das Spermavolumen nicht wesentlich verändert, verringert sich die Gesamtspermienzahl bei 131 Probanden von 320 Millionen im Winter auf 250 Millionen Samenzellen pro Ejakulation im Juli und August. Dabei handelt es sich offensichtlich um eine temperaturbedingte Abnahme.

Auch wenn man täglich ein halbstündiges heißes Bad (43 bis 45 Grad Celsius) nimmt, kann die Spermienzahl beträchtlich abnehmen. Gleiches gilt für das Tragen von enger Unterwäsche oder eines Suspensoriums (Aufhängeverband) zur Stützung des Hodensacks, wie es im Sport verwendet wird. Diese Erkenntnisse wurden während eines kürzlich durchgeführten Experiments gewonnen, bei der der Einfluß der Paßgenauigkeit von Herrenunterwäsche auf die Spermatogenese untersucht wurde.

Zwei unverheiratete Männer Mitte 30 trugen dazu drei Monate lang enge, bikinislipähnliche Unterhosen, die paßgenau am Hodensack anlagen. Danach folgte ein Wechsel, und sie trugen die folgenden drei Monate weite Boxershorts, die im Schritt 14 Zentimeter Abstand zum Hodensack aufwiesen. Anschließend wurde der Wechsel von eng zu weit noch einmal wiederholt. Die Untersuchung der beiden Männer erstreckte sich über ein Jahr.

Die Samenflüssigkeit wurde regelmäßig analysiert. Dabei zeigte sich, daß die Spermienzahl und -motilität während des Tragens der engen Unterwäsche allmählich abnahm und sich während des Tragens der weiten Boxershorts nach und nach wieder erhöhte. Erste Veränderungen in bezug auf die Spermienzahl und -motilität wurden innerhalb von zwei Wochen nach dem Wechsel der jeweiligen Art der Unterwäsche festgestellt (vgl. nebenstehende Tabelle).

Variable	Erster Mann Eng	Weit	Änderung in Prozent	Zweiter Mann Eng	Weit	Änderung in Prozent
Gesamtspermienzahl/Ejakulation (Millionen)	242	301	+ 20	411	475	+ 13
Spermiendichte (Millionen/ml)	77	86	+ 10	148	177	+ 16
Gesamtmotilität (Millionen)	193	239	+ 21	291	343	+ 15
Volumen (ml)	3,1	3,5	+ 12	2,5	2,7	+ 7

Quelle: Sanger & Friman 1990. Reproductive Toxicology. Bd. 4, S. 229-232

Wenngleich die Spermienzahl während dieses Experiments niemals unter die fruchtbare Konzentration absank, besteht jedoch die Möglichkeit, daß die Art der Unterwäsche bei einem Mann mit einer niedrigen Spermienzahl den Unterschied zwischen Fertilität und Subfertilität ausmachen kann. Aber nicht nur die Temperatur, sondern auch die elektrostatische Aufladung ist vermutlich von großer Bedeutung.

Elektrostatische Aufladung und Sperma

Bei enger Unterwäsche aus künstlichen Fasern (z. B. Polyester) kommt es zu einer elektrostatischen Aufladung durch die Reibung zwischen der Skrotalhaut und dem synthetischen Material. Dadurch entsteht ein elektrostatisches Feld am Hodensack, das die Haut am unteren Teil des Skrotums negativ lädt. Diese Lage zwischen den beiden elektrischen Polen wirkt sich auf die Spermatogenese negativ aus.

In verschiedenen Studien wurden unterschiedliche Materialien und der Einfluß des von ihnen erzeugten elektrostatischen Potentials am Hoden untersucht.

Bei den Männern, die Unterwäsche aus reinem Polyester trugen, war das elektrostatische Feld am Hoden am größten. Mischgewebe aus 50 Prozent Polyester und 50 Prozent Baumwolle ergaben nur ein halb so starkes Feld, und bei Unterwäsche aus reiner Baumwolle wurde kein relevantes elektrostatisches Poten-

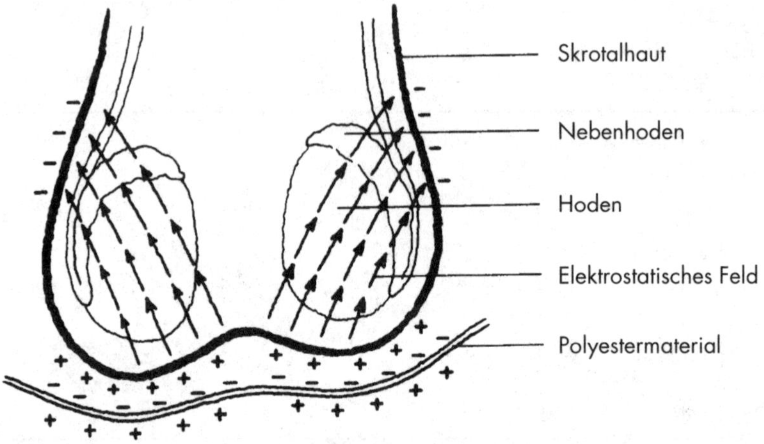

Abbildung 12: Elektrostatisches Feld am Hodensack

tial gemessen. Männliche Probanden trugen dazu 18 Monate lang bestimmte Arten von Unterwäsche. Dabei wurde folgendes festgestellt:

- Bei 4 der 11 Männer, die Polyesterunterwäsche trugen, ergab sich eine starke Abnahme der Spermienzahl sowie eine Degeneration der Hoden, die ab dem vierzehnten Monat einsetzte.
- Bei den 11 Männern, die Unterwäsche aus Mischgewebe (Polyester und Baumwolle) trugen, wurde nach 16 Monaten in nur einem Fall eine Abnahme der Spermienzahl bemerkt. Diese Veränderung war jedoch heilbar.
- Bei keinem der 11 Männer, die reine Baumwollunterwäsche trugen, ergab sich eine relevante Veränderung der Spermienqualität oder -quantität.

Also: Die Untersuchungen zeigten, daß diese Veränderungen in direktem Zusammenhang mit dem erzeugten elektrostatischen Feld standen. Änderungen der Temperatur des Hodens oder der Bluthormonwerte wurden bei diesem Versuch nicht festgestellt.

Kombinierte Wirkung von Temperatur und elektrostatischen Feldern

Ägyptische Ärzte haben für den Mann eine Methode zur Empfängnisverhütung entwickelt, die auf der kombinierten Wirkung einer erhöhten Skrotaltemperatur und eines elektrostatischen Feldes basiert.

Dazu wurde eine maßgeschneiderte Skrotalbandage aus Polyester – Suspensorium – angefertigt, die die Hoden eng umschloß und nur den Penis freiließ. Die Bandage wurde an einem Hüftgurt befestigt, wodurch die Hoden an den Abdomen gedrückt wurden. Aufgrund der höheren Körperwärme stieg die Temperatur in den Hoden automatisch an. Vierzehn Probanden trugen die Bandage ein Jahr lang Tag und Nacht und wechselten sie nur aus hygienischen Gründen.

Im Verlaufe der Untersuchung fiel die Spermienzahl der 14 Probanden binnen 140 Tagen auf Null und verblieb auf diesem Niveau. Das Volumen der Hoden nahm von durchschnittlich 22,2 Milliliter auf 18,6 Milliliter ab, und auch das Volumen des produzierten Samens sank signifikant. Biopsieproben (Gewebeproben) der Hoden ergaben, daß nach sechsmonatigem Tragen der Bandage eine Degeneration und ein Abbau der Keimzellen in den Hodenkanälchen eingesetzt hatte.

Am Ende des zwölfmonatigen Experiments wurden die Bandagen abgenommen. Die Spermienzahl stieg daraufhin wieder allmählich an und erreichte durchschnittlich nach 157 Tagen die normale Konzentration.

Mit dieser Studie wurde belegt, daß das Tragen enger Polyesterslips oder Suspensorien eine fruchtbarkeitsmindernde Wirkung zeigt, wenn dies über einen längeren Zeitraum erfolgt.

Angesichts des möglichen Zusammenhangs zwischen zu hohen Temperaturen im Hoden, einer Hodendegeneration und einer potentiellen Entwicklung von Hodenkrebs (wie bei nicht deszendierten Hoden – siehe Seite 44) wäre es sicher vernünftig, wenn alle Männer anstelle bikinislipähnlicher Unterhosen aus synthetischem Material weite Baumwollunterwäsche, wie Boxershorts, tragen würden.

Freie Radikale und Sperma

Forscher gehen davon aus, daß Schädigungen des Spermas zu 40 Prozent auf das Einwirken molekularer Fragmente zurückzuführen sind, die als Freie Radikale bezeichnet werden. Insbesondere während der Teilung sind Zellen durch Freie Radikale gefährdet, weil in dieser Zeit die normalen Mechanismen zur

Genreparatur außer Kraft gesetzt sind. Da für die Produktion eines Spermiums etwa 380 Zellteilungen erforderlich sind, erfolgt in den Hodenkanälchen eine fortgesetzte Teilung der Spermatozyten und Spermatogonien, wodurch sie zur Zielscheibe für die Angriffe der Freien Radikale werden. Die in dieser Zeit auftretenden DNS-Schädigungen können dazu führen, daß genetisches Material fehlerhaft kopiert wird, so daß es zu Mutationen kommt. Der genetische Defekt des Spermas kann so stark sein, daß es entweder abstirbt oder Anomalien wie zwei Köpfe, zwei Schwänze oder ein fehlendes Akrosom aufweist oder aber unfähig ist, sich vorwärts zu bewegen. Ist davon ein hoher Anteil des Spermas betroffen, kann es zur Subfertilität (Zustand dicht unter der Fruchtbarkeitsgrenze) kommen.

Durch Freie Radikale kann es beim Sperma auch nur zu kleineren genetischen Defekten kommen, die bei erfolgreicher Befruchtung an künftige Generationen weitergegeben werden und dann zu Gesundheitsproblemen, wie einem erhöhten Krebsrisiko in der Kindheit, führen können. Dies wurde bereits bei Kindern beobachtet, deren Väter Raucher waren (siehe Seite 283).

Es gibt verschiedene Möglichkeiten, durch die sich ein Mann vor dem Einfluß der Freien Radikale schützen kann. Dies ist übrigens nicht nur für diejenigen Männer von Bedeutung, die Vater werden möchten. Es ist bekannt, daß ein Zusammenhang zwischen Freien Radikalen und koronarer Herzkrankheit sowie Krebs besteht. Durch Bekämpfung und Neutralisierung der Freien Radikale kann die Qualität des Spermas erhöht, das Risiko einer koronaren Herzkrankheit (Herzkranzgefäße) gesenkt und das Krebsrisiko sogar beträchtlich vermindert werden (siehe Seite 193 und 210).

Antioxidanzien und Sperma

Vitamin C und Sperma

In der Nahrung enthaltene Antioxidanzien sind der wichtigste Schutz gegen die schädliche Wirkung Freier Radikalen. Vitamin C ist ein wasserlösliches Antioxidans, das aktiv in die Samenflüssigkeit sezerniert wird und dort in bis zu achtmal höheren Konzentrationen als im Blutkreislauf gefunden wird.

Da beim Rauchen große Mengen an Freien Radikalen entstehen, besteht bei Rauchern auch ein besonders hohes Risiko für eine Schädigung des Spermas. Der Bedarf an Vitamin C ist bei dieser Risikogruppe daher doppelt so hoch wie bei Nichtrauchern. Ab einem Verbrauch von 20 Zigaretten pro Tag ist der Vitamin-C-Spiegel im Blut bei diesen Männern um etwa 40 Prozent

niedriger als bei Nichtrauchern. Bei Rauchern ist die Spermienzahl um 17 Prozent verringert, die Spermienmotilität herabgesetzt und der Anteil anomaler Spermien erhöht.
Der Umfang der Schädigung des Spermas durch Freie Radikale bei Rauchern wurde durch Messung der Konzentration der in der Samenflüssigkeit vorhandenen Genabbauprodukte bestimmt. Männliche Raucher erhielten dazu mit der Nahrung 250 Milligramm Vitamin C pro Tag. Die Samenflüssigkeit wurde analysiert. Anschließend wurde die Vitamin-C-Zufuhr auf 5 Milligramm pro Tag stark reduziert. Sofort verdoppelte sich der Anteil der chemischen Substanz, die bei DNS-Schädigungen entsteht. Die Schutzwirkung des Antioxidans trat erst wieder bei einer erneuten Erhöhung der Vitamin-C-Zufuhr auf 250 Milligramm pro Tag ein.
Daraus geht hervor, daß eine Aufnahme von 250 Milligramm Vitamin C pro Tag mit der Nahrung (was etwa vier großen Orangen oder Kiwis entspricht) eine solide Basis für den Schutz des Spermas vor Freien Radikalen bildet.
Es wurde zudem nachgewiesen, daß Raucher ihre Spermienzahl durch die tägliche Aufnahme von 250 Milligramm Vitamin C um bis zu 24 Prozent, die Spermienmotilität um bis zu 18 Prozent und die Anzahl der 24 Stunden nach der Ejakulation noch lebenden Spermien um 23 Prozent steigern können. Die Wirkung setzt etwa eine Woche nach Beginn der vermehrten Vitamin-C-Zufuhr ein.
Bei Rauchern, die Vitamin C in sehr hohen Dosen von 1000 Milligramm pro Tag einnahmen, wurde eine Zunahme der Spermienzahl um 34 Prozent, der Spermienmotilität um 5 Prozent und der Überlebensfähigkeit um 34 Prozent festgestellt. Da das Sperma darüber hinaus weniger verklumpt, verbessert sich die Spermaqualität durch Vitamin C auch in dieser Hinsicht.
Die Samenflüssigkeit enthält einen Protein-Vitamin-E-Komplex, der als unspezifisches Spermaagglutinin (NSSA, non-specific sperm agglutinin) bezeichnet wird. NSSA existiert in zwei Formen, einer oxidierten Form, die keine Bindung mit Sperma eingehen kann, und einer nicht oxidierten (reduzierten) Form, die dazu in der Lage ist und dadurch als »nicht-klebende« Hülle fungiert. Dies verhindert die Verklumpung der Spermien und erhöht die Spermienmotilität.
Nach der Oxidation des NSSA hat es seine Bindungsfähigkeit verloren, so daß die Spermien verkleben und Agglutinate (Zellverklebungen) bilden. Dadurch werden sie bewegungsunfähig. Sind mehr als 20 Prozent der Spermien agglutiniert, kommt es zur Subfertilität.
Vitamin C verhindert die Oxidation von NSSA und sorgt dafür, daß es in seiner reduzierten Form verbleibt und Spermien binden kann, damit diese nicht verklumpen.
Untersuchungen belegen, daß Männern, die aufgrund einer Spermaagglutina-

tion subtertil sind, mit Vitamin C geholfen werden kann. Durch die Nahrungsaufnahme von zweimal täglich 500 Milligramm Vitamin C kann der Anteil agglutinierter Spermien bereits innerhalb einer Woche von 37 Prozent auf 14 Prozent gesenkt werden, und nach vier Wochen wird ein Anteil von höchstens 11 Prozent erreicht. Aus Forschungsergebnissen geht hervor, daß sich die Gesamtqualität des Spermas – einschließlich des Anteils normaler Spermien, deren Motilität und Lebensdauer – ebenfalls verbessert.
Es empfiehlt sich, neben Vitamin-C-Ergänzungen auch andere Antioxidanzien wie Vitamin E, Betakarotin und Zink einzunehmen, da sich aus der gleichzeitigen Einnahme ein Synergieeffekt ergibt.

Vitamin E und Sperma

Vitamin E ist ein fettlösliches Antioxidans. Es dringt in die Zellmembran und körpereigenen Fette ein und schützt sie vor der Oxidation durch Freie Radikale (siehe Seite 312).
In Untersuchungen wurden hohe Dosen Vitamin E zur Behandlung von Subfertilität beim Mann getestet. Mittels Dosen von 600 Milligramm Vitamin E pro Tag wurde das Superoxid Freier Radikalen neutralisiert, was beachtliche Auswirkungen auf die Spermienzahl zeigte. Dabei entsteht eine inaktive Form des Vitamins E, die durch Vitamin C rasch reaktiviert wird. Es ist daher für den Mann von großer Bedeutung, eine ausreichende Menge beider Vitamine mit der Nahrung aufzunehmen.
Vitamin E ist ein Bestandteil des unspezifischen Spermaagglutinins (NSSA) und trägt zusammen mit Vitamin C zum Schutz der Spermien vor Verklumpung und zur Steigerung ihrer Motilität bei. Darüber hinaus hat es einen positiven Einfluß auf die Flexibilität der Spermienzellwand.
Ergänzungen von bis zu 100 Milligramm Vitamin E wirken insgesamt positiv auf die Spermaqualität. Bei Subfertilität kann der Androloge Dosen von bis zu 600 Milligramm empfehlen. Vitamin E ist nicht toxisch (giftig) und vermutlich bis mindestens 1000 Milligramm pro Tag unschädlich.

Betakarotin und Sperma

Betakarotin ist ein fettlösliches Antioxidans, das vermutlich in ähnlicher Weise wie Vitamin C und E Spermien vor den schädlichen Einflüssen der Freien Radikalen schützt.

Betakarotin ist darüber hinaus ein Provitamin: Es wird zu Vitamin A umgewandelt, wenn die Depots leer sind. Da ein Zuviel an Vitamin A giftig ist, läßt sich eine optimale Versorgung mit Vitamin A am besten durch Aufnahme einer entsprechenden Menge Betakarotin sicherstellen.
Es wird angenommen, daß Vitamin A insbesondere für die Reifung der Spermien von Bedeutung ist, wenn diese den Nebenhoden passieren. Vitamin A kann mit speziellen Rezeptoren eine Bindung eingehen und gelangt vermutlich während der Befruchtung mit in die Eizelle. Das im Spermium enthaltene Vitamin A ist für die frühen Stadien der Embryonalentwicklung von Bedeutung.

Zink und Sperma

Zink ist ein mineralisches Antioxidans, das ebenfalls zum Schutz des Spermas gegen die Einflüsse der Freien Radikale beiträgt. Die Samenflüssigkeit ist reich an Zink: Im Ejakulat sind 5 Milligramm enthalten – ein Drittel der für die tägliche Nahrung empfohlenen Menge. Bereits daraus kann auf eine hohe Bedeutung für die Spermien geschlossen werden. Neben oxidationshemmenden Eigenschaften besitzt Zink drei weitere Funktionen:

1. Das genetische Material (DNS-Chromatin) ist im Spermienzellkern zusammen mit speziellen Proteinen in engen Windungen angeordnet und bildet so einen unlösbaren, stabilen Komplex. Diese verdichtete Struktur ist für die erfolgreiche Befruchtung von großer Bedeutung. Zink ist für die Aufrechterhaltung dieser Struktur entscheidend und verhindert das Auseinanderbrechen.
2. Die hohe Zinkkonzentration der Samenflüssigkeit hemmt die Spermienaktivität und hält die Samenzellen in einem relativ ruhigen Zustand. Dadurch wird ihr Sauerstoffverbrauch gesenkt und Energie gespart. Sobald sie sich im zinkarmen Milieu des weiblichen Fortpflanzungssystems befinden, sinkt die Zinkkonzentration rasch ab. Wie durch einen mineralischen Turbolader erfolgt daraufhin ein sprunghafter Anstieg der Spermienaktivität und ihrer Motilität.
3. Während der Befruchtung werden die in der Enzymkappe des Spermienkopfes befindlichen Enzyme freigesetzt, die dann die Eihülle an dieser Stelle auflösen, so daß das Spermium die äußeren Schichten der Eizelle durchdringen kann. Dieser Vorgang wird als Akrosomenreaktion bezeichnet. In vielen Fällen von Subfertilität (eingeschränkter Fruchtbarkeit) geben zahlreiche Spermien ihre Enzyme bereits spontan vor oder kurz nach der Ejakulation ab. Wenn sie dann die Eizelle erreichen, sind sie nicht mehr fähig, in diese

einzudringen. Die vorzeitige Auslösung der Akrosomenreaktion wird mit Zinkmangel in Zusammenhang gebracht.
Durch eine hohe Zinkkonzentration in der Samenflüssigkeit wird die Akrosomenreaktion reversibel gehemmt. Sie kann erst dann eintreten, wenn die Zinkwerte nach entsprechender Verweildauer der Samenflüssigkeit im weiblichen Genitale abgesunken sind.

Vor kurzem wurde erkannt, daß Zinkmangel Einfluß auf die Reihenfolge der Sekretionen beim Samenerguß hat. So werden die Sekrete der Samenbläschen, die in der Regel zuletzt ausgestoßen werden, bereits mit dem Sperma freigesetzt.
Zu den Ursachen gibt es mehrere Theorien. Zinkmangel läßt die Prostata anschwellen, wodurch die Spermien auf ihrem Weg vom Hoden aufgehalten werden. Diese Schwellung führt auch zu einer späteren Freisetzung der Prostatasekrete, die sonst zuerst ejakuliert werden.
Es ist möglich, daß diese Veränderung der Ejakulationsfolge eine Überlebensreaktion auf eine zu niedrige Zinkkonzentration im Sperma darstellt. Durch eine möglichst frühzeitige Mischung des Spermas mit den relativ zinkreichen Sekreten der Samenbläschen wird die Schutzwirkung des Zinks (Stabilisierung der Spermien-DNS, Verzögerung der Akrosomenreaktion, Energieerhaltung) verstärkt.
Die meisten Männer nehmen mit der Nahrung nicht genügend Zink auf. Sexuell aktive Männer können deshalb über die Samenflüssigkeit mehr Zink verlieren (5 Milligramm pro Samenerguß), als sie mit der Nahrung zu sich nehmen. Empfehlenswert ist eine mit der Nahrung aufgenommene Zinkmenge von mindestens 15 Milligramm pro Tag (siehe Seite 321).

Alkohol und Sperma

Es wird davon ausgegangen, daß Subfertilität beim Mann zu 40 Prozent auf mäßigen Alkoholgenuß zurückzuführen ist. Alkohol senkt die Testosteronausschüttung und beschleunigt dessen Umwandlung zu Östrogen in der Leber. Dies kann nicht nur die Spermienzahl, sondern auch den Geschlechtstrieb senken.
Untersuchungen belegen, daß durch Alkoholverzicht in 50 Prozent der Fälle männlicher Subfertilität die Spermienzahl innerhalb von drei Monaten auf die normale Konzentration gesteigert werden kann. Die Spermienmotilität nimmt ebenfalls zu.
In einer Studie wiesen 26 von 67 Männern (39 Prozent), die einen Urologen

deshalb aufsuchten, eine zu geringe Spermienzahl auf. Die Patienten wurden zwar sorgfältig untersucht, aber keine Ursache für die Subfertilität gefunden. Daraufhin wurde den 26 Männern geraten, keinen Alkohol mehr zu trinken. Nach drei Monaten lag die Spermienzahl bei 13 von ihnen wieder im Normalbereich. Die Zahl der motilen Spermien nahm stark zu, während der Anteil pathologischer (krankhafter) Formen zurückging. Schließlich wurden zehn dieser Männer (78 Prozent derjenigen, deren Spermienzahl angesprochen hatte) bald stolze Väter.

Sport und Sperma

Bekanntlich kann durch übermäßige sportliche Betätigung die Fruchtbarkeit von Frauen beeinträchtigt werden; die normale Monatsblutung setzt aus (sogenannte »Läuferinnenamenorrhö«). Neuere Forschungen ergaben, daß ein übermäßiges Training ebenso die Fruchtbarkeit beim Mann herabsetzen kann.
Für eine Untersuchung wurden sportliche Männer, die regelmäßig, d. h. an mehr als vier Tagen in der Woche, Ausdauertraining (z. B. Laufen, Schwimmen, Radfahren) betrieben, gebeten, ihr wöchentliches Trainingspensum über einen Zeitraum von 14 Tagen zu verdoppeln (d. h., die Belastungsgrenze durch Übertraining zu überschreiten).
Die Sameneigenschaften und die Bluthormonkonzentration wurden dazu über einen Zeitraum von sechs Monaten vor Beginn des Übertrainings, unmittelbar danach und drei Monate nach dem Absetzen des Trainings untersucht.
Direkt nach dem Übertraining fiel die Spermienzahl um bis zu 43 Prozent. Nach drei Monaten war sie weiter abgesunken und lag damit 52 Prozent unter dem Niveau, das vor dem Übertraining bestand. Der Anteil unreifer und nicht lebensfähiger Spermien nahm zu. Alle Proben verblieben jedoch innerhalb des fruchtbaren Bereichs, so daß davon ausgegangen werden kann, daß das Fertilitätspotential dadurch nicht eingeschränkt wird, sofern nicht bereits vorher niedrige Spermienzahlen vorlagen.
Auch die Testosteronkonzentration im Blut sank bei über einem Drittel (36 Prozent) im Anschluß an das Übertraining ab, stieg aber innerhalb von drei Monaten wieder auf den Normalwert an. Im Gegenzug erhöhte sich die Konzentration des Steroidhormons Kortisol um fast 50 Prozent.
Kortisol ist ein Steroid, das bei Streß gebildet wird. Es begünstigt den Abbau der Muskulatur und steht im Zusammenhang mit dem bei anhaltendem Übertraining beobachteten Muskelschwund. Darüber hinaus hemmt Kortisol die Testosteronproduktion in den Leydig-Zwischenzellen der Hoden und kommt als

wahrscheinliche Ursache für die beobachtete Abnahme der Spermienzahl in Betracht. Dies würde auch die landläufige Auffassung unterstützen, daß Menschen unter Streß weniger fruchtbar sind. Es ist hier jedoch zu beachten, daß das Übertraining in dieser speziellen Studie auf zwei Wochen begrenzt war. Daher ist davon auszugehen, daß eine langfristige körperliche Überlastung weitaus stärkere Auswirkungen auf die Fruchtbarkeit des Mannes zeigt.

Umweltöstrogene und Sperma

In jüngsten Untersuchungen wurde ein Zusammenhang zwischen einem erhöhten Spiegel an Östrogenen, weiblichen Geschlechtshormonen, und der beobachteten Abnahme der Spermienzahl hergestellt.
Grundlage der Untersuchung war die Wirkung eines synthetischen Östrogens, DES (Diethylstilbestrol) das zwischen 1945 und 1971 millionenfach eingesetzt wurde, um bei Risikoschwangerschaften Spontanaborte zu verhindern. Bei den Söhnen, die im Mutterleib DES ausgesetzt waren, wurde ein verstärktes Auftreten von nicht deszendierten Hoden, Penisfehlbildungen und ein häufigeres Vorkommen von Hodenkrebs festgestellt. Als Erwachsene produzierten sie weniger Samenflüssigkeit und wiesen eine geringere Spermienzahl auf.
In den vergangen 30 bis 50 Jahren nahmen derartige Geburtsfehler aber auch bei Knaben zu, die im Mutterleib nachweislich keinen synthetischen Östrogenen ausgesetzt waren. Gleichzeitig wurde ein alarmierender Rückgang des Samenvolumens und der Spermienzahl bei Männern beobachtet (siehe Seite 68).
Forscher gehen davon aus, daß Männer schwachen Umweltöstrogenen unterschiedlicher Herkunft ausgesetzt sind; Beispiele dafür sind:

- *Nahrung*
  - Pflanzen und Pilzhormone (Phytoöstrogene) wie Soja, Roggenextrakte.
  - Anwendung anabolischer Östrogene bei Schlachtvieh. Dies wurde in Europa im Jahre 1981 verboten, stellte aber in den fünfziger bis siebziger Jahren eine gängige Praxis dar, so daß viele Menschen diesen Substanzen ausgesetzt waren.
  - Verstärkter Verzehr von Milchprodukten. Kühe geben auch dann Milch, wenn sie trächtig sind, so daß diese Milch größere Östrogenmengen enthält.
- *Ballaststoffarme Nahrung, die die verstärkte Aufnahme von Nahrungsöstrogenen durch den Magen und Darmtrakt begünstigt.*
  - Körpereigenes Fett – es kann andere Steroidhormone in Östrogene um-

wandeln. In vielen Industrieländern sind etwa 45 Prozent der Männer übergewichtig und 8 Prozent adipös (fettleibig).
- Schadstoffe wie PCB, Dioxin und Dichlordiphenyltrichlorethan. Auspuffgase von Verbrennungsmotoren.
- Spuren von Medikamenten (Kontrazeptiva; Hormonsubstitutionstherapeutika) im Trinkwasser.

Diese schwachen Östrogene aus der Umwelt können Einfluß auf die Embryonalentwicklung eines männlichen Fötus und die rasche Reifung der Hoden während der Pubertät haben. Es wird angenommen, daß sie die Teilung der Sertoli-Zellen in den Hoden sowie die Entwicklung der testikulären Leydig-Zwischenzellen hemmen (siehe Seite 62 f.).
Sertoli-Zellen sind für die Spermienreifung von großer Bedeutung. Jede Sertoli-Zelle kann jedoch nur eine bestimmte Anzahl an Spermien bei ihrer Entwicklung unterstützen. Das heißt, je weniger Sertoli-Zellen vorhanden sind, desto geringer fällt auch die Spermienzahl aus. In den Leydig-Zwischenzellen erfolgt die Produktion von Testosteron. Stehen weniger dieser Zellen zur Verfügung, ist die Konzentration der zirkulierenden Androgene verringert. Dadurch erhöht sich das Risiko für einen nicht deszendierten Hoden und eine spätere niedrige Spermienzahl. Diese Hypothese, die von einer Beeinflussung durch Umweltöstrogene ausgeht, bedarf zwar noch weiterer Untersuchungen, wird aber durch die Beobachtung von Tieren in freier Wildbahn offenbar gestützt. Weiterhin ergaben jüngste Untersuchungen, daß Männer, die überdurchschnittlich viel Milch trinken – und damit größeren Mengen an Rinderöstrogenen ausgesetzt sind –, eine stärkere Prädisposition (Vorbestimmung) für Hodenkrebs aufweisen (siehe Seite 53).

Diabetes und Sperma

Noch in jüngster Vergangenheit wurde angenommen, daß männliche Diabetiker weniger fruchtbar als Nichtdiabetiker seien. Aus neueren Untersuchungen geht aber eher das Gegenteil hervor – Sperma von Diabetikern kann sogar leistungsfähiger sein. Die Spermien scheinen in geraden Linien zu schwimmen und erreichen die Eizelle rascher. Die Bedeutung dieser Beobachtungen ist jedoch noch nicht umfassend erforscht.

Chlamydien und Sperma

Die Chlamydieninfektion ist die häufigste sexuell übertragene Krankheit in der westlichen Welt (siehe Seite 172). Bei Frauen führt sie zur Beckenentzündung (PID, Pelvic Inflammatory Disease) und Subfertilität, da sie die Eileiter mit einem Belag überzieht. Untersuchungen belegen, daß eine Chlamydieninfektion auch beim Mann die Fertilität senken kann, was sich, verglichen mit nichtinfizierten Männern, in einer niedrigeren Spermienzahl und -motilität sowie in einem höheren Anteil anomaler Spermien widerspiegelt. Diese Veränderungen gehen jedoch nach einer Antibiotikabehandlung zurück.

HIV und Sperma

HIV-positive Männer haben nun bessere Chancen, Vater gesunder Kinder zu werden, ohne daß sich dabei das Risiko der Infektion des HIV-negativen Partners erhöht.

Dazu wurde eine Technik entwickelt, bei der die Samenflüssigkeit gewaschen und das Sperma von infektiösen Flüssigkeiten getrennt wird. Motile Spermien werden dann isoliert und zur künstlichen Befruchtung verwendet. Es wird geschätzt, daß das Risiko, die künftige Mutter mit infiziertem Sperma zu befruchten, bei nur vier Prozent liegt.

Unfruchtbarkeit

5

Der Mensch hat im Vergleich zu Tieren eine sehr niedrige Spermienbildungsrate. Während die meisten Tiere täglich 20 bis 25 Millionen Samenzellen pro Gramm Hoden produzieren, sind es beim Mann nur 4 Millionen. Lediglich der Gorilla hat noch weniger; dessen Penis und Skrotum sind so klein, daß sie kaum sichtbar sind. Dies kann eine Reaktion der Evolution auf die Tatsache sein, daß Menschen und Gorillas monogam leben und es bei der Befruchtung des weiblichen Partners kaum männliche Konkurrenz gibt. Damit sind die Gesetze der Evolution aufgehoben, wonach nur der Stärkere überlebt und eine natürliche Auslese der Nachkommen des Männchens mit der größten Spermienproduktion erfolgt.

Für die Fruchtbarkeit des Mannes ist es entscheidend, daß er eine ausreichende Anzahl motiler Spermien produziert, diese durch den Nebenhoden und die Samenleiter transportiert, zur Erektion und zum Samenerguß fähig ist und die Spermien dabei in die Vagina einer fruchtbaren Frau abgibt. Die Spermien müssen anschließend in der Lage sein, durch das Zervixsekret bis in die Eileiter zu schwimmen, um dort auf eine frisch ovulierte Eizelle direkt nach dem Eisprung zu treffen. Diese Spermien müssen die Eizelle erkennen, sich dann an der äußeren Hülle der Eizelle anheften, Enzyme freisetzen, durch die die äußere Eihülle aufgelöst wird (Akrosomenreaktion) und zur Befruchtung der Eizelle einen Weg nach innen bahnen. Damit sich nach der Fusion ein Embryo entwickeln kann, muß die Spermien-DNS ausreichend normal sein.

Infertilität beim Mann kann daher auf Störungen der Spermatogenese, Spermienmotilität, Erektion oder der Wechselwirkungen zwischen der Samen- und Eizelle zurückzuführen sein. Angesichts dieser komplizierten Prozesse ist es verwunderlich, daß Störungen nicht häufiger auftreten.

Infertilität beim Mann ist definiert als Unfähigkeit, innerhalb eines Jahres regelmäßigen ungeschützten Verkehrs ein Kind zu zeugen.

Von Infertilität ist jedes sechste Paar betroffen. Von den Paaren, die sich wegen

Kinderlosigkeit in Behandlung begaben, beruhte diese zu etwa 30 Prozent auf einer Infertilität des Mannes; bei weiteren 20 Prozent trugen männliche Faktoren zu dem Problem bei.
In einer Untersuchung, an der 472 infertile Paare teilnahmen, wurden folgende Ursachen festgestellt:

- zu geringe Spermienzahl in 12 Prozent der Fälle,
- völliges Fehlen der Spermien in 6 Prozent,
- männliche Spermien-Antikörper in 8 Prozent,
- falsche Kohabitationstechnik in weiteren 6 Prozent.

Für eine normale Spermatogenese sind follikelstimulierendes Hormon (FSH), luteinisierendes Hormon (LH) und Testosteron erforderlich. Die Produktion von FSH und LH erfolgt im Hirn durch die Hypophyse, sobald durch einen anderen Teil des Hirns, den Hypothalamus, der Auslöserstoff Gonadotropin-Releasing Hormon (GnRH) freigesetzt wird.
Die Freisetzungsmengen an FSH und LH werden durch einen sensiblen Feedback-Mechanismus gesteuert, an dem Testosteron beteiligt ist. Muß die Produktion von GnRH und LH gedrosselt werden, erfolgt durch Testosteron eine Rückmeldung zur Hypophyse und zum Hypothalamus. Auch über Inhibin, ein Hormon, das in den Sertoli-Zellen produziert wird, erfolgt eine Rückmeldung zur Steuerung der freigesetzten GnRH- und FSH-Menge.
Dieses System von Wechselwirkungen zwischen den Hormonen ist sehr kompliziert, und eine Hormonstörung – wie ein Zuviel an Inhibin, ein Hypophysenversagen oder eine Anomalie der Hormonrezeptoren in einem der beteiligten Organe – kann eine Störung der Spermatogenese hervorrufen, die sich entweder in einer zu geringen Spermienproduktion (Oligospermie) oder im völligen Fehlen von Spermien (Azoospermie) äußert.
Weitere Ursachen für Infertilität (oder Subfertilität) beim Mann sind:

- übermäßige Wärme oder elektrostatische Aufladung der Hoden;
- eine ungesunde Lebensführung durch übermäßigen Alkoholgenuß, Rauchen oder Streß;
- eine vorausgegangene Epididymoorchitis;
- eine frühere Mumpsorchitis;
- eine unbehandelte mäßiggradige Infektion (z. B. mit Chlamydien), bei der entzündete Zellen im Samen vorhanden sind;
- frühere Hodenprobleme (z. B. Torsion – Verdrehung, Verdrillung –) oder (ein) nicht deszendierte(r) Hoden;

- angeborene Mißbildungen, wie das Fehlen des Ductus ejaculatorius oder des Samenleiters;
- ein blockierter Nebenhoden aufgrund von Vernarbungen, wie sie nach einer Gonokokken- oder Chlamydieninfektion auftreten können;
- Antikörper, durch die die Spermien immobilisiert werden;
- retrograde (rückläufige) Ejakulation;
- genetische Anomalien;
- Impotenz;
- Chemotherapie zur Krebsbehandlung;
- schwere Erkrankungen wie Leber- oder Nierenversagen.

In den letzten 50 Jahren nahm die Spermienzahl von durchschnittlich 113 Millionen Samenzellen pro Milliliter auf etwa 66 bis 76 Millionen pro Milliliter ab. Im selben Zeitraum sank das Volumen des Samens von durchschnittlich 3,4 Milliliter auf 2,75 Milliliter bei gleichzeitiger Verringerung der Spermienmotilität. In den vergangenen 15 Jahren verdreifachte sich die Zahl der Männer mit geringer Spermienzahl, und die Fälle mit reduzierter Spermienmotilität erhöhten sich von 21 auf 43 Prozent, was einer Verdoppelung entspricht. Forscher fanden weiterhin, daß sich der Anteil pathologischer Spermien (die zwei Köpfe oder Schwänze aufweisen oder aber verklebt sind) verzwölffachte. Heute ist es relativ normal, daß bei einer Spermienanalyse 40 Prozent anomale Spermien festgestellt werden.
In der Regel sind 50 Prozent der Männer mit einer Spermienzahl von 20 bis 40 Millionen Samenzellen pro Milliliter subfertil (eingeschränkt fruchtbar, während Männer mit weniger als 20 Millionen Samenzellen pro Milliliter allgemein als steril gelten. Dies ist – genaugenommen – nicht ganz richtig, eine geringe Anzahl motiler Spermien führt eher zu einer zeitlichen Verzögerung, bis sich Fortpflanzungserfolg einstellt.

Zahl motiler Spermien (Millionen/ml)	Durchschnittliche Zahl der Zyklen der Frau bis zur Empfängnis
< 5	11
5 – 20	9
20 – 60	8
> 60	6

Es gibt einen dokumentierten Fall, bei dem ein Mann mit einer Spermienzahl von weniger als 5000 motilen Spermien pro Milliliter Samen auf natürlichem

Wege Vater eines Kindes wurde. Mittels DNA-Analyse konnte seine Vaterschaft mit 99,99prozentiger Sicherheit nachgewiesen werden.
Untersuchungen belegen, daß ein Mann mit 5 bis 10 Millionen motiler (befruchtungsfähiger, beweglicher) Spermien pro Milliliter eine 30prozentige Chance hat, Vater eines Kindes zu werden. Steigt die Zahl der motilen Spermien auf über 100 Millionen pro Milliliter an, erhöht sich die Chance auf 70 Prozent.

Verhältnis zwischen der Zahl motiler Spermien und der Schwangerschaftsrate bei Paaren, die sich aufgrund von Infertilität in Behandlung begaben

Zahl motiler Spermien (Millionen/ml)	Schwangerschaftsrate
< 5	33 %
5,1 – 10	28 %
10,1 – 20	53 %
20,1 – 40	57 %
40,1 – 60	60 %
60,1 – 100	63 %
> 100	70 %

Die Chancen für eine Empfängnis lassen sich noch weiter erhöhen, wenn 7 bis 10 Tage vor der fruchtbaren Phase der Frau (12 bis 19 Tage vor Beginn der nächsten Periode) Abstinenz geübt wird. Forschungen zeigen, daß sich dadurch die Spermienzahl ohne signifikante Auswirkungen auf die Spermienmotilität oder -lebensfähigkeit erhöhen läßt.
In einer vor kurzem durchgeführten Studie wurde bei mehr als der Hälfte der untersuchten subfertilen Männer eine anomal hohe Konzentration an Freien Radikalen im Samen gefunden. Es wird angenommen, daß es sich dabei um die Nebenprodukte einer länger bestehenden, unerkannten Infektion handelt, die symptomlos blieb. In vielen Fällen wird sie durch Ureoplasma verursacht, einen Erreger, der sich in Kultur schwer vermehren läßt und daher erst kürzlich im männlichen Genitaltrakt gefunden wurde. Durch eine Behandlung der Infektion mit Antibiotika und Vitamin E (zum Abbau Freier Radikalen) hofft man, die Chancen dieser Männer, Vater zu werden, zu verbessern.

Tips zur Verbesserung der Spermienzahl

Die Spermienzahl kann erhöht werden, wenn folgende Ratschläge befolgt werden. Oftmals sind nur geringfügige Änderungen der Lebensgewohnheiten nötig, die den Unterschied zwischen Subfertilität und Fertilität ausmachen – insbesondere, wenn die Zahl der motilen Spermien am Grenzwert liegt.

- Heiße Bäder und Saunabesuche vermeiden.
- Weite Baumwollboxershorts tragen (siehe Seite 81).
- Regelmäßiges Kühlen der Hoden mit kaltem Wasser.
- Den Alkoholgenuß – möglichst auf Null – reduzieren. Subfertilität beim Mann ist zu 40 Prozent auf das Trinken von vier Einheiten Alkohol pro Tag zurückzuführen (siehe Seite 276).
- Die Koffeinaufnahme auf höchstens drei Tassen Kaffee/Tee oder drei Gläser Cola pro Tag beschränken.
- Das Rauchen einstellen, um die Menge der Freien Radikale zu reduzieren (siehe Seite 281).
- So weit abnehmen, bis mögliche Störungen des Testosteron/Östrogen-Haushalts durch Übergewicht beseitigt sind.
- Den Streßlevel durch Erlernen von Entspannungsübungen senken.

Mit der Nahrung sollten Antioxidanzien in ausreichender Menge aufgenommen werden. Dadurch werden Freie Radikale abgebaut, die für bis zu 40 Prozent der Schädigungen an Spermien verantwortlich sind. Optimale Mengen sind:

- mindestens 250 mg Vitamin C pro Tag; Raucher benötigen sogar 500 bis 1000 Milligramm Vitamin C pro Tag;
- mindestens 50 bis 100 mg Vitamin E pro Tag;
- 15 mg Betakarotin pro Tag;
- 10 mg Zink pro Tag.

Meist ist eine zusätzliche Vitamin- und Mineralstoffzufuhr über Tabletten erforderlich.

Behandlung der Unfruchtbarkeit beim Mann

Paaren, bei denen eine subfertile Zahl motiler Spermien des Mannes vorlag, konnte bis vor kurzem nur durch eine künstliche Befruchtung mit Spendersperma geholfen werden. Die Zukunft verspricht bessere Aussichten.

Verschiedene Einflußgrößen werden in die Untersuchung einbezogen. Dazu zählen Spermien-Agglutinate (Spermienverklebungen), die Vorwärtsbewegung, Kontrastmitteluntersuchungen zur Prüfung der Durchgängigkeit der Samenleiter und Nebenhoden sowie die Hodenbiopsie zur Feststellung von möglichen Störungen der Spermatogenese.
Es besteht die Möglichkeit, die Produktion von Spermaantikörpern mit Steroidhormonen (z. B. Prednisolon) zu hemmen, die das Immunsystem supprimieren (schwächen). Aufgrund der potentiellen Nebenwirkungen wird diese Methode aber nur selten angewandt.
Der Einsatz männlicher Geschlechtshormone zur Verbesserung der Spermienzahl erscheint nur dann erfolgversprechend, wenn eindeutig eine hormonelle Störung vorliegt. Auch mit Fertilitätspillen, wie sie Frauen verabreicht werden (z. B. Clomiphen), konnte keine Verbesserung der Fruchtbarkeit erzielt werden.
Mit einer neuen Technik kann ein blockierter Nebenhoden überbrückt werden, indem der Samenleiter an der betroffenen Stelle durchtrennt und anschließend mit fünf oder sechs Mikrostichen direkt mit dem Tubulus vernäht wird, der sich am Kopf des Nebenhodens befindet und zur Sammlung der Spermien dient. Das Verfahren wird als Vasoepididymostomie bezeichnet und führt in 72 Prozent der Fälle zu einer Schwangerschaft. Die Fertilität ist vermutlich mehr von der Motilität (d. h. dem Reifegrad) der Spermien als von ihrer Anzahl abhängig.
Mit der Erkenntnis, daß von einigen Männern Spermien produziert werden, die nicht in der Lage sind, die Enzyme des Akrosoms freizusetzen, gelang ein weiterer Durchbruch in der Behandlung der Infertilität beim Mann. Die im Akrosom enthaltenen Enzyme werden für die Durchdringung der Eizelle durch das Spermium benötigt. Eine fehlende Akrosomenreaktion kann durch Behandlung des Spermas mit dem Antioxidans Pentoxityllin vor der künstlichen Befruchtung ausgeglichen werden. Zudem fungiert diese Substanz, ein Koffeinderivat, auch als eine Art Turbolader für träge Spermien. Wenngleich seine Wirkung zeitlich begrenzt ist, erlaubt es doch in vielen Fällen eine erfolgreiche In-vitro-Fertilisation (künstliche Befruchtung im Reagenzglas).
Zinkmangel kann dazu führen, daß die Akrosomenreaktion vorzeitig einsetzt. Einer ausreichenden Zinkzufuhr mit der Nahrung kommt daher große Bedeutung zu (siehe Seite 321).
Kürzlich wurden weitere Methoden entwickelt, bei denen Verfahren der In-vitro-Fertilisation zur Anwendung kommen. Bei sehr niedriger Spermienzahl oder kurzer Lebensdauer werden die Spermien durch Einfrieren mehrerer Proben konzentriert. Dabei werden die motilen von den immobilen Spermien getrennt und deren Fähigkeit zur Befruchtung mittels chemischer Substanzen erhöht. Bei einer der Techniken werden die Samenzellen bei 2000 Umdrehungen

pro Minute zentrifugiert und anschließend die stärksten und am schnellsten schwimmenden Spermien ausgewählt. Dies ist insbesondere nach einer Wiederherstellung der Zeugungsfähigkeit durch eine Vasektomiereversion von Nutzen, bei der die Spermienzahl aufgrund von zurückbleibenden Samenleiterstrikturen zu niedrig ausfällt.
Die mit der In-vitro-Fertilisation erzielte Schwangerschaftsrate beträgt 17 Prozent pro Behandlungszyklus. Allerdings bestehen zwischen den einzelnen Kliniken Unterschiede in der Erfolgsrate.
Eine weitere Technik besteht in der Intrauterin-Insemination, bei der vorbereitetes Sperma direkt in den Uterus injiziert wird. Bei Subfertilität aufgrund einer zu niedrigen Spermienzahl läßt sich damit die Chance, Vater zu werden, um mehr als das Doppelte erhöhen.
Bei sehr niedrigen Spermienzahlen oder wenn die Spermien nicht fähig sind, in die Eizelle einzudringen, (z.B. beim Ausbleiben der Akrosomenreaktion) kann die Eihülle durch neue Fertilisationstechniken dünner gemacht (»partielle Zona-Dissektion«) oder eine Öffnung erzeugt (»Zona-Bohrung«) werden. Dies erfolgt entweder mit einem Laser oder mit Enzymen, die durch eine dünne Mikropipette gespritzt werden. Alternativ kann das Spermium mit einer Nadel, die zehnmal dünner als ein menschliches Haar ist, direkt unter die Eihülle injiziert werden. Mit dieser als SUZI (Subzonale Insemination) bezeichneten Technik erfolgt die Befruchtung in einem Arbeitsgang.

Fertilisationsrate unter Anwendung von SUZI

Zahl motiler Spermien (Millionen)	Befruchtete Eizellen
< 1	8 %
1 – 20	20 %
> 20	30 %

Bei einer verbesserten Variante von SUZI wird das Sperma direkt in das »Eiweiß«, das Zytoplasma, injiziert. Dieses Verfahren wird als DISCO (Direkte Injektion von Sperma in das Zytoplasma der Eizelle) oder ICSI (Intrazytoplasmatische Spermieninjektion) bezeichnet. Diese Techniken eignen sich besonders bei fehlender Motilität oder bei Spermien mit einem runden Kopf ohne die für das Durchdringen der Eihülle erforderliche Enzymkappe (Akrosom).
Aus der Studie geht hervor, daß die Erfolgsquote der DISCO-/ICSI-Fertilisation mit mehr als 60 Prozent über der der SUZI-Technik (höchstens 30 Prozent) liegt.

Diese Präembryos werden anschließend in die Gebärmutter eingepflanzt. Damit das Verfahren zu einer Schwangerschaft führt, muß eine Einbettung erfolgen. Da auch hier Probleme auftreten können, beträgt die Gesamterfolgsquote sowohl bei SUZI als auch bei DISCO nur 5 Prozent. Allerdings nimmt der Anteil der erfolgreichen Fertilisationen mit der Entwicklung neuer, verbesserter Techniken zu.

Spermiengewinnung

Kann das Sperma aufgrund eines physischen Hindernisses nicht ejakuliert werden (z. B. bei einer Vasektomie) oder besteht das Problem in einer Erektionsstörung, können die Spermien mit einer dünnen Kanüle direkt aus dem Nebenhoden (dem vielfach gewundenen Schlauch zwischen dem Hoden und dem Samenleiter) abgesaugt werden. Die so gewonnenen Spermien werden dann durch Zentrifugation, Waschen und Filtern konzentriert und daraus gesunde Proben isoliert. Diese können dann zur künstlichen Befruchtung in einem Reagenzglas, d. h. zur In-vitro-Fertilisation, oder für eines der oben beschriebenen Verfahren genutzt werden. Dank dieser Technik vermochten bereits Männer mit schweren Schädigungen des Rückgrats (Lähmung und Impotenz) Vater zu werden.
Handelt es sich um eine Erektions- oder Ejakulationsstörung, kann mittels elektrischer Stimulation ein Orgasmus ausgelöst werden. In Fällen einer retrograden Ejakulation (bei der das Sperma beim Orgasmus nicht durch die Penisspitze ausgestoßen wird, sondern in die Blase gelangt), kann das Sperma direkt nach der Ejakulation aus der Blase gewonnen werden.

Medikamente und Subfertilität beim Mann

Folgende Medikamente können in bestimmten Fällen die Spermatogenese beeinflussen und die Spermienzahl verringern:

- Zytostatika (insbesondere Mustargan, Cyclophosphamid, Chlorambucil) hemmen die Spermienproduktion und senken die Anzahl der sich teilenden Zellen.
- Sulfasalzin, das zur Behandlung von Colitis ulcerosa eingesetzt wird, senkt die Spermienmotilität und -dichte.
- Ketoconazol, ein Antimykotikum, kann bei oraler Einnahme die Testosteronwirkung beeinträchtigen.

- Cimetidin zur Behandlung von Ulzera (Geschwüren) kann die Testosteronwirkung beeinträchtigen.
- Spironolacton, ein Diuretikum (zur Entwässerung), kann die Testosteronwirkung beeinträchtigen.
- Anabolische Steroide (siehe Seite 259) und Kortikosteroide können die Spermienzahl signifikant senken – diese Nebenwirkung verschwindet nach dem Absetzen des Medikaments zumeist wieder; bei Daueranwendung muß mit bleibenden Schäden gerechnet werden.
- Malariamittel können die Spermatogenese unterdrücken.
- Antihypertensiva (Betablocker, Thiaziddiuretika) können zu Impotenz führen und die Spermienzahl senken.
- Trizyklische (dreiphasige) Antidepressiva und einige Sedativa (Beruhigungsmittel) können Impotenz verursachen.
- Illegale Drogen – wie Opiate und Marihuana – können die Spermatogenese hemmen und die Wirkung von GnRH und Testosteron beeinträchtigen.

Falls Sie unter Unfruchtbarkeit leiden und eines der obengenannten Medikamente einnehmen, lassen Sie sich von Ihrem Arzt über einen Wechsel oder das Absetzen des Medikaments beraten.
Falls Sie vor einer Chemotherapie stehen und Kinder haben wollen, empfiehlt es sich, als Rückversicherung für die Zukunft Spermaproben bei einer Samenbank einfrieren zu lassen.

Die Prostata

6

Die Prostata ist eine Zeitbombe, die tief im Inneren jedes Mannes tickt. Schätzungen der Weltgesundheitsorganisation (WHO) zufolge müssen sich 80 Prozent aller Männer früher oder später wegen Prostataproblemen in medizinische Behandlung begeben. Jeder dritte Mann muß operiert werden.
Trotz dieser erschreckenden Statistik wissen nur wenige Männer, wo sich die Prostata befindet, welche Aufgabe sie hat oder welche Symptome auftreten, wenn die Prostata erkrankt ist. Noch bedeutsamer ist jedoch, daß nur sehr wenigen Männern bekannt ist, daß sie mit einer prostataverträglichen Ernährung ihr Risiko, eine der drei wichtigsten Prostataerkrankungen auszubilden, reduzieren können. Dazu zählen: benigne Prostatahyperplasie, Prostatitis und Prostatakrebs.

Die gesunde Prostata

Eine gesunde Prostata wiegt etwa 20 Gramm und besitzt die Größe und Form einer großen Kastanie. Sie besteht aus Millionen kleiner Drüsen, die eine dünne, milchige, saure Flüssigkeit absondern. Darüber hinaus enthält die Prostata Muskel- und Faserzellen, die zur Kontraktion dienen.
Die Prostata liegt zwischen der Blase und dem Penis und umschließt die Urethra – die Röhre, durch die der Urin aus der Blase ausgeschieden wird.
Sie besitzt jedoch einen entscheidenden Konstruktionsfehler: Mit zunehmendem Alter nimmt die Prostata naturgemäß an Größe zu. Dadurch wird die Harnröhre gequetscht und die Harnableitung beeinträchtigt.

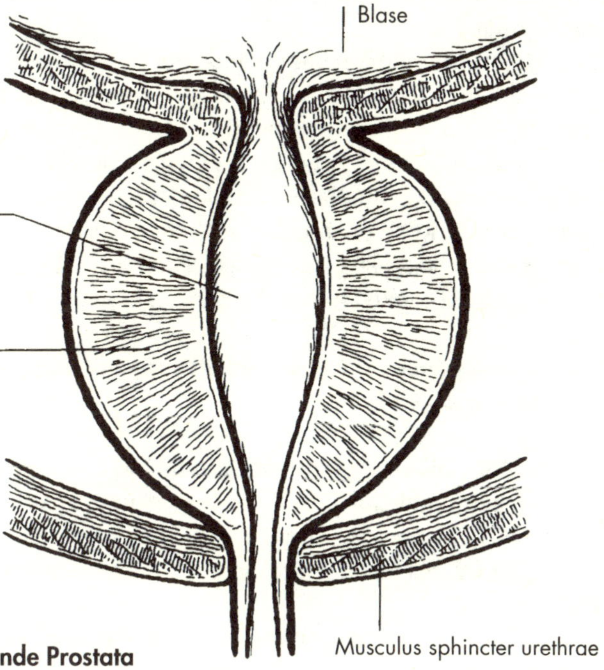

Abbildung 13: Die gesunde Prostata

Funktion der Prostata

Die Funktion der Prostata ist noch nicht völlig geklärt. Folgende Aufgaben der Prostata sind bekannt:

- Sekretion von 30 bis 40 Prozent des Ejakulats.
- Freisetzung von Nährstoffen, wie Zink, Aminosäuren, Zitronensäure, Vitaminen und Zucker, die vermutlich für die Versorgung der Spermien, nicht aber für deren Fortpflanzungsfähigkeit erforderlich sind. Spermien, die nicht mit Prostatasekret in Kontakt kamen, sind sehr wohl in der Lage, eine Eizelle zu befruchten.
- Unterstützung der Ausstoßung des Samens während der Ejakulation, damit das Sperma nicht in die Blase zurückfließt.
- Sie enthält Substanzen, die dem Samen seinen charakteristischen Geruch verleihen.
- Sekretion von Enzymen wie saurer Phosphatase und prostataspezifischem

Antigen (PSA) die den Samen flüssig halten, so daß das Sperma leichter schwimmen kann.
- Sekretion hormonähnlicher chemischer Substanzen (Prostaglandine), die auf den weiblichen Genitaltrakt einwirken. So regen sie zum Beispiel den Gebärmutterhals an, sich leicht zu öffnen, damit die Spermien leichter hineinschwimmen können. Es ist auch möglich, daß sie Kontraktionen des weiblichen Genitaltrakts auslösen, von denen man annimmt, daß sie die Spermien durch »Sogwirkung« schneller in Richtung Eizelle bewegen und den Orgasmus der Frau intensiver gestalten. Da die Prostatasekrete zuerst ejakuliert werden, käme gerade diesen Wirkungen eine große Rolle zu.

Im Leben eines Mannes können an der Prostata folgende drei Haupterkrankungen auftreten:

1. Prostatitis, bei der eine Infektion oder Entzündung der Drüse vorliegt. Dies tritt am häufigsten im Alter zwischen 25 und 45 auf.
2. Benigne (gutartige) Prostatahyperplasie (BPH), bei der sich die Drüse langsam vergrößert. Diese Symptome treten gewöhnlich ab dem 45. Lebensjahr auf.
3. Prostatakrebs, der zwar in den meisten Fällen jenseits des 55. Lebensjahres auftritt – aber auch wesentlich früher vorkommen kann.

Prostatitis

Unter dem Mikroskop betrachtet, enthält die Prostata mehr Kanäle und blind endende Verzweigungen als Venedig. Diese können zum Sitz von Infekten, Entzündungen oder Verstopfungen werden – die mit dickflüssigem Ausfluß oder winzigen, kiesartigen Steinen einhergehen –, welche zu Prostatitis führen. Schätzungsweise jeder dritte Mann im Alter von 20 bis 50 Jahren erkrankt an einer mehr oder weniger ausgeprägten Form von Prostatitis.
Bei Prostatitis werden vier Hauptformen unterschieden:

1. die akute (plötzlich einsetzende) bakterielle Infektion,
2. die chronische Infektion, die in einer der beiden folgenden Formen zutage treten kann:
   a) (anhaltende, ständig wiederaufflammende) bakterielle Infektion,
   b) (anhaltende) nicht bakterielle Entzündung.
3. Prostataschmerz ohne sichtbare Zeichen einer Entzündung.

Akute bakterielle Prostatitis

Diese Form der Prostatitis wird in der Regel durch Darmbakterien verursacht, die entweder über die Harnröhre oder über das Blut oder die Lymphe in das Harnsystem gelangen.
Mitunter sind Erreger sexuell übertragbarer Krankheiten (z. B. Gonokokken, Chlamydien) beteiligt. In einigen Fällen ist auch ein Pilz verantwortlich, durch den es zu Soor (Candidose) kommt.
Zu den plötzlich auftretenden Symptomen zählen:

- Unwohlsein,
- Schüttelfrost und Fieber,
- Schmerz im Lendenbereich,
- Schmerz im Bereich der Hüften und Genitalien,
- tiefer Schmerz zwischen dem Hodensack und dem After,
- Brennen und Schwierigkeiten beim Wasserlassen,
- Häufiger Harndrang,
- Schmerz bei der Ejakulation.

Bei der Rektaluntersuchung (dabei führt der Arzt den Finger vorsichtig über den After ein) wird in der Regel eine Erwärmung, Schwellung und Druckschmerzhaftigkeit der Prostata festgestellt.
Gelegentlich bleiben in den verzweigten Gängen der Prostata trotz Behandlung versteckte Infektionsherde bestehen. In diesem Fall kommt es zur Ausbildung einer chronischen Prostatitis.

Chronische Prostatitis

Die chronische Prostatitis ist in den entwickelten Ländern eine häufige Erkrankung. Autopsiebefunde belegen, daß in der Altersgruppe der Vierzigjährigen einer von fünf und in höheren Altersgruppen drei von fünf Männern betroffen sind. Daraus kann geschlossen werden, daß eine chronische (ständige) Entzündung der Prostata oftmals symptomlos bleibt.
Untersuchungen ergaben, daß es zwei Hauptformen der chronischen Prostatitis gibt. Bei der einen Form ist die Erkrankung auf eine bakterielle Infektion zurückzuführen, während bei der anderen Form eine Entzündung ohne Anzeichen einer Infektion vorliegt.

Chronische bakterielle Prostatitis

Die in die Prostata eindringenden Erreger können zu einer lokalen Infektion mit Eiterbildung oder sogar zur Ausbildung von Mikroabszessen führen. Es kommt rasch zur Schwellung, wodurch die Erreger in der Drüse eingeschlossen werden, da die üblichen Ableitungen blockiert sind.
In einigen Fällen werden die Bakterien durch Prostatasekrete umschlossen, durch die sie vor den Angriffen des körpereigenen Immunsystems und der Antibiotika geschützt sind. Die Entzündung flammt dadurch immer wieder auf, was für die chronische bakterielle Prostatitis charakteristisch ist.
Zu den variierenden Symptomen zählen:

- Beschwerden und Schmerz in der Prostata, im Dammbereich (Prostata, Rektum), in den Hoden oder an der Penisspitze;
- Schmerz in der Lendengegend, im Unterleib oder Beckenbereich;
- wäßriger Ausfluß aus dem Penis;
- Miktionsbeschwerden (Probleme beim Urinieren), wie häufiger Harndrang, Aufstehen in der Nacht, um Wasser zu lassen, Brennen beim Wasserlassen;
- Schmerz bei der Ejakulation;
- vorzeitige Ejakulation;
- Blut im Samen;
- Infektion und Schwellung der Hoden.

Leider ist diese Erkrankung oftmals sehr hartnäckig. In einigen Fällen treten die rezidivierenden (immer wiederkehrenden) Symptome lebenslang auf.

Chronische nichtbakterielle Prostatitis

Diese Form der Prostatitis kann bereits nach der Pubertät auftreten, ist aber am häufigsten in der Altersgruppe der 30- bis 50jährigen zu finden. Es handelt sich dabei um eine entzündliche Erkrankung, bei der die Prostatasekrete Eiterkörperchen, aber keine Erreger enthalten.
Vorwiegend wird die Meinung vertreten, daß die nichtbakterielle Prostatitis durch Entleerungsstörungen der Blase verursacht wird, durch die es zum Rückstau von Urin in die Prostatakanälchen und -gänge kommt, was zu chemischen Reizungen und Entzündungen führt. Dies wird mitunter ausgelöst oder verschlimmert, wenn der Betroffene mit voller Blase joggt oder sportlich aktiv ist.
Einer anderen Auffassung zufolge produzieren einige Männer dickere Prostatasekrete, die vermutlich auch saurer als normal sind. Diese können durch die engen Gänge nicht mehr abfließen und lagern sich an, was zu Schwellungen und Reizungen führt.

Zu den häufigsten *Symptomen* der chronischen nichtbakteriellen Prostatitis gehören:

- Schmerz in den Hoden, im Penis oder Rektum;
- Schmerz in der Lendengegend, insbesondere nach dem Beischlaf;
- Brennen beim Wasserlassen;
- häufiger Harndrang;
- Ausfluß aus der Harnröhre, insbesondere nach dem Geschlechtsverkehr.

Prostataschmerz

Dieses Krankheitsbild ist durch Schmerzen und Symptome anderer Prostataerkrankungen gekennzeichnet, ohne daß Anzeichen einer Entzündung oder Infektion vorliegen. Die Prostatasekrete habe ein normales Aussehen und enthalten keine Eiterkörperchen.
Prostataschmerz tritt außerordentlich häufig auf: Ein Drittel der Fälle von chronischen Prostatasymptomen gehen auf Prostataschmerz zurück.
Zu diesen Symptomen zählen oftmals auch sexuelle Funktionsstörungen wie:

- Schmerz bei der Erektion oder Ejakulation;
- geringe Libido;
- geringes Samenvolumen;
- Impotenz.

Daher gehen einige Ärzte davon aus, daß es sich dabei um eine psychosexuelle Funktionsstörung handelt. Sie besitzt aber vermutlich auch eine physische Ursache wie Spasmen in der Beckenmuskulatur – die möglicherweise durch Streß oder Angst hervorgerufen werden. Erfolgt nur selten eine Ejakulation, verstärken sich die Symptome oftmals, was darauf schließen läßt, daß die Schmerzen durch eine Schwellung der Prostata hervorgerufen werden. Diese könnte durch Sekrete verursacht werden, die zähflüssiger als normal sind.
Sowohl nichtbakterielle Prostatitis als auch Prostataschmerz können mitunter durch häufigeren Samenerguß gelindert werden, der entweder durch Geschlechtsverkehr oder Masturbation herbeigeführt wird. Auf diese Weise erfolgt eine Drainage der Drüse, durch die sie von überschüssigen Sekreten befreit und vorübergehend besser durchblutet wird. Dies trägt zu einer vermehrten Ausscheidung von Toxinen (Stoffwechselprodukten aus Bakterien) bei. In einigen Fällen verschlimmern sich die Symptome jedoch durch eine häufigere Ejakulation.

Eine weitere mögliche Ursache für den Prostataschmerz besteht in einer Reizung oder Fehlfunktion der Nerven, durch die die Prostata versorgt wird.

Medizinische Untersuchung bei Prostatitis

Eine Prostatitis läßt sich häufig nur schwer diagnostizieren. Die Untersuchung sollte möglichst durch einen Urologen oder einen Facharzt für Haut- und Geschlechtskrankheiten erfolgen.
Wenn Sie zu einem Spezialisten (für Urologie oder Haut- und Geschlechtskrankheiten) überwiesen werden, bedeutet dies nicht, daß Ihr Arzt annimmt, daß Sie eine Geschlechtskrankheit haben, sondern daß in einer solchen Klinik die erforderlichen Instrumente und die notwendige Erfahrung vorhanden sind, um Ihre Symptome verständnis- und vertrauensvoll zu behandeln. Zu den klinischen Untersuchungen, denen Sie sich wahrscheinlich unterziehen müssen, gehören:

- eine komplette Unterleibsuntersuchung mit Genital- und Rektaluntersuchung,
- ein Abstrich von der Penisspitze,
- Urinkulturen und eine »Dreigläserprobe« (siehe unten),
- Prostatamassage,
- ein Bluttest zur Abklärung einer eventuellen Infektion (erhöhte Leukozytenzahl),
- eine Routineuntersuchung auf sexuell übertragbare Krankheiten wie eine Chlamydieninfektion.

Während der Untersuchung achtet der Arzt auf Ausfluß aus dem Penis und Anzeichen für eine Entzündung wie Rötung oder Wundsein. Die Hoden werden behutsam auf Vergrößerungen oder Druckschmerzhaftigkeit untersucht.
Mit einer Rektaluntersuchung wird in der Regel die Größe und Struktur der Prostata überprüft, was aber nicht in jedem Fall zur Abklärung ausreicht. Bei akuter Prostatitis läßt sich im allgemeinen eine Erwärmung, Schwellung oder Druckschmerzhaftigkeit der Drüse feststellen. Bei chronischer Prostatitis kann sie sich schwammartig und weich anfühlen, erscheint aber auch oftmals völlig normal.
Abstriche werden durch Einführen eines sterilen Baumwolltupfers in die Harnröhre entnommen. Damit kann frischer Ausfluß gewonnen werden, der vor dem Anlegen einer Kultur mikroskopisch untersucht wird.
Ein weiterer Abstrich wird für eine Spezialanalyse zum Nachweis einer eventu-

ellen Chlamydieninfektion gewonnen. Im Gegensatz zu normalen Bakterien sind Chlamydien für die Untersuchung unter dem Lichtmikroskop zu klein. Außerdem können sie nicht kultiviert werden.

Harntests bei Prostatitis

Sie werden gebeten, in ein Glasgefäß zunächst eine kleine Menge Urin und in ein zweites Glas eine größere Menge Urin abzugeben.
Diese Proben werden auf Trübung untersucht, d. h. auf Anzeichen von Protein- oder Blutbeimengungen sowie auf Filamente aus zellulären Bestandteilen. Die Filamente werden für die Untersuchung unter dem Mikroskop herausgefischt, da aus dem Vorhandensein von Eiterkörperchen oder Keimen auf die Ursache geschlossen werden kann. Der Rest der Proben wird dann kultiviert, um festzustellen, ob es zu einem bakteriellen Wachstum kommt.
Nun wird in der Regel das dritte Glas der »Dreigläserprobe« wie folgt gewonnen: Sie werden gebeten, bei Füllen des zweiten Glases etwas Harn zurückzuhalten. Der Arzt führt dann den behandschuhten Finger in den Enddarm ein und massiert vorsichtig die Prostata.
Durch die Massage werden Sekrete freigesetzt, die durch Streichen zur Penisspitze geleitet und dort abgenommen werden können. Tritt keine Flüssigkeit aus, werden Sie gebeten, etwas Urin in ein drittes Glas abzugeben, um die freigesetzten Prostatasekrete herauszuspülen.

Auswertung der »Dreigläserprobe«

Die »Dreigläserprobe« erlaubt eine Differenzierung möglicher Infekte nach ihrem Sitz im männlichen Urogenitaltrakt. Die Ergebnisse sind zwar nicht immer eindeutig, lassen sich aber in der Regel wie folgt zusammenfassen:

- Werden im ersten Glas Keime gefunden, deutet dies auf eine Infektion der Urethra (die Röhre, die von der Blase zur Penisspitze verläuft) hin.
- Sind im zweiten Glas Keime vorhanden, deutet dies auf eine Blaseninfektion hin (Zystitis).
- Werden im dritten Glas mehr Keime als im ersten gefunden, ist dies ein Anzeichen für eine Prostatitis.
- Sind in einer der drei Proben Eiterkörperchen, aber keine hohen Keimmengen vorhanden, ist dies ein Hinweis auf eine nichtbakterielle Prostatitis.
- Sind keine Keime und auch nur sehr wenige Eiterkörperchen vorhanden, lautet die Diagnose wahrscheinlich auf Prostataschmerz.

Behandlung der Prostatitis

Akute Prostatitis

Nachdem die Diagnose gesichert ist, werden über einen längeren Zeitraum, mindestens jedoch für vier Wochen, Antibiotika verschrieben. Bereits nach einigen Tagen beginnen die Symptome abzuklingen.
Mitunter kommt es durch die Infektion zu einer derart starken Schwellung der Prostata, daß die Harnröhre blockiert wird. Die dadurch entstandene Harnwegsobstruktion muß stationär behandelt werden. Dazu wird unter örtlicher Betäubung ein Katheter in die Blase eingeführt, so daß der Urin abfließen kann.

Chronische Prostatitis

Eine chronische Infektion ist oftmals sehr hartnäckig, da die entzündungsbedingte Schwellung den Infektherd der Drüse einschließt. Nachdem die Diagnose gesichert ist, werden für die Dauer von mindestens sechs Wochen Antibiotika verschrieben. Mitunter müssen sie auch länger als drei Monate eingenommen werden.
Mit entzündungshemmenden Schmerzmitteln wie Ibuprofen lassen sich die Schwellung, die Entzündung und der Schmerz ebenfalls lindern.
Eine chronische nichtbakterielle Protatitis kann mit einem natürlichen Heilmittel aus Roggenpollenextrakt behandelt werden. Dieses führt nachweislich zu einer Linderung der Entzündung, Reizung und Schwellung. Erste Anzeichen der Besserung werden in der Regel innerhalb von drei Monaten verspürt – eine Wirkung, die sich über einen Zeitraum von sechs Monaten weiter verstärkt.

Prostataschmerz

Die Behandlung von Prostataschmerz gestaltet sich in einigen Fällen schwierig. Da Schmerzmittel oftmals versagen, nehmen einige Patienten schließlich Tranquilizer (Beruhigungsmittel) zur Linderung von Muskelspasmen in der Drüse ein. Allerdings sind diese nicht für eine langfristige Anwendung geeignet, da sie abhängig machen können.
Aus jüngsten Untersuchungen geht hervor, daß Prostataschmerz wirksam mittels Mikrowellenhyperthermie gelindert werden kann. Die Prostata wird mit einem Spezialinstrument, das über den After eingeführt wird, von 37 auf 42,5 Grad Celsius erwärmt. Dabei erhöht sich die Durchblutung, und die natürlichen Heilungsprozesse des Körpers werden beschleunigt. Die einstündige Behandlung wird über einen Zeitraum von sechs Wochen angewandt.
Eine ähnliche Wirkung läßt sich durch halbstündige heiße Sitzbäder erreichen.

Zu weiteren Therapieformen, die zur Linderung des Prostataschmerzes eingesetzt werden, zählen:

- Akupunktur,
- Laserbestrahlung,
- Entspannende Mittel wie Muskelrelaxanzien (z.B. Diazepam),
- Spasmolytika (Papa verin, Adenosin, Adrenalin),
- Psychotherapie und Beratung,
- Entspannungsübungen.

Bei Männern mit Prostataschmerz sind regelmäßige Bewegung und eine ballaststoffreiche Ernährung zur Sicherung einer normalen Darmtätigkeit wichtig. Dies gilt insbesondere, wenn sie den ganzen Tag am Schreibtisch sitzen. Sitzen und Verstopfung begünstigen die Stauung der Prostata.
Durch das in Zigaretten enthaltene Nikotin kommt es zu einem Spasmus der glatten Muskulatur, was zu einer Verstärkung des Prostataschmerzes beitragen kann. Auch Alkohol und Koffein können Schmerzattacken auslösen. Darüber hinaus empfiehlt es sich, einen Allergiespezialisten aufzusuchen, um sich über Nahrungsmittel zu informieren, die möglichst gemieden werden sollten.

Prostatitis und Geschlechtsverkehr

Bei einer Prostatitis sollte für die Dauer der Symptome oder der Behandlung kein Geschlechtsverkehr erfolgen, da bei infektiös bedingter Erkrankung theoretisch die Möglichkeit besteht, daß der Erreger übertragen wird und bei der Partnerin eine Zystitis oder Vaginalinfektion hervorruft. Über den Zeitpunkt der Wiederaufnahme des normalen Liebeslebens informiert Sie Ihr Arzt.

Gutartige Prostatavergrößerung

Mit zunehmendem Alter ist es normal, daß sich die Prostata vergrößert. Dieser Prozeß wird als benigne Prostatahyperplasie bezeichnet und häufig mit BPH abgekürzt. Grob geschätzt weist jeder dritte Mann über 50 Jahren Prostatismussymptome auf. Mit zunehmendem Alter nimmt die Häufigkeit zu (so daß 60 Prozent der 60jährigen klinische Symptome aufweisen; bei den 70jährigen sind es 70 Prozent usw.).
Da sich die Symptome leider (wie bereits erwähnt) schleichend einstellen, neh-

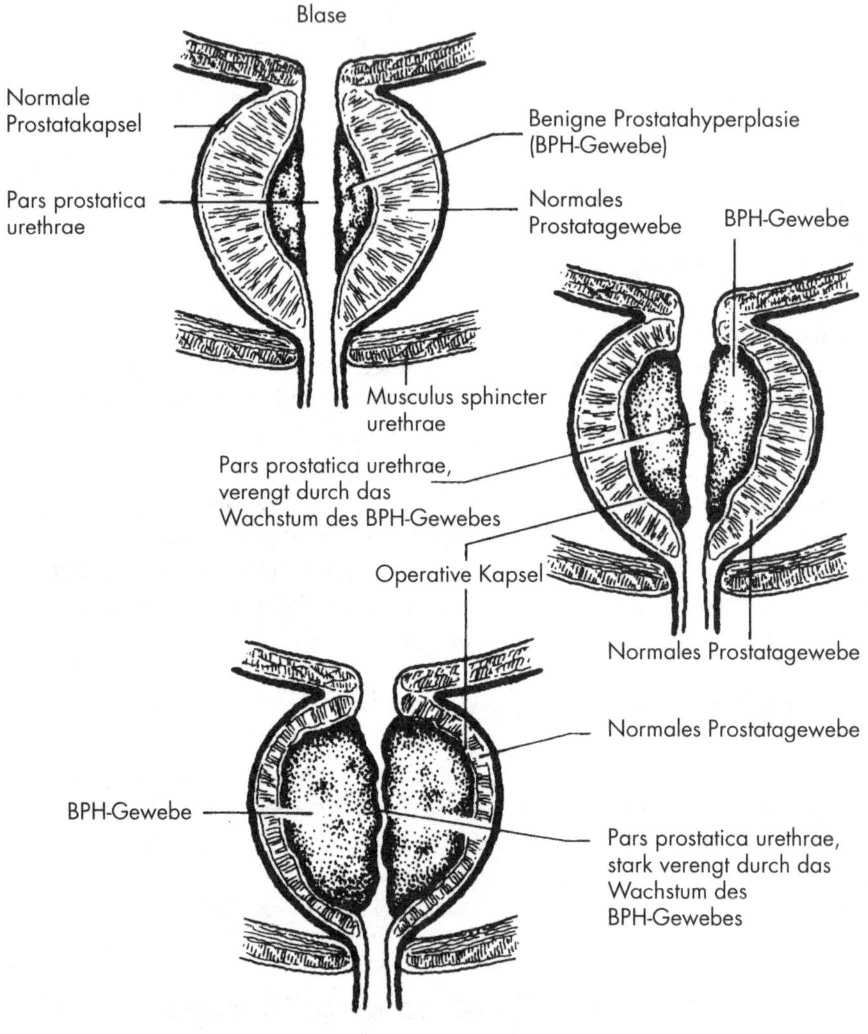

Abbildung 14: Prostata und Urethra mit Vergrößerung des zentralen Teils der Prostata bei a) leichter BPH, b) mäßiggradiger BPH und c) schwerer BPH

men viele Männer an, daß es sich dabei um eine normale Alterserscheinung handelt, und suchen daher nicht den Arzt auf.

Der Begriff »Hyperplasie« bezeichnet die Vermehrung der Zellen in der Prostata. Mit steigender Zellzahl nimmt diese an Größe zu. Da die Drüse die Harnröh-

re (Urethra) umschließt, durch die der Urin ausgeschieden wird, kommt es durch BPH zu einer Harnabflußbehinderung unterschiedlichen Grades.
Bei einigen Männern vergrößert sich die Prostata, ohne daß es zu Problemen beim Wasserlassen kommt, weil ihre Harnröhre entweder breiter als normal ist oder weil die Prostata mehr nach außen als nach innen wächst.
In anderen Fällen wird die Harnröhre bereits durch die kleinste Größenzunahme zusammengedrückt, wodurch lästige Probleme beim Wasserlassen entstehen. Diese Symptome werden vom Arzt als »Prostatismus« bezeichnet.

Symptome des Prostatismus

Die klassischen Symptome des Prostatismus sind ein kombiniertes Krankheitsbild aus Harnabflußbehinderung und Beschwerden einer Blasenreizung, die sich aus der höheren Belastung der Blase beim Austreiben des Harns durch die Prostataobstruktion und ihrer Ausdehnung und Verdickung ergibt. Zu den Symptomen (• = obstruktive Symptome; •• = Symptome durch die Reizung der Blase) zählen:

• erschwerter (verzögerter) Beginn des Harnlassens,
• dünner Strahl,
• Unterbrechungen des Harnstrahls und Entleerung in mehreren Portionen,
• Wasserlassen gelingt nur unter Anstrengung,
• Harnträufeln,
• Inkontinenz (Unfähigkeit, Harn zurückzuhalten),
• Harnverhaltung,
•• Unbehagen beim Wasserlassen,
•• Harnzwang,
•• häufiger Harndrang
•• Harndrang in der Nacht,
•• Gefühl, die Blase nicht völlig entleert zu haben.

(**Anmerkung:** Blut- oder Spermabeimengungen im Urin sind in der Regel kein Symptom für BPH. Falls diese Symptome auftreten, sollte sofort der Arzt konsultiert und eine Untersuchung eingeleitet werden.)

Ursachen der BPH

Die benigne Prostatahyperplasie wird dem männlichen Geschlechtshormon Testosteron zugeschrieben, das in der Prostata zu einem anderen Hormon, Dihydrotestosteron (DHT), abgebaut wird. Diese Umwandlung wird durch das Prostataenzym 5-Alpha-Reduktase gesteuert.
Fehlt 5-Alpha-Reduktase, ist die Entwicklung der betroffenen Jungen gestört. Die Genitalien sind nur klein, und bis zur Pubertät werden sie oft für Mädchen gehalten. Der Penis und der Hodensack nehmen dann plötzlich an Größe zu, und die Stimme wird tiefer, was für das Kind, die Eltern und alle Betroffenen spürbar traumatisch ist.
Interessant ist, daß diese Jungen:

- nur eine winzige Prostata ausbilden,
- keinen Haarausfall bekommen,
- nicht an Akne erkranken.

Da die Entwicklung der benignen Prostatahyperplasie im späteren Leben durch das Testosteronabbauprodukt verursacht wird, können Prostataprobleme durch Hemmung des 5-Alpha-Reduktase-Enzyms behandelt werden, das normalerweise für die Auslösung des Abbaus verantwortlich ist.
Eine unbehandelte BPH vermag ernste Auswirkungen zu haben. Der eingeschlossene Urin kann aus der Blase zurückfließen und Druck auf die Nieren ausüben.
Durch die dabei entstehenden Vernarbungen und Schädigungen kommt es mitunter zu Nierenversagen. Wenngleich dies nur selten eintritt, zeigt es doch, daß eine BPH ernst genommen und nicht einfach als unabwendbarer Teil des Älterwerdens abgetan werden sollte.

Internationale Bewertungstafel der Prostatasymptome

Kürzlich wurde von der Weltgesundheitsorganisation (WHO) eine »Bewertungstafel der Prostatasymptome« herausgegeben. Dies ist ein großer Fortschritt, denn damit steht eine objektive (und nicht nur eine subjektive) Methode zur Bewertung des Schweregrades von Prostatasymptomen zur Verfügung.
Lesen Sie die Tabelle auf der Seite 116 und stellen Sie Ihren eigenen Prostatastatus fest.

Allgemein gilt:

- Weniger als 9: Sie bedürfen keiner Behandlung, sollten sich aber von Ihrem Arzt regelmäßig untersuchen lassen, um ein eventuelles Fortschreiten der Symptome festzustellen. Eine prostataverträgliche Ernährung oder ein Roggenpollenextrakt kann hilfreich sein.
- 9 bis 17: Sie weisen mäßiggradige Symptome einer BPH auf. Ihr Arzt wird Ihnen sicher Medikamente verschreiben – vorausgesetzt, daß die Blutwerte des prostataspezifischen Antigens (PSA) normal sind und die Rektaluntersuchung negativ war.
- Mehr als 17 (PSA oder Rektaluntersuchung anomal): Für eine eingehendere Untersuchung und Behandlung werden Sie an einen Spezialisten überwiesen.

Akute Harnverhaltung

Mit fortschreitender Größenzunahme der Prostata kann die Harnröhre schließlich völlig blockiert werden. Dies wird oftmals durch einen Spasmus der Blase oder der Beckenmuskulatur an der Harnröhre ausgelöst. Sowohl die eigentlichen Miktionsbeschwerden als auch die alleinige Sorge, kein Wasser lassen zu können, verschlimmern den Spasmus. Durch die Stauung des Urins wird der Dehnungsschmerz schließlich unerträglich, so daß in der Regel eine Einweisung ins Krankenhaus erforderlich ist.
Über den Penis wird (unter örtlicher Betäubung) ein Schlauch (Katheter) bis in die Blase eingeführt und der eingeschlossene Urin abgeleitet, was eine sofortige Linderung bewirkt. In sehr seltenen Fällen kann der Katheter aufgrund der großen Schwellung der Prostata nicht durch die Harnröhre eingeführt werden. In diesem Fall wird die Harnröhre mit speziellen Schienen vorsichtig erweitert. Gelingt dies nicht, wird der Katheter über dem Schambein durch die Bauchwand eingeführt. In dem Maße, wie sich mehr und mehr Männer der Prostataproblematik bewußt werden, wird hoffentlich der Anteil derjenigen geringer, die sich erst in diesem späten Stadium der Harnverhaltung – einem äußerst prekären, unangenehmen und schmerzhaften Zustand – in Behandlung begeben.

BPH und Lebensgewohnheiten

Durch die Symptome der BPH kann es zu einem tiefen Einschnitt im Leben eines Mannes kommen. Folgende Einschränkungen werden häufig genannt:

Abbildung 15: Internationale Bewertungstafel der Prostatasymptome

	Gar nicht	In weniger als einem von fünf Fällen	In weniger als der Hälfte der Fälle	In etwa der Hälfte der Fälle	In über der Hälfte der Fälle	Fast immer
Wie oft im vergangenen Monat:						
hatten Sie das Gefühl, daß die Blase beim Urinieren nicht vollständig entleert wurde?	0	1	2	3	4	5
mußten Sie innerhalb von zwei Stunden nach dem letzten Urinieren erneut Wasser lassen?	0	1	2	3	4	5
erfolgte das Wasserlassen mit Unterbrechungen, d. h. in mehreren Schüben?	0	1	2	3	4	5
war es schwierig, das Wasserlassen zu verschieben?	0	1	2	3	4	5
war der Harnstrahl sehr dünn?	0	1	2	3	4	5
mußten Sie zu Beginn des Wasserlassens pressen oder drücken?	0	1	2	3	4	5
mußten Sie in der Nacht aufstehen, um zu urinieren?	0	1	2	3	4	5

- Man kann zu bestimmten Zeiten, wie vor dem Verlassen des Hauses oder vor dem Zubettgehen, nichts trinken.
- Man muß die aufgenommene Flüssigkeitsmenge reduzieren.
- Man muß immer darauf achten, wo sich die nächste Toilette befindet.
- Man kann aus Angst, sich zu blamieren, nicht an gesellschaftlichen Ereignissen oder Freizeitaktivitäten teilnehmen.
- Man ist niedergeschlagen und hat wenig Selbstachtung.

In einer kürzlichen Umfrage unter 1000 Männern ab einem Alter von 50 Jahren wurde festgestellt, daß 27 Prozent nachts aufstehen müssen, um Wasser zu lassen. Bei 13 Prozent von ihnen besteht das Problem bereits seit mehr als zehn Jahren. Zwanzig Prozent hatten Schwierigkeiten beim Wasserlassen, und 15 Prozent litten unter häufigem Harndrang. Viele Männer gaben an, daß gesellschaftliche Aktivitäten, Freizeitbeschäftigungen und Sexualleben aufgrund der Symptome in Mitleidenschaft gezogen wurden.
Eine MORI-Umfrage unter 800 Männern über 50 Jahren ergab folgendes:

- Fast die Hälfte der sexuell aktiven Männer mit Prostatismussymptomen haben eine verringerte Libido, Schwierigkeiten bei der Aufrechterhaltung der Erektion und Ejakulationsprobleme.
- 20 Prozent der Männer mit BPH-Symptomen hatten mindestens einmal pro Woche Geschlechtsverkehr. Bei symptomlosen Männern waren es hingegen 40 Prozent.
- Männer mit zwei oder mehr Prostatismussymptomen sagten aus, daß sie, wenn es ihre Beschwerden zuließen, gern öfter Geschlechtsverkehr haben würden.

Das sollten Sie tun, wenn Sie annehmen, an BPH zu leiden

Bei Verdacht auf Prostatismussymptome sollten Sie sofort Ihren Arzt aufsuchen. Warten Sie nicht, bis Sie durch die Symptome in Ihren Lebensgewohnheiten eingeschränkt werden. Durch eine rechtzeitige Untersuchung lassen sich spätere Nierenprobleme vermeiden – außerdem erhöhen Sie die Chance, daß ein wesentlich ernsteres Problem, der Prostatakrebs, erkannt und rechtzeitig behandelt wird.

Rektaluntersuchung

Einige Männer geben an, bei Prostatasymptomen nicht zum Arzt zu gehen, da sie der Gedanke an eine Rektaluntersuchung abschreckt.

Zur Feststellung der Größe, Form, Beschaffenheit und Druckempfindlichkeit der Prostata führt der Arzt einen Finger in den Enddarm ein. Dies wird als digitale Rektaluntersuchung (DER; Digital Rectal Examination) bezeichnet und ist bei weitem nicht so unangenehm, wie viele Männer glauben. Viele Patienten beschreiben es als Gefühl leichter Verstopfung.
Der Arzt verwendet als Gleitmittel ein farb- und geruchloses Gel auf Wasserbasis. Es wird nur der Zeigefinger eingeführt – der, wenn Sie genauer darüber nachdenken, wesentlich dünner als der Durchmesser des durchschnittlichen Stuhls ist.

Erkrankung	Befund der Rektaluntersuchung
Prostatitis	weich, schwammartig und druckempfindlich
BPH	vergrößert, glatt, fest, eine anatomisch bedingte Furche ist spürbar
Prostatakrebs	harter Knoten, unebene Oberfläche, die anatomisch bedingte Furche ist nicht mehr spürbar

Untersuchung einer vergrößerten Prostata

Bluttests

- Großes Blutbild zur Abklärung einer Anämie oder Infektion;
- Harn und Elektrolyte – zur Überprüfung der Nierenfunktion;
- Prostataspezifisches Antigen (PSA – kann bei einem unerkannten Tumor erhöht sein;
- Saure Phosphate der Prostata (PAP) – kann bei Prostatakrebs nach der Ausbreitung von Sekundärtumoren auf die Knochen erhöht sein.

Harntests

- Teststreifen – zur Überprüfung auf Zucker und Protein;
- Mittelstrahlurin – zur Überprüfung auf eine bakterielle Infektion (Zystitis), rote Blutkörperchen, Eiterkörperchen und Hautabschilferungen (winzige Filamente aus Nierengewebsbestandteilen);
- Harnstromgeschwindigkeit – zur Bewertung des Schweregrads der Harnstrombehinderung. Dazu wird Harn in eine Flasche mit einem Spezialröhrchen oder in einen Trichter mit einem daran angeschlossenen elektronischen

Meßgerät abgegeben. Die Geschwindigkeit, mit der der Harn abgesondert wird, sowie die Gesamtmenge werden in Form eines Diagramms ausgedruckt, aus dem ersichtlich ist, wie stark der Harnstrom behindert ist.

Ultraschall

Bei der Ultraschallsonographie werden unhörbare, hochfrequente Schallwellen durch den Körper geschickt, die von Gewebeflächen zurückgeworfen werden. Das Echo wird mit einem Computer analysiert und daraus ein entsprechendes Bild am Monitor angezeigt. Mit Ultraschall können folgende Untersuchungen vorgenommen werden:

- Bestimmung der Größe der Prostata;
- Bestimmung der Größe der Nieren;
- Bestimmung der Restharnmenge, die nach dem Wasserlassen in der Blase verbleibt;
- Bei der Transrektalultraschallsonographie wird eine mit einem Gleitmittel versehene, fingerförmige Sonde in den Enddarm eingeführt. Damit ist eine genauere Feststellung eventueller Veränderungen der Prostata möglich. Gleichzeitig läßt sich unterscheiden, ob die Vergrößerung auf eine benigne Hyperplasie oder auf Krebs zurückzuführen ist.

Zystoskopie

Ein schmales Endoskop (Zystoskop) wird unter örtlicher Betäubung durch den Penis in die Blase eingeführt. Es bietet die Möglichkeit zur Untersuchung der Harnröhre, Blase und des Schweregrades der Prostataobstruktion.

Intravenöses Pyelogramm (IVP, IVU, Ausscheidungsurogramm)

Bei diesem nur selten durchgeführten Test wird eine strahlendichte Form von Jod in eine Vene injiziert. Das Kontrastmittel konzentriert sich dann in den Nieren. Im Röntgenbild werden der Harntrakt und eventuelle Anomalien sichtbar.

Behandlung der BPH

Die Behandlung hängt vom Schweregrad der Symptome und der Beeinträchtigung der Lebensgewohnheiten ab. Mit der Bewertungstafel der Prostatasymptome der WHO (siehe Abbildung 15, Seite 116) ist nun eine objektive Einschätzung möglich.

Leichte Symptome

Konnte bei einer nur leichten Prostatavergrößerung der Verdacht einer bösartigen Geschwulst ausgeschlossen werden, besteht die Behandlung zunächst in einem »abwartenden« Beobachten. In einigen Fällen verstärken sich die Symptome nur wenig. Eine prostataverträgliche Ernährung und Roggenpollenextrakt können sich als hilfreich erweisen.

Mäßiggradige Symptome

Spasmolytika

Mit diesen Medikamenten (z. B. Oxybutinin, Favoxat, Propanthelin) lassen sich die Reizung und der Spasmus der Blase reduzieren und die Symptome, wie häufiger Harndrang, Harnzwang und Inkontinenz, lindern. Da sie bei einer stark vergrößerten Prostata nicht mehr verwendet werden dürfen, sind ihre Einsatzmöglichkeiten in der BPH-Therapie nur begrenzt.

Alphablocker

Diese Medikamente (z. B. Prazosin, Terazosin, Indoramin) dämpfen die Aktivität in einem Teil des Nervensystems, der für eine Kontraktion der Muskelfasern in der Prostata und Harnröhre verantwortlich ist. Durch Relaxation der Muskeln erweitert sich die Harnröhrenöffnung, und die Symptome werden gelindert.

5-Alpha-Reduktase-Inhibitoren

Mit diesen Medikamenten (z. B. Finasterid) wird das Enzym blockiert, durch das das männliche Geschlechtshormon Testosteron in Dihydrotestosteron – das für BPH verantwortliche Hormon – umgewandelt wird. Dadurch kann eine vergrößerte Prostata um mehr als 20 Prozent schrumpfen, was insbesondere bei Männern mit starken Symptomen hilfreich ist. Dabei handelt es sich um eine Dauerbehandlung, da sich die Prostata bereits wenige Wochen nach dem Absetzen der Tabletten wieder vergrößern kann. Während der Einnahme dieser Medikamente sollten beim Geschlechtsverkehr Kondome getragen werden, um die Partnerin vor einem Kontakt mit dem Mittel zu schützen, das im Samen enthalten sein kann.

Hormone

Die hormonellen Einflußfaktoren auf die Prostatasymptome sind noch nicht völlig geklärt. Die Behandlung mit einem synthetischen Progesteron (Gestronol) erfolgt mitunter in Form einer Injektion, die alle fünf bis sieben Tage gegeben wird. Diese Form der Behandlung wird allerdings nicht oft angewandt, da nur wenige Männer eine regelmäßige Injektion tolerieren. Mit anderen Hormonpräparaten (z.B. Flutamid, Cyproteron) gelang eine Verkleinerung der Prostata um 25 Prozent, wobei jedoch die Harnstromgeschwindigkeit nicht wesentlich verbessert und auch nicht die Menge des nach dem Wasserlassen in der Blase verbleibenden Urins reduziert werden konnte. Experten nehmen an, daß BPH mit einer Einzelhormontherapie kaum wirksam behandelt werden kann.

Natürliche Heilmittel

Zur Behandlung von BPH werden auch verschiedene natürliche Pflanzenbestandteile eingesetzt, die als Phytotherapeutika bezeichnet werden. Wie herkömmliche Medikamente entfalten auch diese Mittel bei der Linderung der Symptome eine jeweils unterschiedliche Wirkung im Bereich der Prostata. Durch einige dieser Mittel wird die Prostata kleiner und weicher, so daß eine Erweiterung der Harnröhre erreicht wird; andere wiederum bewirken eine Entkrampfung der Muskelfasern und reduzieren den Spasmus in der Prostata und Blase.
Größter Beliebtheit erfreuen sich die natürlichen Prostataheilmittel bei den Europäern. In Deutschland werden 95 Prozent der Patienten, die sich wegen BPH in medizinische Behandlung begeben, Phytotherapeutika verordnet. In Frankreich und Italien erhalten etwa 40 Prozent der Männer mit behandlungsbedürftigen Symptomen natürliche Pflanzenextrakte.
Zu diesen natürlichen Heilmitteln zählen Präparate aus:

- Südafrikanischem Sternengras – Harzol,
- Goldrute (Solidago),
- Afrikanischer Pflaume (Pygeum africanum) – Tadenan,
- Amerikanischer Zwergpalme (Serenoa repens) – Permixon,
- Roggenpollenextrakt – Cernilton, ProstaBrit.

Die beiden letztgenannten Pflanzenextrakte sind von besonderer Bedeutung, da angenommen wird, daß sie nicht nur das Enzym 5-Alpha-Reduktase hemmen, sondern auch entzündungshemmend wirken. 69 Prozent der Männer, die Roggenpollenextrakte einnehmen, verspüren eine Linderung der Symptome, und die Prostatagröße nimmt um bis zu 30 Prozent ab.

Schwere Symptome

Die Standardbehandlung bei mäßiggradiger Prostatahyperplasie (siehe Seite 120) besteht traditionell in einem chirurgischen Eingriff. Die teilweise oder vollständige Entfernung der Prostata wird bereits seit mehr als einhundert Jahren praktiziert.

Katheterisierung

Bei der Katheterisierung wird ein röhrenförmiges flexibles Instrument in die Blase eingeführt, um den eingeschlossenen Urin abzuleiten. Der Katheter kann in der Blase verbleiben und ermöglicht so eine kontinuierliche Ableitung in einen Beutel, der am Bein getragen wird. Wenngleich sich ein Harnträufeln mit diesem Hilfsmittel zweifellos beherrschen läßt, wird es von vielen Männern nur vorübergehend akzeptiert. Die Katheterisierung ist darüber hinaus ein medizinisches Notfallverfahren zur Ableitung des in der Blase eingeschlossenen Urins für den Fall, daß die Harnröhre vollständig blockiert ist.

Transurethrale Prostatektomie (TURP)

Bei einer TURP wird unter Vollnarkose ein Diagnoseinstrument (Resektoskop) durch den Penis eingeführt. Über ein fiberoptisches Lichtleiter- und Linsensystem kann der Chirurg die Harnröhre und die vorgewölbte Innenwand der Prostata sehen. Mit einem hochfrequenten Lichtbogen werden überschüssige Gewebsteile entfernt und gleichzeitig Blutungsstellen verschorft. Bei der Operation wird der vergrößerte Mittelteil der Prostata von innen abgetragen. Über ein Schlauchsystem erfolgt die kontinuierliche Absaugung des entfernten Materials, das zur mikroskopischen Untersuchung gesammelt wird. In etwa 5 Prozent der Fälle wird durch die histologische Untersuchung ein bis dahin unerkannter Tumor entdeckt.

Die jüngste Weiterentwicklung der transurethralen Prostatektomie besteht in der Verwendung einer rechtwinkligen Laserfiberoptik, mit der eine exaktere Entfernung des Prostatagewebes möglich ist. Komplikationen wie die Absorption von Ableitungsflüssigkeit, Blutungen, Inkontinenz und retrograde Ejakulation (siehe unten) treten seltener auf. Die als endoskopische Laserablation bezeichnete Technik wird derzeit klinisch getestet und kann möglicherweise die klassische TURP-Methode ablösen.

Nach der TURP

In der Regel dauert es nach dem Eingriff mehrere Wochen, bis die Prostatismussymptome abgeklungen sind. In etwa 20 Prozent der Fälle treten postoperative Probleme, wie Harnträufeln, auf. In etwa 5 Prozent handelt es sich um ein

permanentes Problem. Allerdings ist die Inkontinenz nach der Operation nicht notwendigerweise unheilbar oder permanent. Sie geht im allgemeinen im Laufe der Zeit unter Medikation zurück. Falls erforderlich, können künstliche Klappen zur Linderung des Problems implantiert werden.
Da die Prostata auch nach der Operation weiter wachsen kann, treten die Symptome nach einiger Zeit möglicherweise wieder auf. Bei etwa 15 Prozent der mit dieser Technik behandelten Männer wird innerhalb von acht Jahren eine zweite transurethrale Prostatektomie notwendig.

TURP und Geschlechtsverkehr

Es ist wichtig zu wissen, daß es bei einem Drittel der Männer, die sich einer TURP unterziehen, nach der Operation zu retrograden Ejakulationen kommt. In einigen Studien wurde diese Zahl sogar mit 90 Prozent angegeben. Bei der retrograden Ejakulation gelangt das Sperma beim Orgasmus vorwiegend in die Blase, so daß nur sehr wenig durch den Penis ausgestoßen wird. Dies ist an sich nicht schlimm, da das Sperma beim nächsten Wasserlassen ausgeschieden wird. Für den Betroffenen bedeutet diese Tatsache eine eingeschränkte Fruchtbarkeit. Prinzipiell ist es zwar möglich, Sperma aus der Blase abzusaugen und für eine künstliche Befruchtung zu nutzen, bei Kinderwunsch empfiehlt es sich jedoch, vor dem Eingriff Spermaproben in einer Samenbank zu hinterlegen.
Es gibt keinen Grund für die Annahme, daß durch eine transurethrale Prostatektomie die Libido oder die Fähigkeit zur Aufrechterhaltung der Erektion beeinträchtigt würde. Dennoch treten bei einigen Männern nach der Operation sexuelle Probleme auf. 50 Prozent klagen über eine veränderte Intensität des Orgasmus, wodurch einige sicherlich das Interesse an Sex verlieren.
Allgemein sind nach einer Prostataoperation jedoch keine Erektionsprobleme zu fürchten. Falls es doch dazu kommt, erfolgt die Behandlung genauso, als ob keine Prostataoperation stattgefunden hätte, d. h., es wird nach anderen Ursachen gesucht.

Offene Prostatektomie

Die offene Prostatektomie, bei der die gesamte Prostata durch einen Einschnitt über dem Schambein entfernt wird, galt bis zur Einführung der TURP als Standardprostataoperation. In den USA wird diese Operation im Gegensatz zu anderen Ländern häufig angewendet. Sie wird allerdings immer dann ausgeführt, wenn:

- die Prostata sehr stark vergrößert ist (über 70 Gramm);
- die Hüftknochen stark arthritisgeschädigt sind und daher die für die Durch-

führung der TURP benötigten Extensionsbügel nicht genutzt werden können;
- Verdacht auf einen im Frühstadium befindlichen Tumor besteht, so daß die gesamte Drüse entnommen werden muß;
- zusätzlich große Blasensteine entfernt werden müssen.

Das Risiko für retrograde Ejakulationen beträgt bei offener Prostatektomie etwa 80 Prozent.

Andere Möglichkeiten

Zur Behandlung der BPH wurden zahlreiche neue Verfahren entwickelt. Diese stehen jedoch nicht überall zur Verfügung; einige befinden sich auch erst in der klinischen Testphase:

TULIP

Transurethrale, ultraschallgesteuerte, Laser-induzierte Prostatektomie. Eine Lasersonde wird durch die Harnröhre bis zur Prostata eingeführt, durch Füllen mit Wasser wird diese fixiert und das Blut aus der Prostata verdrängt. Anschließend wird das blutleere Prostatagewebe abgetragen und mittels Laser versiegelt, wodurch die Blutung dauerhaft gestillt wird und die Drüse schrumpft. Die Blutungen sind bei diesem Verfahren relativ gering. Nach dieser Operation kommt es nur in 5 Prozent der Fälle zu retrograden Ejakulationen.

Stentimplantate

Bei diesem Verfahren werden die Harnröhrenwände mit einem schlauchförmigen Metallnetz durchgängig gehalten, das dazu in die Pars prostatica implantiert wird (d. h. den Teil der Harnröhre, der in der Prostata liegt). Das Einsetzen ist nur ein kleiner Eingriff und dauert höchstens 15 Minuten. Es gibt zwei Arten von Stents:

1. das feine, schlauchförmige Netz (Wandstent), das permanent in der Harnröhre verbleibt oder
2. die vergoldete oder versilberte Metallspirale (Fabian-Urospirale), die nach einigen Jahren ausgetauscht werden muß.

Ballondilatation

In die Harnröhre wird ein Ballon eingeführt und zur Erhöhung der Durchgängigkeit der Prostata aufgeblasen. Die ersten Resultate waren zwar vielversprechend, kürzlich wurden jedoch auch Zweifel an der Wirksamkeit der Technik laut.

Mikrowellenhyperthermie (Prostatron)

Bei dieser Technik wird eine Mikrowellenspule mit einem Katheter über die Harnröhre eingeführt und auf eine Temperatur von 42 Grad Celsius erwärmt. Mit einem Kühlsystem wird das umliegende Gewebe geschützt. Dieses Verfahren wird unter örtlicher Betäubung durchgeführt und dauert ein bis zwei Stunden. Die BPH-Symptome lassen sich damit um zwei Drittel und die Häufigkeit, mit der der Patient nachts aufstehen muß, um Wasser zu lassen, um die Hälfte verringern.

Transrektale Hyperthermie

Dabei wird in den Enddarm eine Sonde eingeführt und die Prostata durch Mikrowellen auf eine Temperatur von 42 Grad Celsius erwärmt. Um eine Wirkung zu zeigen, muß das Verfahren sechsmal wiederholt werden.

Thermex

Thermex ist ein Hochfrequenzgerät, das derzeit noch klinisch getestet wird. Das Verfahren muß nur einmal angewandt werden und gestattet die gleichzeitige Behandlung von zwei Patienten.

TUNA: Transurethrale Nadelablation

In die Prostata werden (unter örtlicher Betäubung) Nadeln eingeführt, um eine größere Präzision und höhere Temperatur bei der Wärmebehandlung zu erzielen.

Sonoblate

Sonoblate ist ein Gerät, das zur Fokussierung von Ultraschallwellen auf die Prostata in den Enddarm eingeführt wird. Die Temperaturentwicklung reicht aus, um eine Schrumpfung der Prostata zu bewirken.

Kryotherapie

Kältebehandlung. Über den Penis wird eine Kryosonde bis zur Prostata eingeführt. Anschließend wird die Spitze des Instruments mit flüssigem Stickstoff stark abgekühlt. Dadurch bildet sich ein Vereisungsgebiet, das die Prostata einschließt. Nach zehn Minuten wird die Sonde elektrisch wieder erwärmt. Der wäßrige Inhalt der Prostata schmilzt und wird herausgespült. Mit diesem Verfahren läßt sich eine sehr starke Verkleinerung erzielen.

Prostatakrebs

Durch Prostatakrebs sterben dreimal mehr Männer als Frauen an Gebärmutterhalskrebs – und doch wird diese Erkrankung viel weniger wahrgenommen.
Die im Rahmen von Autopsien durchgeführte mikroskopische Untersuchung von Prostatagewebsproben ergab überraschende Zahlen: Allein 10 bis 30 Prozent der Männer im Alter von 50 bis 60 Jahren und 50 bis 70 Prozent der Männer im Alter von 70 bis 80 Jahren hatten Prostatakrebs. Die meisten dieser Tumoren bleiben symptomlos und werden daher nicht diagnostiziert. Die Betroffenen sterben mit diesem Tumor – und nicht durch ihn.
Die durch Autopsie festgestellte Prostatakrebsinzidenz ist zwar unter Amerikanern, Japanern und Chinesen etwa gleich hoch, das Erreichen eines symptomatischen Krankheitsstadiums wird aber häufiger bei Männern in der westlichen Welt beobachtet: Bei chinesischen Männern ist das Vorkommen der diagnostizierten Erkrankung 26mal und bei japanischen Männern 10mal niedriger.
Wanderten japanische Männer in die USA aus, stieg ihr Risiko, einen klinisch signifikanten Prostatakrebs auszubilden, innerhalb von zwei Generationen auf das Niveau amerikanischer Männer an. Dies läßt darauf schließen, daß der Umschlag von der unbemerkten Form der Erkrankung in einen klinisch signifikanten Prostatakrebs durch Umwelteinflüsse begünstigt wird, wobei die Ernährung sicherlich zu den Hauptursachen zählt.

Eine Erbkrankheit

Karzinomerkrankungen der Prostata scheinen familiär gehäuft aufzutreten. Ist ein Verwandter ersten Grades (Vater oder Bruder) betroffen, besteht ein dreimal höheres Erkrankungsrisiko. Wenn außerdem noch ein Verwandter zweiten Grades (Onkel oder Großvater) an Prostatakrebs erkrankte, ist das Risiko sogar sechsmal höher als bei einem Mann, der unter seinen Verwandten keine Betroffenen hat.

Prostatakrebssymptome

Leider treten im Frühstadium von Prostatakrebs in der Regel keine Symptome auf. Dies ist darauf zurückzuführen, daß sich der Krebs in 90 Prozent der Fälle in den Außenanteilen der Drüse entwickelt und die Harnröhre zunächst nicht einengt. Ein Prostatakrebs wächst nur langsam und benötigt vier Jahre, um die

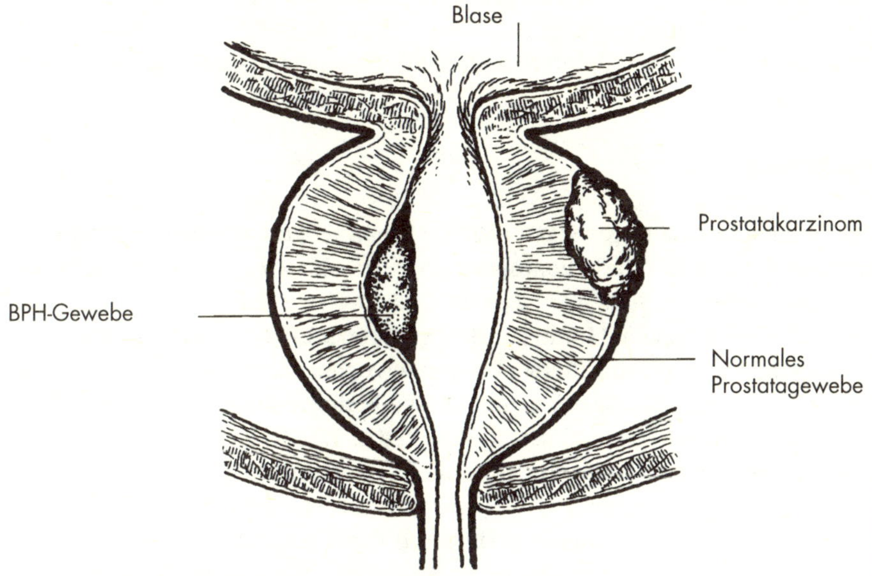

Abbildung 16: Prostata mit BPH und Tumor

doppelte Größe zu erreichen. Gelegentlich wird ein Tumor bereits frühzeitig aufgrund der zufällig gleichzeitig auftretenden Symptome einer gutartigen Prostatahyperplasie entdeckt (BPH – siehe Seite 111 f.).

In späteren Stadien der Erkrankung treten Symptome einer Harnabflußbehinderung auf, die denen einer benignen Prostatahyperplasie ähneln. Breitet sich die Erkrankung auf andere Körperteile – in den meisten Fällen auf die Knochen – aus (Metastasierung), können folgende Symptome auftreten:

- Müdigkeit und Erschöpfung,
- Appetitlosigkeit,
- Gewichtsverlust,
- Knochenschmerz,
- Anämie,
- Blutbeimengungen im Urin oder Sperma,
- Schwellung der Drüsen.

Regelmäßige Vorsorgeuntersuchungen sind enorm wichtig und können folgende Routinemaßnahmen umfassen:

- Bluttests zur Bestimmung von prostataspezifischem Antigen (PSA),
- Digitale Rektaluntersuchung
- Transrektale Ultraschalluntersuchung (TRUS) der Prostata – siehe unten.

Diagnose

In 90 Prozent der Fälle entwickelt sich der Krebs in den Außenanteilen der Drüse. Während der digitalen Rektaluntersuchung wird eine kleine, harte Vergrößerung oder eine Unregelmäßigkeit festgestellt. Falls der Arzt eine solche Vergrößerung findet, ist dies noch kein Grund zur Beunruhigung. In der Hälfte der Fälle, die einer sofortigen genaueren Untersuchung unterzogen werden, wird kein Krebs festgestellt: Die Unregelmäßigkeit geht in diesen Fällen auf einen Stein oder eine andere gutartige Vergrößerung zurück. Bestätigt sich hingegen die Diagnose Krebs, ist die Erkrankung bei frühzeitiger Feststellung oftmals heilbar.

Bei Krebsverdacht werden zur Überprüfung auf Anämie und zur Einschätzung der Nierenfunktion verschiedene Bluttests durchgeführt. Anhand der Bestimmung von saurer Phosphatase der Prostata (PAP) aus dem Blut kann festgestellt werden, ob der Prostatatumor Tochtergeschwülste in den Knochen gebildet hat.

Bei prostataspezifischem Antigen (PSA) handelt es sich um ein Protein, das ausschließlich von Prostatazellen produziert wird. Steigt der PSA-Spiegel im Blut auf über 10 Nanogramm pro Milliliter, liegt mit 60prozentiger Wahrscheinlichkeit ein Prostatakrebs vor.

Bei nur mäßig erhöhter Konzentration (4 bis 10 Nanogramm pro Milliliter) besteht eine 20prozentige Wahrscheinlichkeit für das Vorhandensein eines Prostatatumors. Dies ist darauf zurückzuführen, daß der Blutspiegel mitunter auch durch andere Einflußfaktoren wie eine gutartige Vergrößerung oder sogar eine digitale Rektaluntersuchung erhöht wird. Die einzige Möglichkeit zur Abgrenzung besteht in einer Biopsie.

Sind die PSA-Werte normal (weniger als 4 Nanogramm pro Milliliter), beträgt die Wahrscheinlichkeit für einen Prostatakrebs nur 2,5 Prozent.

Andere Tests

Transrektale Ultraschalluntersuchung (TRUS)

Bei dieser Untersuchung wird eine mit einem Gleitmittel versehene, fingerförmige Sonde in den Enddarm eingeführt. Die Schallwellen passieren die Prostata, werden von Gewebeflächen zurückgeworfen und können dann per Computer zu einem Bild umgewandelt werden. Tumoren erzeugen oftmals ein atypisches Echo. Allerdings versagt die Methode, wenn sich das Krebsgewebe im Echo nicht vom gesunden umliegenden Gewebe unterscheidet. Daher werden mit diesem Verfahren einige Tumoren nicht erkannt.

Biopsie

Anhand einer Biopsieprobe kann festgestellt werden, ob ein Prostataknötchen gut- oder bösartig ist. Dazu wird aus dem Tumor mit einer feinen Hohlnadel (unter örtlicher Betäubung) eine kleine Gewebsprobe entnommen. Erfolgt das Einführen der Nadel durch den Enddarm, werden zur Vorbeugung von Infektionen Antibiotika gegeben. Mitunter erfolgt die Führung der Nadel mittels Ultraschall. Das mit der Biopsie gewonnene Gewebe kann dann unter dem Mikroskop auf Karzinomzellen untersucht werden.

Körperszintigramme

Mittels Computertomographie (CT) oder Kernspintomographie kann festgestellt werden, ob der Tumor bereits das umliegende Gewebe infiltriert und sich auf die Lymphknoten des Beckens ausgebreitet hat.

Knochenszintigramm

Da ein Prostatatumor im fortgeschrittenen Stadium in der Regel auf das Knochengerüst übergreift, wird nach der Feststellung des Tumors ein Knochenszintigramm durchgeführt. Tochtergeschwülste (Metastasen) in den Knochen sind auch auf dem Röntgenbild sichtbar. Bei Schmerzen in den Knochen oder bei Frakturen liegt mitunter der Verdacht nahe, daß den Beschwerden ein fortgeschrittenes Stadium der Erkrankung zugrunde liegt.

Behandlung

Die gewählte Therapie unterscheidet sich nicht nur von Patient zu Patient, sondern auch von Krankenhaus zu Krankenhaus oder Arzt zu Arzt. Sie hängt davon ab, wie weit der Tumor fortgeschritten ist und ob er sich bereits auf andere Gewebe außerhalb der Prostata ausgebreitet hat. In diesem Fall besteht das vordringliche Ziel der Behandlung nicht in der Heilung der Erkrankung, sondern in der Verhinderung einer weiteren Ausbreitung des Tumors.

Medikamentöse Behandlung

Die Größenzunahme von Prostatatumoren läßt sich oftmals durch Änderung der Hormonsituation stoppen. Zur Linderung der Erkrankung werden synthetische Hormone verwandt, die entweder das Hormon Testosteron blockieren (z. B. Cyproteronacetet, Flutamid) oder eine weibliche Hormonsituation vortäuschen (z. B. Östrogenderivate). Leider können weibliche Geschlechtshormone beim Mann eine Brustvergrößerung und eine Senkung der Libido herbeiführen.

Das männliche Geschlechtshormon Testosteron wird von den Hoden nur dann produziert, wenn sie ein entsprechendes Signal aus dem Hirn erhalten. Neuere Hormontherapien (LHRH-Agonisten wie Buserelin, Goserelin, Leuprorelin) wirken daher direkt – über Nasensprays – auf das Hirn und verhindern somit bereits die Auslösung des Signals. Dies führt zur sogenannten »chemischen Kastration«, da die Hoden aufhören, Testosteron zu produzieren. Leider sind Nebenwirkungen wie Hitzewallungen, geringe Libido und Impotenz unumgänglich. Bei einem Drittel der Patienten kommt es innerhalb der ersten Behandlungswochen zu einem Aufflammen der Krankheitssymptome, da die Testosteronkonzentration in der Regel vorübergehend ansteigt und erst danach abfällt.

Durch Bestrahlung kann die Prostatavergrößerung gebremst oder der von den Metastasen in den Knochen verursachte Schmerz gelindert werden. Die Bestrahlung erfolgt entweder von außen oder in Form von radioaktiven Jodteilchen (sogenannten Seeds), die direkt in das Prostatagewebe eingepflanzt werden. In Fällen einer bereits weit fortgeschrittenen Metastasierung (Tochtergeschwulstbildung) der Knochen erweisen sich radioaktive Substanzen (z. B. Strontium), die sich in den Knochen ablagern, als hilfreich. Leider zeigt eine Chemotherapie mit Zytostatika nur selten ausreichenden Erfolg.

Operative Behandlung

Mitunter werden die Hoden entfernt (Orchidektomie), um eine starke Senkung der Testosteronkonzentration zu erreichen. Besteht die Notwendigkeit für diese operative Kastration, können nach dem Eingriff eiförmige Implantate in den Hodensack eingesetzt werden, die wie echte Hoden aussehen und sich auch so anfühlen.

Zu den Nebenwirkungen der Operation zählen Hitzewallungen (die denen ähneln, die bei der Frau nach der Menopause auftreten), Impotenz, Libidoverlust und psychische Auswirkungen. Die meisten Männer ziehen eine chemische (hormonelle) Kastration der operativen vor.

Bei einem kleinen, lokal begrenzten Prostatatumor wird in der Hoffnung, die Erkrankung zu heilen, mitunter die gesamte Drüse entfernt (radikale Prostatektomie). Bei einer kürzlich entwickelten modifizierten Operationstechnik werden die an der Prostata verlaufenden Nervenbündel nicht mit entfernt, wodurch sich das Risiko einer sexuellen Funktionsstörung oder von Inkontinenz reduziert.

Ein neues chirurgisches Verfahren zur Entfernung bösartiger Prostatageschwülste mittels YAG-Laser zeigte bereits erste vielversprechende Resultate.
Weitere Behandlungsformen, die derzeit intensiv erprobt werden, sind die Kryotherapie (Kältebehandlung der Drüse) und die Mikrowellenhyperthermie (siehe Seite 125).

Aussichten

Jüngste Forschungen ergaben eine kleine Sensation: In der Prostata wurden sogenannte »gepolsterte tumorhemmende Wachstumsfaktoren« entdeckt. Diese natürlichen, von den Prostatazellen produzierten Substanzen sind Teil des körpereigenen Tumorabwehrmechanismus. Wenngleich bis zur therapeutischen Anwendung dieser Faktoren noch ein langer Weg bevorsteht, zeichnen sich bereits jetzt ungeahnte Perspektiven für eine erfolgreiche Behandlung von Prostatakrebs ab.
Eine weitere Möglichkeit zur Heilung von Prostatakrebs besteht im Ausschalten der Krebsgene mittels Gentherapie. Allerdings werden noch mindestens zehn Jahre vergehen, bis diese Behandlungsform zur Verfügung steht.

Ernährung und Prostataerkrankungen

Der Zusammenhang zwischen einer gesunden Ernährung und einem gesunden Herzen ist inzwischen eine medizinisch anerkannte Tatsache – die Vorstellung, daß eine entsprechende Ernährung auch zur Gesunderhaltung der Prostata beitragen kann, ist hingegen revolutionär.
Aus jüngsten Untersuchungen geht hervor, daß dies jedoch nicht nur möglich, sondern sogar ein wichtiger Faktor für die in bestimmten Teilen der Welt beobachtete geringe Erkrankungsrate ist.
Verglichen mit Männern in der westlichen Welt kommt es bei Männern in China und Japan seltener zu Prostatakrebs, benigner Prostatavergrößerung und Prostatitis. Wie Autopsieuntersuchungen belegen, weisen asiatische Männer ein gleich hohes Vorkommen von ruhenden Prostatakrebszellen wie amerikanische Männer auf, so daß es sich dabei vermutlich nicht um ein Erbmerkmal handelt. Es gibt also etwas in der asiatischen Lebensweise, durch das Prostataerkrankungen so weit unterdrückt werden, daß sie keine klinischen Symptome verursachen.
Wandern asiatische Männer indes in die westliche Welt aus, verlieren sie ihren Prostataschutz. Es wurde auch nachgewiesen, daß Japaner, die im eigenen

Land eine westliche Ernährungsweise bevorzugen, damit ebenfalls ihren traditionellen Schutz gegen Prostataerkrankungen aufgaben.
Einer sich immer mehr durchsetzenden Theorie zufolge schützt die östliche Ernährungsweise vor Prostataerkrankungen, während die westliche Ernährung eher zu deren Auslösung beiträgt.

Pflanzliche Östrogene in der Nahrung

Die traditionelle japanische Nahrung ist fettarm – insbesondere gesättigte Fettsäuren kommen kaum vor – und besteht aus Reis, Sojaprodukten (Sojabohnen, Sojamehl, Tofu) und Fisch mit Hülsenfrüchten, Getreide und Kreuzblütlern. Zu letzteren gehören exotische Vertreter aus der Familie des Kohls und der Rüben (z. B. Kohlrabi, Chinakohl), die insgesamt reich an schwachen pflanzlichen Hormonen (Isoflavoniden, Phytoöstrogenen) sind, welche bei der Verdauung – vermutlich durch bakterielle Fermentierung im Darm – freigesetzt werden und in den Blutkreislauf gelangen. Es wird angenommen, daß sie mit den natürlichen männlichen Geschlechtshormonen interagieren und so vor benigner Prostatahyperplasie, Prostatitis und sogar Prostatakrebs schützen.
Diese Theorie wird durch jüngste Erkenntnisse gestützt, nach denen die Blutkonzentrationen von Nahrungsöstrogenen bei Asiaten bis zu 110mal höher als in der westlichen Welt sind.
Dies erscheint allerdings paradox. Kürzlich wurden Umweltöstrogene aus anderen Quellen (z. B. PCB, Dioxine, Spuren weiblicher Hormonsubstitutionspräparate und oraler Verhütungsmittel im Trinkwasser, Rinderöstrogene in der Milch trächtiger Kühe) mit der erhöhten Inzidenz von Prostatakrebs und der rapide abnehmenden Spermienzahl bei Männern in der westlichen Welt in Zusammenhang gebracht (siehe Seite 90).
Wie können Umweltöstrogene japanische Männer vor Prostatakrebs schützen und ihn gleichzeitig bei Männern in der westlichen Welt auslösen?
Die Antwort scheint darin zu bestehen, daß pflanzliche Östrogene (im Gegensatz zu synthetischen Umweltöstrogenen) den natürlichen Humanöstrogenen so ähnlich sind, daß sie die Produktion eines Proteins auslösen, das als Sexualhormon bindendes Globulin (SHBG) bezeichnet wird. Von diesem Hormon werden die in der Nahrung enthaltenen Östrogene sowie die endogenen (körpereigenen) männlichen Geschlechtshormone abgebaut. Nachdem sich die Hormone an SHBG gebunden haben, sind sie nicht mehr aktiv. Dadurch ist die Prostata insgesamt geringeren Hormonmengen ausgesetzt, wodurch das Erkrankungsrisiko abnimmt.

Weiterhin besteht die Möglichkeit, daß pflanzliche Östrogene direkt auf den Stoffwechsel und die Produktion männlicher Geschlechtshormone sowie auf das Tumorzellwachstum einwirken.

Antioxidanzien in der Nahrung

Asiatische Männer essen im Vergleich zu westlichen Männern mehr gelbes, oranges, rotes und grünes Gemüse (wie roten, gelben und grünen Paprika, Broccoli, Spinat usw.). Diese sind reich an den antioxidativ wirkenden Vitaminen E, C und Betakarotin. Indem sie die durch normale Stoffwechselvorgänge freigesetzten gefährlichen Freien Radikale abbauen, verringern sie auch das Risiko für koronare Herzkrankheiten und Krebs.
Freie Radikale sind, um ein Gleichnis aus der Politik zu wählen, höchst instabile Elemente, die überall Kämpfe anzetteln und Schaden anrichten.
Ein solches Molekül ist negativ geladen und versucht verzweifelt, sich durch den Zusammenstoß mit zellulären Bestandteilen zu neutralisieren und eine positive Ladung zu stehlen bzw. die eigene negative Ladung abzugeben.
Jede Körperzelle wird täglich mit etwa 100 000 Oxidationsreaktionen bombardiert – bei Rauchern ist diese Zahl sogar doppelt so hoch.
Wird die DNS durch diese Oxidationen auf molekularer Ebene geschädigt, können Fehler in der Gensequenz entstehen oder krebsauslösende Gene aktiviert werden. Dadurch erhöht sich das Risiko für alle Krebsarten, einschließlich Prostatakrebs.
Eine an Antioxidanzien, d. h. an Vitaminen und Mineralstoffen, reiche Nahrung schützt vor Krebs (und koronarer Herzkrankheit), da diese Stoffe ein ungepaartes Elektron entweder abgeben oder aufnehmen und damit die negative Ladung der Freien Radikale neutralisieren, bevor es zu einer Schädigung der Zellen kommt.
Asiatische Männer nehmen in der Regel wesentlich höhere Mengen an diesen wichtigen Antioxidanzien auf als Männer in der westlichen Welt.
Das National Cancer Institute (USA) empfiehlt zur Senkung des Krebsrisikos eine tägliche Zufuhr von mindestens 6 Milligramm Betakarotin. Wünschenswert wäre eine Zufuhr von 15 Milligramm pro Tag – dies kann aber nur durch die Einnahme von Nahrungsergänzungen sowie eine bewußte Ernährung erreicht werden. Einige britische Experten empfehlen darüber hinaus eine tägliche Zufuhr von 150 Milligramm Vitamin C und 30 – 40 Milligramm Vitamin E in Form von Vitaminpräparaten.

Ballaststoffe

Gemüse ist reich an Ballaststoffen (unverdaulichen Nahrungsbestandteilen), die im Darmtrakt verbleiben und überschüssige männliche Geschlechtshormone absorbieren, die aus der Galle stammen. Dadurch werden sie leichter über den Darm ausgeschieden, was eine Resorption und somit ein Ungleichgewicht verhindert.

Zink

Gemüse weist auch hohe Mengen an Zink auf. Dieser Mineralstoff ist für die Gesunderhaltung der Prostata besonders von Bedeutung. Zink ist ein Bestandteil eines Enzyms, das in Reaktion auf hormonelle Auslöser bestimmte Gene aktiviert und die Empfindlichkeit des Prostatagewebes gegenüber Geschlechtshormonen steuert. Zur Gesunderhaltung der Prostata sind pro Tag mindestens 10 Milligramm Zink erforderlich. (Eine Liste mit zinkreichen Nahrungsmitteln finden Sie auf Seite 321.)

Gesättigte Fettsäuren in der Nahrung

Jüngste Forschungen belegen, daß Männer, die eine typisch westliche, an tierischen (gesättigten) Fettsäuren reiche Nahrung zu sich nehmen, ein erhöhtes Prostatakrebsrisiko aufweisen.
Je fettreicher die Ernährung, desto höher ist das Risiko für einen Mann, einen Prostatakrebs auszubilden, der ein fortgeschrittenes Stadium erreicht. Gesättigte Fettsäuren in Schweine- und Rindfleisch, Mayonnaise, sahnigen Salatdressings und Butter scheinen dabei am gefährlichsten zu sein. Bei Milch- und Käseprodukten besteht kein erhöhtes Risiko.
Bei Nahrungsmitteln wie Schweine- und Rindfleisch wurde ein enger Zusammenhang zu Prostataerkrankungen im fortgeschrittenen Stadium gefunden. Dies veranlaßte einige Forscher, Männern eine Reduzierung ihres Fleischkonsums zu empfehlen, da sich damit das Risiko, an Prostatakrebs zu erkranken, reduzieren ließe.
Statt dessen sollten essentielle Fettsäuren wie Linolen- und Linolsäure aufgenommen werden, die für eine gesunde Prostata besonders wichtig sind. Natürliche Quellen sind Nüsse (z.B. Walnüsse) und Samen (Kürbiskerne, Sonnenblumenkerne, Leinsamen). Nach WHO-Empfehlungen sollten täglich mindestens 30 Gramm Nüsse/Samen aufgenommen werden.

Ernährungstips zur Senkung des Prostatakrebsrisikos

- Gewichtsreduzierung – durch Fettgewebe werden Hormone ausgeschüttet, die zu einem signifikanten hormonellen Ungleichgewicht führen können.
- Einschränkung der Fettzufuhr, insbesondere an gesättigten Fettsäuren. Dafür mehr fettarme Milch, Käse und Dressings usw. wählen. Der Anteil des Fettes an der Gesamtenergieaufnahme sollte möglichst nur 25 – 30 Prozent betragen.
- Schweine- und Rindfleisch ganz weglassen – oder nur gelegentlich essen. Dafür mehr Geflügel ohne Haut oder Fisch wählen. Fischöl kann krebshemmend wirken.
- Pro Tag mindestens 500 Gramm frisches Obst oder Gemüse (Kartoffeln nicht mit eingerechnet) zu sich nehmen. Es sollte roh oder nur leicht gedünstet verzehrt werden. Die WHO empfiehlt mindestens fünf Portionen frisches Obst oder Gemüse pro Tag.
- Mehr Nahrungsmittel aus der japanischen Küche wählen – Soja, Reis, Kohlrabi, Chinakohl usw. essen.
- Viel Vollkornprodukte, insbesondere Roggenkorn, zu sich zu nehmen.
- Mehr Nüsse und Samen verspeisen – mindestens 30 Gramm pro Tag.
- Mehr Ballaststoffe wählen – mindestens 30 bis 40 Gramm pro Tag.
- Die Aufnahme nicht raffinierter Kohlehydrate (stärkehaltige Nahrungsmittel) entsprechend den WHO-Empfehlungen auf 50 bis 70 Prozent der täglichen Energiezufuhr steigern.
- Zur Ergänzung der Ernährung gegebenenfalls Vitaminpräparate probieren:
  - Vitamin E (30 bis 40 Milligramm)
  - Vitamin C (etwa 150 Milligramm)
  - Betakarotin (etwa 15 Milligramm).
- Von Zeit zu Zeit Roggenpollenextrakt aufnehmen.
- Gegebenenfalls Zinkpräparate einnehmen – bis zu 10 Milligramm Zink pro Tag.

Testosteron und das männliche Sexualverhalten 7

Pubertät

Die Pubertät ist die Phase zwischen Kindheit und Erwachsensein, in der sich die sekundären Geschlechtsmerkmale herausbilden, die Geschlechtsorgane reifen und die Fortpflanzung möglich wird. In dieser Zeit kommt es auch zu emotionalen Veränderungen, die zusammen mit den körperlichen Veränderungen das Jugendalter ausmachen.

Bei Jungen beginnt die Pubertät im Alter zwischen zehn und vierzehn Jahren (viele hormonelle Veränderungen laufen aber bereits unbemerkt vorher ab) und ist im Alter von fünfzehn bis siebzehn Jahren abgeschlossen. Bei Mädchen beginnt sie im allgemeinen ein Jahr früher (im Alter von neun bis dreizehn Jahren). Die erste Menstruationsblutung ist ein gutes Anzeichen dafür, daß die Pubertät in vollem Gange ist. Bei Jungen ist eine ähnliche Reifestufe erreicht, wenn die erste Ejakulation auftritt. Dies geschieht oftmals in der Nacht und wird auch als »feuchter Traum« bezeichnet, bedeutet aber noch keine Fertilität, sondern ist eher ein Anzeichen dafür, daß die Hoden erwacht sind und zusammen mit den Samenbläschen und der Prostata ihre Sekretionstätigkeit aufgenommen haben.

Was die Pubertät auslöst, ist noch nicht völlig geklärt. Sie kann auf den Abbau inhibitorischer (reaktionshemmender) Nervenverbindungen zurückzuführen sein, durch die die Funktion eines Teils des Hirns, des Hypothalamus, gedämpft wird. Sobald diese Hemmung fehlt, setzt der Hypothalamus in regelmäßigen Abständen einen Auslöserstoff frei, der als Luteinisierungshormon freisetzendes Hormon (LNRH) bezeichnet wird. Diese LNRH-Ausschüttungen werden von den Nervenendigungen weitergeleitet und stimulieren die Hypophyse, die sich direkt unterhalb des Hypothalamus am Hirnstamm befindet.

Die stimulierte Hypophyse beginnt nun mit der Ausschüttung von zwei weiteren Hormonen, die für die Fortpflanzung erforderlich sind. Dabei handelt es sich um follikelstimulierendes Hormon(FSH) und luteinisierendes Hormon (LH). FSH und LH gelangen in den Blutkreislauf und aktivieren bei Mädchen die Eierstöcke und bei Jungen die Hoden. FSH löst die Spermienproduktion und LH die Sektion des männlichen Geschlechtshormons Testosteron aus.

Testosteron und seine Bedeutung

Testosteron ist das wichtigste Androgen oder männliche Geschlechtshormon. Bei Männern wird es zu 95 Prozent in den Hoden und in kleinen Mengen (5 Prozent) in den Nebennieren produziert. Ein Mann schüttet pro Tag 4 bis 10 Milligramm Testosteron aus. Bei der Frau werden ebenfalls kleine Testosteronmengen in den Nebennieren und Eierstöcken produziert.
In den Hoden befinden sich in den Zwischenräumen der vielfach gewundenen Hodenkanälchen (siehe Seite 42) Nester mit Leydig-Zwischenzellen. Diese enthalten Fettgranula, die reich an Cholesterin sind. Über eine Reihe chemischer Reaktionen erfolgt dessen Umwandlung zu Testosteron, das dann in den Blutkreislauf abgegeben wird und das Wachstum der Knochen und Muskulatur, die Vergrößerung der Genitalien und Hoden sowie die geschlechtliche Entwicklung stimuliert. Es ist für die Ausbildung der männlichen sekundären Geschlechtsmerkmale in der Pubertät sowie für die Spermienproduktion verantwortlich.

Wirkung des Hormons Testosteron

Testosteron ist verantwortlich für:

- die Erhaltung des männlichen Sexualtriebs,
- das Wachstum des Kehlkopfes und das Tieferwerden der Stimme,
- das Wachstum des Penis, der Hoden und des Hodensackes,
- die Entwicklung der Falten (Ruga) in der Skrotalhaut,
- das Wachstum der Samenbläschen und die Sekretion von fruktosereicher Flüssigkeit,
- das Wachstum der Prostata,
- die Ausschüttung der Prostatasekrete,
- die Stimulation der Spermienproduktion,
- die Aufrechterhaltung der Erektions-/Ejakulationsfunktion,
- das Verschmelzen der Wachstumsfugen der Knochen (Epiphysen),
- die Aufrechterhaltung der Muskelmasse.

Testosteron wird in der Prostata und in Haarfollikeln zu einem weiteren Hormon, das als Dihydrotestosteron bezeichnet wird, abgebaut. Dieses Hormon besitzt die doppelte Wirksamkeit von Testosteron und ist vermutlich verantwortlich für:

- das Einsetzen des Bartwuchses, die Ausbildung der Achselhaare und der Körperbehaarung an den Extremitäten;
- die Aufrechterhaltung einer typisch männlichen Schambehaarung;
- die männliche Glatzenbildung;
- Akne;
- die benigne Vergrößerung der Prostata.

Die Umwandlung von Testosteron in Dihydrotestosteron wird durch das Enzym 5-Alpha-Reduktase gesteuert. Fehlt dieses Enzym, ist der betroffene Junge zwar genetisch männlich und besitzt normal funktionierende Hoden, wird aber bis zur Pubertät häufig für ein Mädchen gehalten, da die äußeren Geschlechtsteile so klein und rudimentär verkümmert sind, daß sie an die eines Mädchens erinnern. Sobald die Pubertät einsetzt, vergrößert sich die vorgebliche Klitoris zu einem Penis, und die »Schamlippen« falten sich zu einem Hodensack auf, in den plötzlich die Hoden fallen.
Diese Hormonstörung kommt in Teilen der Dominikanischen Republik relativ häufig vor, so daß es dort als normal angesehen wird, wenn einige der in den Straßen spielenden kleinen Mädchen sich plötzlich beim Erwachsenwerden in einen Mann verwandeln. Die Betroffenen werden »Guevedoces« genannt, was soviel heißt wie »Penis mit 12«.
Diese Jungen scheinen ihre psychosexuelle Identität ohne Schwierigkeiten wechseln zu können, und sie beginnen, trotz ihrer Erziehung als Mädchen ein männliches Verhalten zu entwickeln. Bemerkenswert ist, daß sie später keine Akne, Glatze oder benigne Prostatavergrößerung bekommen.
Ausgehend von dieser Beobachtung setzte sich die Erkenntnis durch, daß nicht Testosteron, sondern Dihydrotestosteron für Haarausfall beim Mann (siehe Seite 235) und benigne Prostatavergrößerung (siehe Seite 110) verantwortlich ist.

Pubertärer Wachstumsschub

Bei Jungen tritt der größte Wachstumsschub zwischen dem zwölften und siebzehnten Lebensjahr ein. Diese Entwicklung wird sowohl durch Testosteron als auch durch Wachstumshormon gesteuert und betrifft nahezu jeden Knochen

und Muskel im Körper. Das Differenzierungswachstum bedeutet für Jungen, daß der Schultergürtel breiter als die Hüften wird.
Veränderungen erfolgen auch in der Art des Körpers: Die schlanke Körpermasse (Muskulatur) nimmt zu, während der Fettanteil des Körpers abnimmt, wodurch pubertierende Jungen ihre Pausbacken verlieren. Im folgenden sind die fünf Stufen der geschlechtlichen Entwicklung bei Jungen dargestellt. Das angegebene Alter stellt nur einen Durchschnittswert für das Einsetzen der einzelnen Phasen dar:

Stufe 1 Präadoleszenz – Penis, Hoden und Hodensack weisen die gleiche Größe wie in der frühen Kindheit auf.

Stufe 2 Hodensack und Hoden nehmen an Größe zu; der linke Hoden hängt in der Regel tiefer als der rechte; das Skrotum wird beutelartiger, leicht faltig (runzlig) und rötlich pigmentiert; die Spermatogenese setzt ein (im Alter von zehn bis dreizehn Jahren).

Stufe 3 Hoden und Skrotum werden größer; der Penis beginnt zunächst mit dem Längenwachstum und wird dann zunehmend dicker; eine leichte Schambehaarung bildet sich heraus; an der Oberlippe und den Wangen tritt der erste Bartwuchs ein; eine erste Körperbehaarung erscheint an den Extremitäten und am Rumpf (im Alter von elf bis vierzehn Jahren).

Stufe 4 weitere Vergrößerung von Hoden und Skrotum; die Skrotalhaut wird dunkler und faltiger; der Penis wird länger und die Eichel beginnt sich auszubilden; die Scham- und Körperbehaarung wird dichter, am Penisansatz beginnen Haare zu sprießen; der Hauptwachstumsschub setzt ein (im Alter von dreizehn bis siebzehn Jahren).

Stufe 5 adulte Phase (Phase des Erwachsenwerdens) mit völlig ausgereiften Genitalien; die Schambehaarung verläuft an der Bauchmittellinie zum Nabel aufsteigend; der Bart sprießt jetzt auch an der Unterlippe und am Kinn (im Alter von siebzehn bis achtzehn Jahren).

Stimmbruch

Testosteron führt dazu, daß sich der Kehlkopf (Larynx) bei Jungen vergrößert und die Stimmbänder länger und dicker werden. Dadurch sinkt die Stimmhöhe; dieses Tieferwerden der Stimme wird oftmals als »Stimmbruch« bezeichnet. In der Regel setzt er im Alter von etwa vierzehn Jahren ein, wird aber von den meisten Jungen nicht wahrgenommen, da es sich um einen allmählichen Vorgang handelt. Mitunter wird ein Engegefühl im Hals verspürt, das aber nach einigen

Wochen wieder vergeht. Dieser Zustand kann von einer krächzenden Stimme begleitet sein und ist kein Grund zur Besorgnis.

Männliches Sexualverhalten

Das Sexualverhalten des Mannes ist testosteronabhängig. Das Hormon sorgt für ein wachsendes sexuelles Interesse, verstärkten Sexualtrieb und eine intensivere Ausprägung des angeborenen Sexualverhaltensmusters. Wird Heterosexuellen Testosteron verabreicht, steigt ihr Interesse am anderen Geschlecht, wird es hingegen homosexuellen Männern gegeben, verstärkt es den homosexuellen Geschlechtstrieb – und ändert ihn nicht in einen heterosexuellen.

In einer Studie an über 4000 amerikanischen Männern wurde festgestellt, daß sich Ehemänner mit hohem Testosteronspiegel bis zu 43 Prozent häufiger scheiden lassen und bis zu 38 Prozent häufiger außereheliche Beziehungen eingehen als Männer mit niedrigem Testosteronspiegel. Etwa 50 Prozent von ihnen ließen sich mit der Heirat Zeit.

Männer mit niedrigen Testosteronspiegeln heirateten eher und führten eine erfolgreiche Ehe. Dies kann daran liegen, daß ein niedriger Testosteronspiegel Männer ausgeglichener, weniger aggressiv, humorvoller und häuslicher macht.

Interessant ist, daß Testosteron auch die berufliche Entwicklung eines Mannes beeinflußt. Männer mit hohem Testosteronspiegel werden häufiger Sportler, Schauspieler und Entertainer – Berufe, die durch Kampfgeist, Aggressivität und extravertiertes Verhalten gekennzeichnet sind.

Bestimmte chemische Substanzen besitzen eine gegen Testosteron gerichtete Wirkung und werden daher als Antiandrogene bezeichnet. So kann die Verabreichung von Cyproteronacetat oder Madroxyprogesteronacetat den männlichen Sexualtrieb dämpfen und die Erektionsfähigkeit beeinträchtigen. Diese Medikamente werden oftmals zur Behandlung von Triebtätern eingesetzt.

Nach einer Kastration (Entfernung der Hoden) kommt es zwar in der Regel zu einer Verminderung der sexuellen Aktivität, mitunter bleibt sie aber auch nur wenige Jahre bestehen oder tritt gar nicht ein. Dies kann auf eine verstärkte Ausschüttung von Testosteron aus den Nebennieren zurückzuführen sein, das sonst nur 5 Prozent des zirkulierenden Testosterons ausmacht.

Bei Männern, die ihren Sexualtrieb oder die Erektionsfähigkeit verlieren, können diese Veränderungen mit einer Testosteronsubstitutionstherapie vollständig rückgängig gemacht und das frühere Niveau der sexuellen Aktivität wiederhergestellt werden.

Was ist ein normaler Sexualtrieb?

Verschiedene Umfragen ergaben, daß 40 Prozent der Paare in der Bundesrepublik mehr als dreimal pro Woche Geschlechtsverkehr haben, 35 Prozent ein- bis zweimal pro Woche und 15 Prozent zwei- bis dreimal im Monat. Neun Prozent haben seltener oder überhaupt keinen Geschlechtsverkehr.

Gemäß einer Umfrage der Zeitschrift *Esquire* (1992), in die 800 Männer einbezogen wurden, haben 2 Prozent der Männer täglich Sex und mehr als 11 Prozent vier- bis sechsmal pro Woche. Nur etwa 5 Prozent der Männer mit sexueller Erfahrung hatten keine intime Beziehung.

Auch die Dauer der Beziehung ist von Bedeutung. So geht aus anderen Umfragen hervor, daß in Beziehungen, die weniger als drei Jahre bestanden, mehr als 50 Prozent der Paare dreimal pro Woche Geschlechtsverkehr hatten. Bei den Paaren, die bereits vier und mehr Jahre zusammenlebten, waren dies nur noch 25 Prozent.

Aphrodisiaka

Verschiedene potenzstärkende Mittel erfreuen sich bereits seit alters her großer Beliebtheit. Die meisten werden offenbar aus phallusartigen Gegenständen gewonnen. Daß Nashornpulver oder verschiedene Produkte aus Bananen Assoziationen von Manneskraft oder einem erigierten Penis wecken, scheint naheliegend, weitaus abwegiger wirkt dagegen der Brauch, sich am noch warmen Hirn frisch enthaupteter Krimineller gütlich zu tun. In diesem Zusammenhang sei auch darauf verwiesen, daß es als häufige Nebenwirkung von plötzlichen Rückgratverletzungen zu Erektionen kommt – ein Phänomen, das man in englischsprachigen Ländern etwas sarkastisch »Custer's Last Stand« nennt. Den Ruf, ein zuverlässiges Aphrodisiakum zu sein, genießen unter anderem Austern, Champagner, Ginseng, Eleutherococcus (Sibirischer Ginseng) und überraschenderweise auch Himbeeren.

Pheromone

Pheromone sind flüchtige chemische Substanzen, die in sehr kleinen Mengen über unsere Hautfette ausgeschieden werden. Sie werden zwar meist nicht bewußt wahrgenommen, haben aber einen starken Einfluß auf die Stimmung. Es wird angenommen, daß Pheromone den Schlüssel zur sexuellen Anziehung beim Menschen darstellen. Kürzlich wurde das erste Pheromon (aus den Hautfragmenten eines abgelegten Gipsverbandes) isoliert und auf seine Eigenschaften untersucht. Flüssige Konzentrate dieses menschlichen Pheromons wurden an 40 Probanden getestet: Die dabei auftretenden Empfindungen wurden als »ein befriedigendes Hochgefühl« beschrieben und versetzten die Pheromonempfänger in eine angeregte, aufgeschlossene Stimmung. Möglicherweise werden die Extrakte bereits in naher Zukunft After Shaves und Parfüms – mit vermutlich verheerenden Auswirkungen – beigemengt.

Die Menopause des Mannes

Es erscheint heute als gesichert, daß einige Männer eine Art männliche Menopause oder Viripause erleben. Testosteron wird beim Mann ständig ausgeschüttet und unterliegt im Gegensatz zum weiblichen Geschlechtshormon Östrogen nicht einem monatlichen Zyklus, in dem es ansteigt und abfällt. Die Blutwerte sind im Jugendalter am höchsten und nehmen danach allmählich ab.
In der Lebensmitte fällt der Testosteronspiegel leicht ab, und bei einigen Männern treten Symptome wie Müdigkeit, Reizbarkeit, verringerte Libido, Gelenkschmerzen, trockene Haut, Insomnie (Schlaflosigkeit), starkes Schwitzen, Hitzewallungen und depressive Verstimmungen auf. Langfristig kann es zu einem ähnlichen Knochenabbau (Osteoporose) wie bei Frauen nach der Menopause kommen. Zwischen dem 40. und 70. Lebensjahr nimmt die Knochendichte beim Mann um bis zu 15 Prozent ab. In dieser Zeit verlieren Männer auch durchschnittlich 5 bis 10 Kilogramm an Muskelmasse. Oft kommt es zu einem Abfall der Spermienzahl, und auch Erektionsstörungen treten häufiger auf – alles Anzeichen dafür, daß die Testosteronwirkung immer mehr nachläßt.
Bei den meisten Männern mit diesen Symptomen liegt der Testosteronspiegel allerdings im Normalbereich. Die Symptome können daher auf eine gestörte Wechselwirkung zwischen Testosteron und seinen Rezeptoren, auf einen zu hohen Alkoholkonsum (siehe Seite 276) oder auf übermäßigen Streß (siehe Seite 286) zurückzuführen sein, wodurch ein beschleunigter Testosteronabbau erfolgt. Eine weitere Möglichkeit besteht in einem erhöhten Spiegel des Sexualhormon bindenden Globulins (SHBG). Von diesem Hormon wird freies Testosteron neutralisiert, d. h. durch Bindung in eine inaktive Form überführt. Dies würde erklären, weshalb das Testosteron zwar vorhanden ist und im Blut nachgewiesen werden kann, jedoch keine Wirkung zeigt.
Bei einer Hormonsubstitutionstherapie zur Behandlung menopausaler Symptome beim Mann werden Testosteronpräparate verabreicht. Alternativ kann

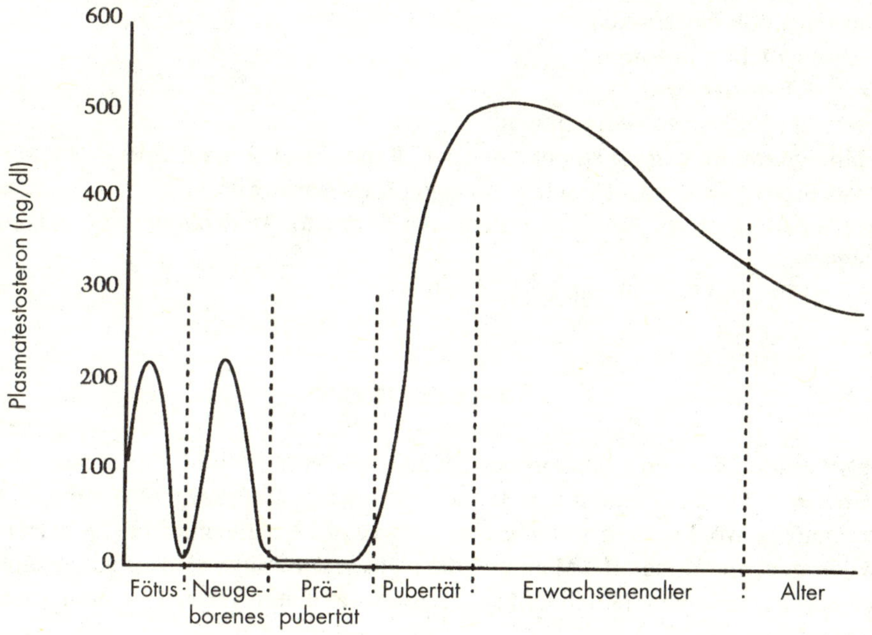

Abbildung 17: Testosteronspiegel

in das Gesäß ein Implantat (eingepflanztes Gewebestück) eingesetzt werden, das über sechs Monate kontinuierlich entsprechende Testosteronmengen freisetzt.

Das Behandlungsziel besteht in einer Erhöhung des Testosteronspiegels auf eine normale – nicht überhöhte – Konzentration, damit keine sexuelle Übererregbarkeit eintritt. Mit der Behandlung wird lediglich die normale Libido wiederhergestellt, die für jeden Patienten individuell verschieden ist. Behandelte Patienten fühlen sich innerhalb von zwei Wochen besser, haben mehr Energie, bessere Laune und ein wiedererwachtes Interesse an Sex.

Eine Hormonsubstitutionstherapie beim Mann ist weiterhin umstritten und wird daher nur von wenigen Ärzten verordnet. Erhöhte Testosteronspiegel wurden mit einem vermehrten Auftreten von Prostatakrebs in Zusammenhang gebracht. Falls Sie eine eingehendere Untersuchung wünschen, wird Sie Ihr Hausarzt gern an einen Hormonspezialisten (Endokrinologen) überweisen.

Die Auswirkungen der Menopause des Mannes kann auch ohne Hormone wie folgt gelindert werden:

- das Rauchen aufgeben,
- weniger Alkohol trinken,
- das Gewicht reduzieren,
- mehr Sport treiben,
- weniger Koffein zu sich nehmen,
- Multivitaminpräparate einnehmen (bei Vitamin- und Mineralstoffmangel können Störungen des Hormonhaushalts noch verstärkt werden),
- überprüfen, ob die Symptome nicht durch andere Medikamente verursacht werden,
- eine Ehe- und Sexualberatung aufsuchen.

Masturbation

Masturbation gilt heute als normale sexuelle Verhaltensweise. Umfragen zufolge masturbieren 80 Prozent der Männer regelmäßig: 13 Prozent davon mehr als dreimal pro Woche, 25 Prozent ein- bis dreimal pro Woche und 15 Prozent zwei- bis dreimal pro Monat. Bei Männern, die nicht sexuell aktiv sind und auch nicht masturbieren, kommt es schließlich zu einem »feuchten Traum« – einem nächtlichen Samenerguß.
Masturbation ist nur dann schädlich, wenn sie Schuldgefühle hervorruft und eine zunehmende Isolierung begünstigt. Schauergeschichten, nach denen diese Art der Befriedigung unheilvolle Auswirkungen auf die Gesundheit, wie übermäßige Behaarung, Sehstörungen oder körperliche Mißbildungen, zeigt, sind das Produkt angstvoller, verklemmter Phantasien und haben mit der Realität nichts gemein.

Homosexualität

Die Evolution des menschlichen Sexualverhaltens verläuft kompliziert. Dabei spielen Instinkte, Entwicklungsfaktoren, möglicherweise eine genetische Komponente, gesellschaftliche Normen und die Verfügbarkeit eines Partners des bevorzugten Geschlechts eine Rolle.
Häufig wird behauptet, daß 10 Prozent der Männer eine Neigung zu Homosexualität haben, diese Zahl ist aber vermutlich zu tief gegriffen. Wenn man all diejenigen hinzuzählte, die in ihrer Jugend mit Homosexualität experimentiert haben, wäre die Zahl zweifellos höher.
Der Amerikaner Kinsey, einer der ersten Sexologen, stellte fest, daß 37 Prozent

der Männer in seinen Untersuchungen zugaben, mindestens ein homosexuelles Erlebnis bis zum Orgasmus gehabt zu haben. Andere Umfragen unter etwa 3000 männlichen Studenten im Alter von achtzehn bis fünfundzwanzig Jahren ergaben einen Wert von 30 Prozent. Aber selbst diese hohen Zahlen werden möglicherweise noch nicht der Realität gerecht, da die Beantwortung von Fragebögen zur Sexualität bekanntlich nicht immer ganz wahrheitsgemäß erfolgt.
Und »Homosexualität« ist ein Begriff, der ein ganzes Spektrum an Verhaltensmustern abdeckt. Die Männer sind:

- vorwiegend heterosexuell mit gelegentlichen homosexuellen Kontakten;
- im gleichen Maße hetero- wie homosexuell;
- vorwiegend homosexuell mit gelegentlichen heterosexuellen Kontakten;
- ausschließlich homosexuell.

Sexuelle Neigungen und Vorlieben müssen jedoch nicht immer mit der wahrnehmbaren sexuellen Aktivität übereinstimmen, wie das häufige Vorkommen homosexuellen Verhaltens unter Strafgefangenen zeigt. Ebenso können strenge gesellschaftliche Normen dazu führen, daß ein Mann trotz starker homosexueller Neigung sein ganzes Leben lang ausschließlich heterosexuell bleibt.
Einigen Theorien zufolge ist Homosexualität ein biologisches Phänomen mit physiologischem Hintergrund. So weisen einige Männer Hormonrezeptoren auf, die nur teilweise auf die zirkulierenden Geschlechtshormone ansprechen. Die mögliche Folge ist ein Ausbleiben des hormonabhängigen Wunsches, einen Partner des anderen Geschlechts für die Fortpflanzung zu finden.
Jüngste Forschungsergebnisse belegen, daß bestimmte Zentren im Hirn für das Sexualverhalten verantwortlich sind. Das männliche Verhaltensregulationszentrum, in dem sich Androgenrezeptoren befinden, liegt hinter dem Hypothalamus im Gehirn. Das weibliche Zentrum befindet sich in einer Region, die als »ventromediale Kernregion« des Hirns bezeichnet wird. Es wird angenommen, daß die Differenzierung dieser Zentren entsprechend den in der frühen Embryonalentwicklung vorhandenen Spiegeln an zirkulierenden Geschlechtshormonen erfolgt. Diese Reaktion ist wiederum von der erfolgreichen Wechselbeziehung zwischen dem Geschlechtshormon und den dafür zuständigen Rezeptoren abhängig. Es erscheint daher logisch, daß eine abweichende Bindungsfähigkeit der Rezeptoren in diesen Regionen statt zu einem heterosexuellen zu einem homosexuellen Verhaltensmuster führt.
Diese Theorie wurde kürzlich durch die Erkenntnis gestützt, daß die Region des hinteren Hypothalamus bei homosexuellen Männern nicht die für heterosexuelle Männer typische Struktur aufweist, sondern anatomisch eher der Form

gleicht, die in der Regel bei Frauen vorliegt. Der betreffende Zellcluster (INAH-3) ist bei schwulen Männern in der Regel kleiner (und weist die gleiche Größe wie bei Frauen auf), während eine andere Region, der Nucleus suprachiasmaticus, doppelt so groß ist.
Ganz so simpel ist es jedoch nicht. Einige schwule Männer besitzen eine INAH-3-Kernregion derselben Größe wie heterosexuelle Männer; auf jeden Fall sind die Größenunterschiede relativ klein und können auch auf Meßfehler zurückzuführen sein. Weitere Untersuchungen lassen darauf schließen, daß die Nervenleitungen zwischen der rechten und linken Hirnhälfte bei Schwulen größer als bei Heterosexuellen sind.
Untersuchungen an 28 männlichen Zwillingspaaren ergaben, daß die Wahrscheinlichkeit, daß der Bruder eines homosexuellen eineiigen Zwillings ebenfalls schwul ist, dreimal höher als bei zweieiigen Zwillingen ist. Dies läßt auf eine genetische Komponente schließen. Wissenschaftler sind der Ansicht, daß der nächste Schritt in der Identifikation der spezifischen Gene besteht, die das homosexuelle Verhalten auslösen – eines dieser Gene wurde bei Drosophila (Fruchtfliege) vermutlich bereits gefunden.
Ob diese strukturellen Unterschiede des Hirns oder Genoms mit Homosexualität in Zusammenhang stehen, ist noch ungeklärt. Wenn dies der Fall wäre, würde es bedeuten, daß Sexualität genauso genetisch variiert, wie z. B. einige Menschen Links-, andere Rechts- und wieder andere Beidhänder sind.

Transsexualismus

Einige Männer leiden unter einer gestörten Geschlechtsidentität, d. h., sie sind mit ihrem biologischen Geschlecht von frühester Kindheit an in unterschiedlichem Maße unzufrieden. Gelegentlich ist dies auch ein streßbedingtes Problem.
Transvestitismus ist eine leichte Form einer ablehnenden Haltung gegenüber dem eigenen Geschlecht und lediglich auf den Wunsch beschränkt, Kleidung zu tragen, die in der Regel dem andern (in diesem Fall dem weiblichen) Geschlecht vorbehalten ist. Der Betroffene fühlt sich darin wohl, ist so mit sich im reinen – ein Gefühl, das von anderen mitunter nur schwer verstanden wird.
Einige Männer haben die Empfindung, im falschen Körper eingeschlossen zu sein, und sie verspüren den alles überwältigenden Wunsch, sämtliche äußerlichen Anzeichen ihrer Männlichkeit abzulegen und auch anatomisch eine Frau zu werden.
Eine chirurgische Geschlechtsumwandlung ist für Transsexuelle zwar prinzipiell möglich, wird aber erst nach eingehender Beratung durchgeführt. In der

Regel müssen, Männer, die eine Geschlechtsumwandlung anstreben, vor der Operation zunächst über eine längere Zeit nachweisen, daß sie als Frau leben und bestehen können. Dazu kann auch das Trauma gehören, von der eigenen Familie, Freunden und sogar Kindern fallengelassen zu werden. Darüber hinaus können die operativ bedingten Komplikationen groß und die Nebenwirkungen der notwendigen Medikamente sehr stark sein.

Ohne eine geeignete Vorbereitung auf ein Leben in der neuen Geschlechtsrolle kann die zuvor noch unerreichbare und dadurch verklärte Vorstellung vom Leben als Frau nach der Operation sehr leicht in tiefe Enttäuschung, Depression, Selbstmordgedanken oder den unerfüllbaren Wunsch, den Eingriff rückgängig zu machen, umschlagen. Bei richtiger Auswahl der betroffenen Männer mag mit Geschlechtsumwandlung ein Gewinn an Lebensqualität erreicht werden.

Bei der Geschlechtsumwandlung eines Mannes in eine Frau besteht die erste Stufe in der oralen Einnahme weiblicher Geschlechtshormone – die von nun an lebenslang eingenommen werden müssen. Dadurch kommt es zur Brustvergrößerung und Feminisierung der Haut. Unerwünschtes Haar wird mittels Elektrolyse entfernt. Bei Glatze kann eine Perücke getragen werden. Mitunter werden die Brüste auch durch chirurgische Implantate vergrößert.

Als nächste Stufe erfolgt die Entfernung des Penis und der Hoden sowie die Modellierung einer funktionalen Vagina. Gelegentlich wird die Vagina aus einem Teil des Dickdarms (Kolons) geformt und an entsprechender Stelle mit Stichen fixiert. Diese Technik bietet den Vorteil, daß sich eine feuchte Vagina bildet, die Schleim produziert.

Bei einer anderen Technik wird die Haut des Penis und der Eichel genutzt, um daraus die Vagina zu modellieren. Der Vorteil dieser Methode liegt darin, daß einige Nerven intakt bleiben und so eine gewisse sexuelle Befriedigung möglich ist; vor dem Koitus muß allerdings ein Gleitmittel aufgebracht werden.

Während der Operation wird die Harnröhre durch einen Katheter geschützt, der in die Blase eingeführt wird. Anschließend wird das Schwellkörpergewebe des Penis vorsichtig von der Haut und der Harnröhre gelöst und entsorgt. Die verbleibende Hauthülle wird abgelöst, umgestülpt und anschließend an die Stelle des Beckens gelegt, wo sich zuvor die Peniswurzel befand. Aus der Skrotalhaut werden künstliche Schamlippen (Labiae) geformt, die Harnröhre wird verkürzt und vor der neuen Vagina vernäht. Nach der Operation wird das Zusammenziehen der Haut durch Dilatatoren (Dehnungsinstrumente) verhindert, um so eine Art Vagina zu erhalten.

Sexuelle Funktionsstörungen beim Mann 8

Impotenz

Das Wort Impotenz leitet sich aus dem lateinischen »Impotentia« ab, das soviel wie »Unvermögen« bedeutet. Zur Beschreibung mangelnder sexueller Potenz wurde es erstmals im Jahre 1655 von dem Engländer Thomas Fuller in seinem Traktat »Church History of Britain« verwendet.

Impotenz ist das Unvermögen, eine Erektion herbeizuführen oder aufrechtzuerhalten, die für eine befriedigende Form des heterosexuellen Vaginalverkehrs erforderlich ist. Der Begriff »befriedigend« wird in diesem Zusammenhang in der Regel für eine Erektion ausreichender Steife gebraucht, die über einen bestimmten Zeitraum aufrechterhalten wird, in eine kontrollierte Ejakulation mündet und für beide Partner sexuelle Erfüllung bringt.

Impotenz ist ein häufiger und belastender Zustand, der bei 10 bis 30 Prozent der Männer regelmäßig auftritt und von dem alle Altersgruppen betroffen sind. Aus Schamgefühl oder der oft irrtümlichen Annahme, daß ihnen nicht geholfen werden könne, leiden die Opfer meist in stiller Resignation. Unabhängig von der Ursache der Impotenz kann die Erektionsfähigkeit dank zahlreicher Behandlungsmöglichkeiten in 99 Prozent der Fälle auf die eine oder andere Weise wiederhergestellt werden.

Oftmals wird angenommen, daß Impotenz ein rein psychisches Problem sei, aber in 40 Prozent der Fälle liegen auch physische Ursachen vor. Erwacht ein Mann morgens mit einer Erektion oder kann er durch Masturbation einen Orgasmus herbeiführen, wenn er allein ist, kommen allerdings eher psychische als physische Ursachen in Betracht.

Hat ein Mann indes niemals eine Erektion, d. h. auch nicht beim Erwachen, liegt vermutlich ein physisches Problem vor, das von einem Urologen eingehend untersucht werden sollte.

Im Schlaf treten normalerweise vier bis acht Erektionen auf – wenn diese nicht

durch eine physische Blockade verhindert werden. Zur regelmäßigen Messung des Penisumfangs und der nächtlichen Gliedversteifung kann vor dem Zubettgehen ein spezielles Registriergerät am Penis angebracht werden, das eine Unterscheidung zwischen körperlichen und psychischen Ursachen der Impotenz erlaubt.
Oftmals sind sowohl psychische als auch physische Faktoren beteiligt, wodurch sich der Teufelskreis aus Angst und Selbstzweifeln schließt.

Physische Ursachen für Impotenz

Die häufigsten physischen Ursachen für Impotenz sind Müdigkeit, Überarbeitung und Streß. Es ist völlig normal, unter diesen Umständen nicht voll auf der Höhe zu sein. Zu anderen physischen Ursachen zählen Nebenwirkungen von Medikamenten, Verhärtung der Arterien (Arteriosklerose), mangelnder venöser Verschluß der Schwellkörper, wodurch die Blutstauung beeinträchtigt wird, Fibrose (Vermehrung des Bindegewebes), Störungen des Hormonhaushalts und Nervenschädigungen.

Nebenwirkungen von Medikamenten

Nebenwirkungen von Medikamenten sind eine verbreitete und reversible Ursache für Impotenz. Von den verschreibungspflichtigen Medikamenten sind vor allem Betablocker zu nennen – welche die Aktivität verschiedener Nerventypen dämpfen. Betablocker sind hochwirksame Arzneimittel, die häufig zur Behandlung von Bluthochdruck, Angina pectoris, Herzanfällen, Angstgefühl, Palpitationen (Herzklopfen), Migräne, Glaukomen (Grüner Star) und einer Schilddrüsenüberfunktion verschrieben werden. Falls Sie jedoch die Nebenwirkungen stören, sollten Sie Ihren Arzt bitten, Ihnen eine andere Medikamentenart zu verschreiben.
Thiaziddiuretika (Wassertabletten) werden zur Senkung von Bluthochdruck oder zur Reduzierung von Flüssigkeitsansammlungen im Körper verschrieben und können ebenfalls die Erektionsfähigkeit beeinträchtigen. Bei Patienten, die Diuretika (harntreibende Mittel) einnehmen, ist die Wahrscheinlichkeit, impotent zu sein, doppelt so hoch wie bei Patienten, die keine Medikamente brauchen. Wenden Sie sich in jedem Fall an Ihren Arzt, da auch in diesem Fall alternative Behandlungsmethoden zur Verfügung stehen.
Antidepressiva setzen in ihrer Wirkung auf das Nervensystem an den Nervenendigungen an und kommen ebenfalls als Ursache für Impotenz in Betracht.
Und falls Sie Medikamente anderer Art nehmen, sollten Sie Ihren Arzt oder Apotheker fragen, ob diese Ihre Libido beeinträchtigen könnten.

Nur allzu oft wird vergessen, daß Zigarettenrauch eine sehr starke Droge, das Nikotin, enthält. Zwischen Rauchen und Erektionsstörungen besteht ein enger Zusammenhang, der mit steigender Dosis um so deutlicher in Erscheinung tritt: Je mehr Zigaretten pro Tag geraucht werden, desto geringer fällt die Erektion aus. Rauchen schädigt die Blutgefäße und beschleunigt die »Verkalkung« der Arterien.

Arteriosklerose

Die Verhärtung und Verkalkung der Arterien kommt in der zweiten Lebenshälfte häufig vor. Gelegentlich werden die Arterien, die den Penis versorgen, eingeengt und mit Cholesterineinlagerungen überzogen. Durch die verminderte Blutversorgung des Penis kann dieser nicht das für eine normale Erektion erforderliche Volumen annehmen. Die Folge ist Impotenz.
Durch Diagnoseverfahren, welche die Durchblutung des Penis sichtbar machen (wie z. B. Kontrastmittel, die im Röntgenbild erscheinen), kann jede Art von Arterienverengung festgestellt werden, die als mögliche Ursache in Betracht kommt. Gelegentlich erfolgt die Untersuchung auch mittels Ultraschall. Dazu wird zuvor ein Mittel zur Auslösung der Erektion injiziert.

Venöse Lecks

Bei einigen Männern beginnt die Erektion mit normaler Steife, läßt dann jedoch aufgrund des Abflusses von Blut aus dem Harnröhrenschwellkörper (siehe Seiten 21 und 36) allmählich nach. Dies wird durch eine Schwäche des Mechanismus verursacht, der die Auslaßvenen verschließt und das Blut daran hindert, während der Erektion abzufließen. Dieses Problem kann durch eine Spezialuntersuchung mittels Kontrastdarstellung im Röntgenbild nachgewiesen werden (Kavernosographie). Venöse Lecks sind bei älteren Männern eine häufige Ursache für Impotenz. Einige Männer leiden sowohl an einer schlechten Durchblutung als auch einem venösen Leck.

Fibrose

Ist die Blutversorgung normal, kann es zu einer einseitigen Verhärtung und eingeschränkten Dehnungsfähigkeit des Penis infolge von Fibrose oder Narbenbildung kommen (z. B. bei Peyronie-Krankheit, siehe Seite 32). Dadurch füllt sich der Penis unvollständig oder zeigt eine extreme und schmerzhafte Verbiegung zur Seite. Eine teilweise oder vollständige Impotenz ist die mögliche Folge. Das Problem kann durch eine operative Entfernung des Narbengewebes oder das Anbringen eines Abnähers zur Erzielung einer geraden Erektion behoben werden.

Störungen des Hormonhaushalts

Mitunter kann Impotenz durch eine Störung des Hormonhaushalts hervorgerufen werden. Dies gilt insbesondere, wenn der Testosteronspiegel zu niedrig oder der Prolaktinspiegel zu hoch ist. Bei Impotenz erfolgt eine Blutuntersuchung zur Abklärung von Hormonstörungen. Sobald die Ursache bekannt ist, kann eine Hormonstörung in der Regel mit einfachen Mitteln behandelt werden.

Diabetes

Impotenz durch Diabetes hat zwei Hauptgründe: Die Erkrankung begünstigt die Arterienverkalkung (Arteriosklerose) und kann bei schlechter Einstellung aufgrund der hohen Blutzuckerwerte zu einer permanenten Nervenschädigung führen.

Nervenschädigung

Erkrankungen oder Verletzungen der Nerven können zu Impotenz führen. Dazu zählen schwere multiple Sklerose oder Rückgratverletzungen infolge einer Fraktur (Bruch). Gelegentlich treten zwar Reflexerektionen auf, eine Ejakulation ist aber normalerweise nicht ohne elektrische Stimulation möglich.

Behandlung physisch bedingter Impotenz

Die Behandlungsmöglichkeiten für physisch bedingte Impotenz sind heute weit fortgeschritten. Nachdem die mögliche Ursache durch eingehende Untersuchung festgestellt wurde, stehen verschiedene Behandlungsmöglichkeiten zur Wahl.

Orale Medikamente

Derzeit laufen verschiedene internationale Untersuchungen auf dem Gebiet der Behandlung von Impotenz durch Medikamente, die meist in Tablettenform einzunehmen sind. Das Medikament, ein Yohimbinhydrochloridderivat, wird aus dem afrikanischen Baum »Pausinystalis yohimbe« gewonnen. Es wird erwartet, daß erste Untersuchungsergebnisse in Kürze vorliegen, allerdings wird es noch einige Jahre dauern, bis das Medikament auf den Markt kommt.

Lokale Anwendung von GTN

Glyzerintrinitrat (GTN) wird normalerweise zur Behandlung von Angina-pectoris-Beschwerden am Herzen eingesetzt. Es erweitert die Blutgefäße und erhöht die Durchblutung. Forschungen ergaben, daß GTN-Patches, die im Falle von

Impotenz ein bis zwei Stunden vor dem Geschlechtsverkehr am Penis angebracht werden, gute Ergebnisse zeigen. Bei Männern im Alter von fünfundvierzig bis einundsiebzig Jahren, die im Durchschnitt seit fünf Jahren an Impotenz litten, gelang es in vier von zehn Fällen, eine Erektion mit Koitus und Ejakulation zu erreichen – eine Erfolgsrate von 40 Prozent.
GTN-Patches erweisen sich gegenüber GTN-Cremes als vorteilhafter, da letztere vom Vaginalgewebe aufgenommen werden und bei der Partnerin als Nebenwirkung Kopfschmerz hervorrufen.

Vakuumerektionen

Für eine Vakuumerektion wird ein Kunststoffzylinder über den Penis gestülpt, aus dem anschließend die Luft abgepumpt wird. Der resultierende Unterdruck führt dazu, daß sich der Penis mit Blut füllt und so eine Erektion auslöst. Am Penisansatz wird ein enger Ring angebracht, durch den das Blut eingeschlossen und die Gliedsteife aufrechterhalten wird. Nach dem Abnehmen des Kunststoffzylinders bleibt der Penis erigiert. Da diese Technik ähnlich einem Stauungsschlauch (Tourniquet) funktioniert, nimmt der Penis eine bläuliche Färbung an. Der Ring selbst kann nur eine kurze Zeit getragen werden (da er die Blutversorgung des Penis beeinträchtigt). Ein weiteres Problem besteht darin, daß mit dem elastischen Ring verhindert wird, daß der Samen während der Ejakulation aus dem Penis austreten kann. Der Samen sickert entweder erst später heraus oder gelangt in die Blase, aus der er mit dem Urin ausgeschieden wird. Dies ist zwar nicht schädlich, beeinträchtigt aber die Fertilität.

P.I.P.E.

Mitunter können Patienten sich auch selbst spritzen, und zwar in diesem Fall am Penisansatz. Diese Methode wird als P.I.P.E., »Pharmakologisch Induzierte Peniserektion«, bezeichnet. Die Injektion erfolgt dabei über eine sehr dünne Kanüle in die Gliedschwellkörper. Der Penisansatz ist nicht sehr schmerzempfindlich, so daß angegeben wird, daß die Behandlung nicht schmerzhafter sei als ein Mückenstich. Nach dem Herausziehen der Kanüle sollte die Injektionsstelle noch 30 Sekunden lang fest zusammengepreßt werden, damit keine Blutung auftritt. Nach 5 bis 10 Minuten tritt die Erektion ein, da sich die zuführenden Arterien erweitern und die ableitenden Venen verengen.
Das dazu häufig angewandte Medikament, Papaverin, kann jedoch anhaltende Erektionen und Priapismus (siehe Seite 33) auslösen. Priapismus ist ein chirurgischer Notfall – das im Penis eingeschlossene Blut muß drainiert und die Blutversorgung wiederherstellt werden. Papaverin kann in seltenen Fällen auch eine innere Vernarbung und Verbiegung des Penis (Peyronie-Krankheit) hervor-

rufen. In der Mehrzahl der Fälle funktioniert P.I.P.E. jedoch sehr erfolgreich und hat bereits das Leben vieler impotenter Männer positiv verändert.
Ein weiteres Medikament, Prostaglandin E1, wird von einigen Ärzten anstelle von Papaverin verschrieben, da die Nebenwirkungen geringer sind.
Neu entwickelt wurde ein Selbstinjektionssystem, das unter dem Namen Caverject (Alprostadil) bekannt ist. Die Wirkung ist mit Prostaglandin E1 vergleichbar und kann vom Arzt verschrieben werden. Allerdings wird es mitunter schmerzhafter als andere Medikamente empfunden.

Gefäßchirurgie

Besteht ein körperliches Leiden, das eine ausreichend Blutversorgung des Penis verhindert, so gibt es die Möglichkeit, ein arterielles Bypass-Transplantat einzusetzen, mit dem die Engstelle umgangen wird. Dazu kann entweder ein Stück Vene oder ein synthetischer Schlauch verwendet werden. In einigen Fällen vermag man eine Einzelstruktur (narbige Verengung) mit einem speziellen Ballonkatheter zu erweitern, der röntgengesteuert in die Vene eingeführt wird.
Bei einer anderen erfolgversprechenden Methode wird eine Arterie, die normalerweise zur Versorgung der Unterbauchmuskulatur dient, am Penis angeschlossen. Sie wird dabei mikrochirurgisch mit einer der Penisarterien verbunden; dieses Verfahren erhöht die Durchblutung des Penis sofort. Auf die Unterbauchmuskulatur hat dies keinen Einfluß, da sie noch von einer Reihe anderer Arterien versorgt wird. Gleichzeitig werden meist einige der Venen verödet, die das Blut aus dem Penis ableiten, wodurch eine Kombination aus erhöhter Blutzufuhr und verminderter Blutableitung erreicht wird: Die Erfolgsrate liegt hier bei 70 Prozent.
Eine arterielle Bypass-Operation erfordert einen relativ großen Schnitt bis zum Unterbrauch, so daß der Patient mehrere Tage stationär behandelt werden muß.
Wird die Impotenz allein durch ein venöses Leck verursacht, kann der Zustand durch einfaches Abbinden der Hauptvene des Penis korrigiert werden. Dieses Verfahren wird als Venenligatur bezeichnet und ist in 50 Prozent der Fälle erfolgreich. Mitunter erweitern sich nach dem Eingriff neue Venen, so daß das Leck nach einigen Jahren erneut auftritt.

Implantate

Endoprothesen sind Vorrichtungen, die durch Operation in den Penis eingebracht, d. h. implantiert werden können, um Erektionen zu ermöglichen. Es gibt zwei Hauptarten:

1. halbstarre Stäbe, wodurch beim Patienten ständig eine Halberektion vorhanden ist;
2. komplizierte, auffüllbare Kunststoffzylinder mit kleinen Pumpbällchen im Skrotum und einem Flüssigkeitsreservoir im Abdomen oder Becken; diese Vorrichtung wird durch Drücken auf die Pumpbällchen oder einen Auslöseknopf im Skrotum aktiviert; das Entleeren erfolgt durch Drücken eines anderen Knopfes.

Einige halbstarre Implantate besitzen einen eingebetteten Silberdraht, durch den sie verbogen werden können. Ist der Penis nicht mehr in Aktion, kann er wieder in die »Ruhestellung« gebracht werden. Neuere Konstruktionen bestehen aus implantierten, ineinandergreifenden Kunststoffscheiben. Beim Drehen in die eine Richtung werden sie verriegelt und dadurch steif. Anschließend, d. h. nach dem Koitus, wird die Verbindung durch Drehen in die andere Richtung wieder gelöst.
Die Implantation dauert je nach Typ ein bis drei Stunden. Das Verfahren wird entweder unter örtlicher Betäubung oder unter spinaler Epiduralanästhesie (Rückenmarkspunktion, bei der der Körper von der Hüfte an abwärts betäubt ist) ausgeführt.
Die aus der Operation resultierenden Beschwerden und Schwellungen sind nach etwa zwei Wochen abgeklungen. Dies gilt insbesondere für den Bereich hinter dem Skrotum, wo sich der Penisansatz befindet. In Abhängigkeit von der Art des Eingriffs kann der Geschlechtsverkehr vier bis sechs Wochen nach der Operation wieder aufgenommen werden. Das Hauptrisiko beim Einsetzen eines Penisimplantats besteht in einer postoperativen Infektion, die jedoch nur relativ selten auftritt. 90 Prozent der Implantatträger sind damit völlig zufrieden. Die meisten Implantate sind nicht sichtbar, wenngleich die halbstarren Stäbe den Penis ständig etwas abstehen lassen. Dies sieht jedoch nicht anomal aus.

Psychische Ursachen für Impotenz

Impotenz hat in 60 Prozent der Fälle eine psychische Ursache. Beratung und Psychotherapie bringen oftmals eine erhebliche Besserung.
Psychogene Potenzstörungen werden in der Regel durch Angst, Schuldgefühle oder Verunsicherung ausgelöst. Je stärker ein Mann durch die fehlende Erektion frustriert ist, desto geringer ist die Wahrscheinlichkeit, daß eine Erektion eintritt. Das Problem wird zu einer sich selbst erfüllenden Prophezeiung. Ent-

spannungsübungen und eine professionelle psychosexuelle Beratung sind dann unerläßlich.
Bei der psychosexuellen Beratung wird oftmals ein zeitweiliges Verbot von penetrativem Sex ausgesprochen. Die Betroffenen werden darin unterrichtet, sich zu entspannen und den Körper des Partners neu zu entdecken. In der Regel wird zuvor vereinbart, selbst bei einer Erektion kein Eindringen in die Frau zu versuchen.
Nach einigen Wochen der Abstinenz wird den Paaren dann Geschlechtsverkehr gestattet, wobei die Partnerin die obere Koitusposition einnimmt. Hingegen ist die sogenannte »Missionarsstellung« (bei der der Mann oben ist) für Männer mit Halberektion nicht geeignet.
Die Partnerin sollte hier sehr fürsorglich sein, sich so anziehend wie möglich machen und ihm bei der Untersuchung und Behandlung der Impotenz zur Seite stehen. Spott und Hänseleien können (auch wenn sich der Sexualpartner später entschuldigt) das Versagen begünstigen oder sogar ursächlich dazu beigetragen haben.

Vorzeitiger Samenerguß

Die vorzeitige Ejakulation ist die häufigste sexuelle Dysfunktion beim Mann. Sie kann auf dreierlei Art definiert werden:

1. Der Samenerguß kommt, bevor der Mann oder seine Partnerin dies wünschen.
2. Die Ejakulation tritt vor dem Eindringen in die Vagina ein.
3. Die Ejakulation erfolgt innerhalb der ersten Minute nach dem Eindringen in die Vagina.

Fast jeder Mann hat bereits in seinem Leben vorzeitige Ejakulationen erlebt – meist auch an dem Tag, an dem er seine Unschuld verlor. Ist ein Mann zum ersten Mal mit einer neuen Partnerin zusammen, tritt in über 50 Prozent der Fälle eine vorzeitige Ejakulation ein. Sie ist insbesondere unter Teenagern verbreitet und stellt für die über 20- oder 30jährigen bzw. im höheren Alter kaum noch ein Problem dar.
Es wird als normal angesehen, daß ein Mann die Ejakulation länger als eine Minute nach dem Eindringen in die Vagina hinauszögern kann. Dies erscheint nicht sehr lang, aber unsere primitiven männlichen Vorfahren waren so angelegt, daß sie bereits nach fünf oder sechs Stößen den Orgasmus erreichten. Sex

zur Lustbefriedigung kommt nur beim Menschen vor, nicht jedoch im Tierreich. Männliche Schimpansen ejakulieren zum Beispiel innerhalb von 30 Sekunden, und das Weibchen erlangt erst mit der Begattung durch mehrere Männchen in rascher Folge Befriedigung.

Eine vorzeitige Ejakulation wird vor allem durch Furcht ausgelöst – insbesondere, wenn es sich um eine neue Partnerin handelt. Dies führt oftmals zu Übereifer und Übererregtheit. Eine weitere wichtige Ursache besteht im Aufbau von Leistungsdruck – wird er für die Partnerin »gut genug« sein oder kann er sie nicht befriedigen? Kein Mann möchte versagen.

Weitere Gründe für eine vorzeitige Ejakulation sind, daß der Mann annimmt, seine Partnerin sei am Sex nicht wirklich interessiert, oder wenn einer der Partner Schwierigkeiten hat, Zuneigung zu zeigen oder zu erwidern.

Gelegentlich tritt auch das entgegengesetzte Problem, eine verzögerte Ejakulation, auf. Dies ist oftmals der Fall, wenn der Mann versucht, seinen Orgasmus hinauszuzögern, um so sicherzugehen, daß die Partnerin befriedigt ist (siehe Seite 157).

Am einfachsten kann einer vorzeitigen Ejakulation begegnet werden, indem der Mann während des Vorspiels bis kurz vor den Orgasmus gebracht wird. Wenn er dann soweit ist, kann er entweder in die Vagina eindringen oder den Orgasmus vorher wieder abklingen lassen. Es gibt noch acht weitere Techniken, eine vorzeitige Ejakulation zu verhindern. Da bei einigen davon das Lustempfinden sinkt, wird nicht jeder Mann Gefallen daran finden:

1. Ein Kondom benutzen. Die sensorische Stimulation wird gedämpft, wodurch ein längerer Koitus möglich ist.
2. Die Penisspitze mit einem Lokalanästhetikum taub machen. Derartige Cremes sind frei verkäuflich. Es sollte jedoch nur ein reines Anästhetikum verwendet werden, da Hämorrhoidenpräparate oftmals weitere Stoffe enthalten, die bei beiden Partnern Reizungen hervorrufen können.
3. Beim Stoßen ins Becken der Frau den Gesäßmuskel anspannen. Dadurch werden die Signale von den Nervenenden des Penis kaschiert. Außerdem bietet dies die Möglichkeit, sich abzulenken.
4. Beim Koitus an etwas anderes denken, wie zum Beispiel an Arbeitsprobleme, Pläne für den nächsten Tag. Indem die Konzentration (für einen Moment) nicht mehr auf Sex gerichtet ist, kann der Koitus verlängert werden.
5. Kurz vor der Ejakulation steigen die Hoden im Skrotum unwillkürlich nach oben, in die Nähe des Penisansatzes. Werden die Hoden vorsichtig wieder nach unten gezogen, kann die Ejakulation hinausgezögert werden. Dabei jedoch darauf achten, die Hoden nicht zu verdrehen.

6. Kann der Mann in die Partnerin eindringen, sollte zuvor ein Zeichen für »Stopp« vereinbart werden. Wenn dann die Ejakulation kurz bevorsteht, unterbrechen beide Partner die Stimulation und führen keine Stöße mehr aus. Der Koitus kann damit verlängert und so oft wie gewünscht wiederholt werden.
7. Die am häufigsten angewandte Methode zur Vorbeugung einer vorzeitigen Ejakulation besteht in der »Squeeze«-Technik. Die Partnerin masturbiert vorsichtig den Penis, bis er ihr signalisiert, daß die Ejakulation kurz bevorsteht. Daraufhin drückt sie den Penis etwa fünf Sekunden lang mit Daumen und zwei Fingern im Bereich der Kranzfurche, d. h. an der Stelle, wo die Eichel und der Penisschaft aufeinandertreffen, zusammen. Anschließend wird der Druck für eine Minute vermindert. Diese Technik zur Verzögerung der Ejakulation kann nach Bedarf beliebig wiederholt werden und erweist sich oftmals als sehr erfolgreich. Durch Training der Sexualgewohnheiten wird schließlich ein normaler Koitus möglich. Während des Koitus kann der Mann den Penis auch selbst zusammendrücken, vorausgesetzt, es bleibt ihm genügend Zeit, rechtzeitig nach unten zu greifen.
8. Nach einer vorzeitigen Ejakulation sollte eine Stunde gewartet und dann noch einmal begonnen werden. Die zweite Erektion dauert oftmals länger, so daß der Orgasmus hinausgezögert werden kann.

Falls diese Tips nicht helfen, lassen Sie sich von Ihrem Hausarzt an einen Spezialisten überweisen. Durch eine professionelle psychosexuelle Beratung erhalten Sie und Ihr Partner Hilfe und geeignete Übungsvorschläge. Häufig wird während der Behandlung der Koitus und Orgasmus ganz untersagt, wodurch der Erwartungsdruck genommen wird.

Verzögerter Samenerguß

Eine verzögerte Ejakulation ist das Unvermögen zur Ejakulation trotz längeren Koitus, adäquater Stimulation und des intensiven Wunsches zu ejakulieren. Dies kommt bei fast allen Männern gelegentlich, insbesondere bei Müdigkeit, vor. Einige Männer gelangen hingegen beim Geschlechtsverkehr nie zur Ejakulation, während sie diese durch Masturbation herbeiführen können.
Als Ursache kommen bestimmte Erkrankungen wie Diabetes, Prostatavergrößerung, eine kürzlich erfolgte Prostataoperation oder auch bestimmte Medikamente (wie z. B. Wassertabletten, trizyklische Antidepressiva, Bluthochdruckmittel) in Betracht.

Häufig liegen einer Ejakulationsstörung aber auch psychische Ursachen zugrunde, zum Beispiel, wenn

- das Schlafzimmer eines frisch vermählten Brautpaares neben dem der Eltern liegt,
- entdeckt wurde, daß einer der Gatten untreu war,
- kürzlich ein Kondom versagte und eine Schwangerschaft schwerwiegende Auswirkungen hätte,
- das Liebesspiel zum Beispiel durch die Kinder unterbrochen wurde.

Derartige Episoden können über das Unterbewußtsein den ejakulatorischen Reflex hemmen und so zu einer verzögerten Ejakulation führen. Es sollte darauf geachtet werden, daß die Umstände streßfreien Sex zulassen – d. h., alles sollte ruhig, warm und angenehm sein, es dürfen keine Unterbrechungen möglich sein – und man sollte nicht gehört werden können. Falls sich das Problem nicht beheben läßt, können Sie sich an einen Psychotherapeuten überweisen lassen, der Ihnen »Hausaufgaben« in Form eines Übungsprogramms in Sachen Sex aufgibt.

Empfängnisverhütung

9

Die Empfängnisverhütung ist heute ebenso Sache des Mannes wie die der Frau. Gegenwärtig stehen für den Mann allerdings nur folgende Verhütungsmethoden zur Wahl:

- der Coitus interruptus,
- das Kondom,
- eine Vasektomie (Sterilisation).

Diese Situation wird sich in den nächsten Jahren jedoch vermutlich ändern. Ägyptische Ärzte entwickelten bereits ein Suspensorium (siehe Seite 79), mit dem die Spermienproduktion durch die kombinierte Wirkung einer erhöhten Temperatur und eines elektrostatischen Feldes an den Hoden gestoppt wird. Darüber hinaus könnte in den nächsten zwei Jahren eine Injektion zur hormonellen Kontrazeption auf den Markt kommen – und die Pille für den Mann wird derzeit intensiv getestet.
Weiterhin wurde kürzlich der Genkomplex identifiziert, der für die Auslösung der Spermatogenese verantwortlich ist, der sogenannte Azoospermiefaktor. Er befindet sich auf dem männlichen Y-Chromosom, und Mutationen oder Deletionen an dieser Stelle sind mit Infertilität beim Mann verbunden. Durch Deaktivierung dieses Gens würde theoretisch eine weitere Verhütungsmethode für den Mann zur Verfügung stehen.
Für den Durex-Report (1994) wurde unter 12 600 Personen eine Umfrage zu Sexualverhalten und Verhütung durchgeführt. Die wichtigsten Verhütungsmittel sind für fast jedes vierte Paar das Kondom und für etwa jedes fünfte Paar orale Kontrazeptiva:

Hauptmethoden der Verhütung*	
Keine Verhütung	19 %
Pille (Stufenpräparate)	20 %
Minipille	4 %
Progesteroninjektion	1 %
Kondon	24 %
Spirale	4 %
Natürliche Methoden	1 %
Sterilisation des Mannes	12 %
Sterilisation der Frau	8 %
Hysterektomie	5 %

* Quelle: The Durex Report, Großbritannien 1994.

Früheren Untersuchungen zufolge verläßt sich jeder zehnte Mann darauf, daß die Frau das Kondom bereitstellt.
Die Versagerrate der verschiedenen Verhütungsmethoden sind auf Seite 141 aufgeführt. Die Angaben beziehen sich auf eingetretene Schwangerschaften pro 100 Frauen, welche die jeweilige Methode ein Jahr lang praktizierten, d. h., sie entsprechen einer Angabe in Prozent.

Coitus interruptus

Der Coitus interruptus, auch unter der Bezeichnung »unterbrochener Beischlaf« bekannt, ist eine der ältesten Verhütungsmethoden des Mannes. In biblischer Zeit stand sie in schlechtem Ruf. Und als Onan seinen Samen »auf die Erde fallen« ließ, anstelle seiner Bestimmung, seines verstorbenen Bruders Weib zu schwängern, gerecht zu werden, ließ Gott ihn für diese Mißachtung der Thora auf der Stelle sterben.
Beim Coitus interruptus zieht der Mann den Penis kurz vor der Ejakulation aus der Vagina. Dafür ist eine hohe Körperbeherrschung erforderlich, da die instinktive Reaktion des Mannes bei einem bevorstehenden Orgasmus darin besteht, den Penis so tief wie möglich in die Frau zu stoßen.
Die Wahl des Zeitpunktes ist ebenfalls von großer Bedeutung. Erfolgt das Zurückziehen zu früh, tritt kein Orgasmus ein. Erfolgt es zu spät, gelangt der Samen in die Vagina. Selbst bei richtigem Timing werden einige Spermien oftmals bereits zusammen mit dem Gleitsekret aus den Cowper-Drüsen freigesetzt. Ein

Methode	**Versagerrate** **Mindestens**	**Durchschnitt**
Keine Verhütung	85	85
Coitus interruptus	4	18
Knaus-Ogino-Methode (Beachtung der fruchtbaren Tage)	2	> 20
Diaphragma	6	2 – 15
Spermizide allein	3	21
Tampon	6	9 – 25
Kondom beim Mann	2	2 – 15
Kondom bei der Frau	Keine Angaben	12 – 15
Spirale (IUP)	1	1 – 3
Progesteronspirale	2	Keine Angaben
Pille (Stufenpräparate)	0,1	1 – 7
Minipille	0,5	1 – 4
Progesteroninjektion	< 1	< 1
Progesteronimplantat	< 1	< 1
Sterilisation der Frau	0,2	0,4
Sterilisation des Mannes	0,1	0,15
Pille am Morgen danach	1 – 4	1 – 4
IUP am Morgen danach	1	2

blindes Vertrauen in den Coitus interruptus ist daher, wenn keine Schwangerschaft gewünscht wird, fehl am Platz.

Trotz aller Nachteile ist ein perfekt beherrschter Coitus interruptus erstaunlich effektiv. Bei einigen Untersuchungen ergab der Vergleich des Coitus interruptus mit Barrierekontrazeptiva (mechanischen Verhütungsmitteln) wie dem Diaphragma keine Unterschiede in Hinsicht auf die Versagerrate. Sicher gibt es wesentlich bessere Verhütungsmethoden, der Coitus interruptus ist aber immer noch besser als gar keine Verhütung.

Durch die zusätzliche Anwendung von Spermiziden läßt sich die Sicherheit des Coitus interruptus erhöhen.

Das Kondom

Geschichtliches

Das Kondom für den Mann wurde vermutlich durch den italienischen Anatom Fallopian im 16. Jahrhundert erfunden. Er beschrieb es als Leinenhülle, die imprägniert wurde, um unbeschnittene Männer vor den Folgen der Syphilis zu bewahren. Die Hülle wurde über die Penisspitze (Eichel) gezogen und die Vorhaut darübergestreift. Die verhütende Nebenwirkung wurde erst später durch Zufall entdeckt.
Bis ins achtzehnte Jahrhundert hinein wurde das Kondom als Schutz vor Syphilis angewandt, wenngleich Casanova Kondome aus Schafsdarm oder Schwimmblasen von Fischen benutzte, um »aufrichtigen Sex von aller Angst zu befreien«.
Angeblich wurde das moderne Kondom von Dr. Condom, dem Leibarzt von König Charles II., erfunden. Wahrscheinlicher ist jedoch, daß das Wort »Kondom« vom lateinischen Wort für Behälter »Condus« abgeleitet wurde.
In den achtziger Jahren des 19. Jahrhunderts ging die Geburtenrate in Europa zurück. Dies war wahrscheinlich auf die Einführung eines wiederverwendbaren Kontrazeptivums zurückzuführen.

Moderne Kondome

Moderne Kondome bestehen aus hochwertigem Latex und sind mit Gleitcreme beschichtet. Weltweit gibt es zwei Standarddurchmesser (52 Millimeter und 49 Millimeter) in vielen verschiedenen Längen. Weiterhin werden Kondome ohne Gleitcreme, Kondome mit dem Spermizid Nonoxynol-9 sowie für Allergiker Kondome mit nichtspermizider Gleitcreme (SK-70) angeboten. Sie können gerippt oder genoppt sein, es gibt sie in verschiedenen Farben und Geschmacksrichtungen und sogar solche, die im Dunkeln fluoreszieren. Die vielleicht ultimative Erfindung ist das musikalische Kondom. Entwickelt für den Liebhaber von Klängen, enthält es einen piezoelektischen Sound-Transducer-Mikrochip und kann eine beliebige Melodie oder Wortfolge abspielen. Die Entwicklung ist in den USA bereits patentiert. Kürzlich wurde sogar ein Kondom erfunden, das eine Melodie spielt, wenn es während des Koitus reißt.
Bei sachgerechter Anwendung hat das Kondom eine Versagerrate von 2 Prozent. Bei falschem Umgang oder wenn es nicht vor Beginn der sexuellen Akti-

vität angelegt wird, kann die Versagerrate auf bis zu 15 Prozent ansteigen. Trotz elektronischer Prüfung reißt etwa jedes zwölfte Kondom während des Koitus. Kondome reißen schneller bei trockenem Sex, d. h., wenn keine Gleitcreme auf Wasserbasis benutzt wird. Als Gleitmittel eignen sich besonders spermizide Gleitcremes, da sie für den Fall, daß das Kondom reißt, zusätzlichen Schutz bieten.

Für Latexkondome sollten nur Gleitcremes auf Wasserbasis (z. B. KY-Gel) verwendet werden. Gleitmittel auf Mineralölbasis (z. B. Baby-Öl, Vaseline, einige spermizide Cremes) weichen das Latex auf und können es sogar auflösen. Tests ergaben, daß Mineralöle die Festigkeit des Kondoms innerhalb von 15 Minuten um 95 Prozent reduzieren können.

So legen Sie das Kondom richtig an

1. Vermeiden Sie jeglichen Genitalkontakt, bis das Kondom angelegt ist, da einige Spermien bereits zu Beginn der sexuellen Aktivität freigesetzt werden.
2. Überprüfen Sie stets das Haltbarkeitsdatum (Verfalldatum) auf der Packung.
3. Öffnen Sie die Folienpackung vorsichtig, um das Kondom nicht zu beschädigen. Nach dem Öffnen einer Folienpackung setzt der Verfall rasch ein. Kondome mit einer beschädigten Packung dürfen nicht verwendet werden. UV-Strahlung, Hitze, Feuchtigkeit und Ozon beeinträchtigen die Haltbarkeit von Latexkondomen.
4. Drücken Sie das Reservoir des Kondoms zusammen, um die gesamte Luft herauszudrücken.
5. Während Sie das Reservoir zusammengedrückt halten, rollen Sie mit der anderen Hand das Kondom über den erigierten Penis. Legen Sie das Kondom nicht an, wenn der Penis noch nicht völlig erigiert ist, und rollen Sie das Kondom erst nach dem Aufsetzen auf die Penisspitze ab.
6. Achten Sie darauf, daß das Kondom vollständig abgerollt ist und bis zum Penisansatz reicht. Dies ist wichtig – denn wenn das Kondom nicht vollständig abgerollt ist, kann es während des Koitus abrutschen.
7. Ist ein Gleitmittel erforderlich, sollte nur eine Gleitcreme auf Wasserbasis (z. B. KY-Gel) verwendet werden.
8. Ergreifen Sie das Kondom sofort nach der Ejakulation am Penisansatz, und halten Sie es fest, während Sie den Penis herausziehen.
9. Verweilen Sie nicht in der Vagina, bis die Erektion nachläßt, da sonst Samen austreten kann.
10. Schieben Sie das Kondom vorsichtig vom Penis, achten Sie dabei darauf, keinen Samen zu verlieren. Wickeln Sie das Kondom ein, und entsorgen Sie

es auf hygienische Weise. Wenn Sie das Kondom mit einem Knoten versehen, kann es nur schwer über die Toilette entsorgt werden.
11. Kondome nur einmal benutzen.

Tips

- Falls Sie mit der Benutzung eines Kondoms nicht vertraut sind, probieren Sie es zunächst allein.
- Legen Sie das Kondom erst an, wenn der Penis vollständig erigiert ist.
- Genitalkontakte erst nach dem Anlegen des Kondoms beginnen.
- Verwenden Sie ein Kondom stets zusammen mit einem Spermizidgel, da dies den Schutz vor einer Schwangerschaft stark erhöht. Nonoxynol-9 schützt darüber hinaus vor Gonorrhöe, Chlamydieninfektion (unspezifische Harnleiterentzündung), Syphilis, Herpes und HIV.
- Verwenden Sie nur Gleitcremes auf Wasserbasis.
- Halten Sie stets mehrere Kondome bereit, nie nur eines.
- Verwenden Sie Kondome zum Schutz vor sexuell übertragbaren Krankheiten, selbst wenn keine Verhütung erforderlich ist.

Vasektomie (Sterilisation)

Die Vasektomie (Durchschneiden des Samenleiters) wird von etwa 15 Prozent der sexuell aktiven Männer als Verhütungsmöglichkeit gewählt. Weltweit vertrauen 42 Millionen Paare auf diese Verhütungsmethode.

Eine Vasektomie kann unter örtlicher Betäubung oder Vollnarkose vorgenommen werden. In einigen Fällen wird Schmerzunempfindlichkeit auch mit Hypnose oder Akupunktur erzeugt.

Bei der herkömmlichen Vasektomie erfolgt entlang der Mittellinie des Skrotums ein Schnitt – während andere Chirurgen an den Seiten jeweils nur einen kleinen Einschnitt vornehmen. Die beiden Samenleiter, die am Hoden entspringen, werden isoliert und ein kleiner Teil durch den Einschnitt herausgezogen. Anschließend wird ein kurzer Abschnitt abgeklemmt, durchtrennt und die beiden Enden fest abgebunden. Insgesamt dauert eine Vasektomie weniger als 20 Minuten und ist in den meisten Fällen sogar bereits nach zehn Minuten abgeschlossen.

Bei der Ausführung dieser Technik gibt es feine Unterschiede. So können die Schnittenden des Samenleiters auch durch Verschmoren versiegelt werden. Andere Chirurgen schlagen das Ende zurück und fixieren es durch Nahtstiche am Samenleiter, um so eine spontane Vereinigung der beiden Enden zu verhindern. Wieder andere legen eines der Enden hinter eine anatomische Membran (Faszie), so daß es nicht mehr mit dem Ende auf der anderen Seite in Kontakt kommen kann.

Bei der Li-Vasektomie, die in China praktiziert wird, handelt es sich um einen Eingriff ohne Skalpell. Der Samenleiter wird durch die Skrotalhaut mit einem ringförmigen Instrument ergriffen und die darüber liegende Skrotalhaut mit einer scharfen Dissektionszange perforiert. Dann wird der Samenleiter herausgezogen, durchtrennt und versiegelt. Der kleine Einstich in der Skrotalhaut wird dann für eine Minute fest zusammengedrückt und mit einem Anästhetikum abgetupft. Eine Naht ist nicht erforderlich. Es handelt sich um ein schnelles Verfahren, bei dem weniger Komplikationen als bei herkömmlichen Methoden auftreten.

Die neueste Technik besteht in einer nichtchirurgischen Vasektomie, die leicht rückgängig gemacht werden kann. Unter örtlicher Betäubung werden die Samenleiter durch die Skrotalhaut mit einer Spezialklemme ergriffen. Anschließend wird in die Samenleiter eine frisch zubereitete Elastomerflüssigkeit injiziert, die innerhalb von 10 bis 20 Minuten aushärtet. Es bildet sich ein elastischer, nicht haftender Pfropfen von der Größe eines Reiskorns, der die zentrale Öffnung des Samenleiters verschließt.

In China wurde dieses Verfahren bereits an über 12 000 Männern mit einer Erfolgsrate von 98 Prozent vorgenommen. Soll der Eingriff rückgängig gemacht werden, wird am Skrotum unter örtlicher Betäubung ein kleiner Einschnitt vorgenommen und der Elastomerpfropfen herausgedrückt.

Nach der Vasektomie

Im Anschluß an die Operation wird dem Mann geraten, 24 Stunden Bettruhe einzuhalten und in den nächsten Tagen keine anstrengenden Tätigkeiten zu verrichten. Paracetamol lindert eventuelle Beschwerden in der Regel besser als Aspirin, das zu verlängerten Blutungen führen kann. Die meisten Männer können nach 24 Stunden wieder ihrer gewohnten Tätigkeit nachgehen und, wenn ihnen danach ist, auch ein aktives Geschlechtsleben aufnehmen (wobei vorübergehend mit einem Kondom verhütet werden sollte). Eng anliegende Unterhosen oder ein Sportsuspensorium werden oftmals für die ersten 48 Stunden (oder bei Bedarf auch für länger) empfohlen, um den Hodensack abzustützen und die Beschwerden zu lindern.

Frühzeitige Komplikationen nach einer Vasektomie

Zu den seltenen Komplikationen einer Vasektomie gehören Blutungen, Schwellungen und blaue Flecken (Hämatome). Der Hodensack verfärbt sich blau bis schwarz, fühlt sich hart an und bereitet große Schmerzen – dazu kommt es in der Regel, wenn die empfohlene Ruhigstellung nicht eingehalten wurde. Geht die Blutung nicht zurück, kann in seltenen Fällen eine explorative Operation erforderlich sein, während der das verletzte Gefäß verschlossen wird.
Mitunter kommt es an der Operationsstelle zu einer Infektion. Schwellung, Rötung, Schmerz und Fieber hängen vom Schweregrad der Infektion ab. Bei jeder Art von Infektion müssen sofort Antibiotika zur Vorbeugung einer Epididymoorchitis gegeben werden (siehe Seite 49).

Einsetzen der Wirkung der Vasektomie

Die Vasektomie wirkt nicht sofort nach dem Eingriff als Kontrazeptivum. Der Samenleiter ist ein Spermiendepot, das sich erst im Verlauf von mindestens drei Monaten (15 bis 30 Ejakulationen) entleert. Im Abstand von einem Monat werden Samenproben so lange untersucht, bis nach drei aufeinanderfolgenden Ejakulationen keine Spermien mehr vorhanden sind. Bis man sicher sein kann, daß auf die Vasektomie fortan Verlaß ist, müssen andere Verhütungsmethoden angewandt werden. Anschließend empfiehlt es sich, einmal pro Jahr den Samen untersuchen zu lassen.

Vasektomie-Versager

Die durchtrennten Samenleiterenden können bald nach der Operation spontan wieder zusammenwachsen. Dies erfolgt am häufigsten 10 bis 14 Wochen nach dem Eingriff, obwohl auch Fälle von Rekanalisation (wie das Zusammenwachsen bezeichnet wird) bekannt wurden, die erst zwölf Jahre nach der Operation auftraten.
Die bei der Vasektomie zu beobachtende Versagerrate wird in der Regel mit einem auf 2000 Fälle angegeben. Ein erfahrener Operateur trennt die beiden Enden des Samenleiters jeweils durch eine Gewebswand, die als Samenstrang-Faszie bezeichnet wird. Dadurch verringert sich die Wahrscheinlichkeit einer spontan wiedereinsetzenden Fruchtbarkeit (durch das Zusammenwachsen der beiden Enden) auf eine Größenordnung von einem auf 10000. Ein weiterer Vorteil dieser Technik besteht darin, daß sie die Aussicht einer späteren erfolgreichen Reversion nicht vermindert.
In einem dokumentierten Fall passierte es einem Mann, der nach der Vasekto-

mie nur noch wenige, kaum mobile Spermien im Ejakulat aufwies (und daher als steril galt), daß seine Frau drei Jahre nach dem Eingriff von ihm schwanger wurde. Die Vaterschaft wurde durch DNS-Analyse und andere Tests mit 99,999 prozentiger Sicherheit bestätigt.

Langzeiteffekte auf die Gesundheit

Es gibt keine Anhaltspunkte dafür, daß eine Vasektomie das Auftreten sexueller Probleme begünstigt, den Testosteronspiegel verändert oder den Geschlechtstrieb senkt.

In den letzten Jahren wiesen Forscher auf einen möglichen Zusammenhang zwischen Vasektomie und einem erhöhten Prostatakrebsrisiko hin. Nach eingehender Analyse der vorliegenden Daten erklärten amerikanische Gesundheitsexperten, daß es keine biologische Grundlage für diese Annahme gäbe. Das Risiko der Entwicklung von Prostatakrebs nach einer Vasektomie sei zu gering, als daß die medizinische Praxis geändert werden müsse. Es wurde daher empfohlen, daß die Vasektomie vom Arzt auch weiterhin angeboten und durchgeführt werden sollte.

60 Prozent der vasektomierten Männer entwickeln Antikörper, die zu einer Spermienverklebung führen. Nach der Vasektomie durchgeführte Hodenbiopsien belegen, daß die Spermatogenese eingestellt wird und es in einigen Fällen zur Fibrose (Vernarbung) der Hoden kommt. Viele dieser Patienten erwiesen sich jedoch später als fertil, so daß sich die Bedeutung dieser Veränderungen nur schwer einschätzen läßt. Spermiengranulome (immunologische Schwellungen) an den Trennstellen der Samenleiter können sich in einigen Fällen zu kleinen, schmerzhaften Verwachsungen entwickeln. Ein Prozent der Männer klagt nach dem Eingriff über anhaltende Beschwerden. Diese gehen vermutlich auf eine Überdehnung der Nebenhoden zurück.

In drei Untersuchungen wurde auf einen möglichen Zusammenhang zwischen einer Vasektomie und einer darauffolgenden Entwicklung von Hodenkrebs verwiesen. In anderen Studien konnte diese Annahme nicht bestätigt werden, so daß davon ausgegangen wird, daß das Risiko nicht signifikant ist. Allerdings sind zur Bewertung der Langzeitauswirkungen einer Vasektomie weitere Untersuchungen erforderlich.

Reversion der Vasektomie

Bei dem Entschluß, sich einer Vasektomie zu unterziehen, sollte sich der Mann dessen bewußt sein, daß es sich bei dem Eingriff um etwas Endgültiges handelt. In der Praxis werden jedoch pro Jahr etwa 2 Prozent der Vasektomien wieder rückgängig gemacht, häufig, weil unvorhersehbare Ereignisse zu veränderten Lebensumständen führten.

Der Erfolg dieses Eingriffs hängt zum großen Teil von der Erfahrung des Chirurgen und vom Zeitpunkt ab, an dem die Vasektomie erfolgte.

Die Reversion einer Vasektomie ist mit einer Dauer von 90 bis 120 Minuten ein relativ langer Eingriff. Er wird entweder unter örtlicher Betäubung oder unter Vollnarkose vorgenommen. Beim zweiten Versuch einer Reversion oder bei anatomischen Anomalien (z. B. Hernien, Varikozelen, d. h. Brüchen oder Krampfadern) erfolgt die Operation im allgemeinen unter Vollnarkose.

Die beiden durchtrennten Enden der Samenleiter müssen jeweils isoliert und das vernarbte, abgebundene oder verschmorte Gewebe entfernt werden. Nachdem die zentrale Öffnung (Lumen) der Samenleiter wiederhergestellt wurde, drückt der Chirurg den Nebenhoden der betreffenden Seite vorsichtig zusammen, um zu prüfen, ob Spermien austreten. Damit kann ein tieferliegendes Hindernis ausgeschlossen werden. Zur Entfernung von Anlagerungen werden die Samenleiter dann mit physiologischer Kochsalzlösung gespült und die Enden sorgfältig vernäht. Die Erfolgsquote ist bei Anwendung eines mikrochirurgischen Verfahrens (unter Zuhilfenahme eines Operationsmikroskops) am höchsten. Der Durchmesser eines zusammengefügten Samenleiters beträgt nur 0,25 bis 0,33 Millimeter, wovon 90 Prozent aus Muskelwandgewebe bestehen. Oftmals haben sich die von den Hoden ausgehenden Enden aufgrund des Drucks der Samenanlagerung erweitert. Das Zusammenfügen von Enden mit unterschiedlichem Durchmesser erfordert zusätzliches Geschick.

Mit feinsten Stichen werden die Innenwände der beiden Enden verbunden. Dies muß sehr sorgfältig geschehen, damit sie exakt aufeinanderstoßen und die Narbenbildung nur gering ist. Mit mehreren größeren Stichen werden dann die dickeren Außenwände der Samenleiter miteinander verbunden.

Nach der Vasektomie kann es durch immunologische und entzündliche Prozesse zu Gewebsveränderungen in den Hoden kommen, und durch Anlagerung und Absorption von Spermien sind Schwellungen der Nebenhoden (Spermiengranulome) möglich, die nach der Reversion der Vasektomie den Samenfluß behindern können.

Durch eine Vasektomie kann es auch zur Bildung von Autoantikörpern gegen die eigenen Spermien kommen, die diese träge machen, wodurch die künftige

Fruchtbarkeit selbst bei gelungener Reversion der Vasektomie in Frage gestellt ist.
Die Erfolgsquote einer Reversion hängt vom Chirurgen ab und liegt bei der Wiederherstellung der Durchgängigkeit des Samenleiters für Spermien zwischen 40 und 90 Prozent, wobei die Chancen für den Mann, Vater eines Kindes zu werden, bei 30 bis 50 Prozent liegen. Allerdings fällt die Erfolgsquote rapide ab, wenn die Vasektomie mehr als zehn Jahre zurückliegt.
Nach der Wiederherstellung der Durchgängigkeit der Samenleiter fällt die Spermienzahl oftmals niedriger als vor der Vasektomie aus. Innerhalb eines Jahres kommt es aber zu einer Erhöhung der Spermienzahl, ihrer Lebensfähigkeit und Motilität.
Ist keine Befruchtung möglich, können Spermien aus dem Ejakulat gewonnen (oder aus den Nebenhoden abgesaugt), konzentriert und zur In-vitro-Fertilisation oder anderen Methoden der künstlichen Befruchtung verwendet werden.

Verhütung im Notfall

Jeder Mann sollte sich der Möglichkeiten zur postkoitalen Kontrazeption (»am Morgen danach«) bewußt sein. Diese können erforderlich werden, wenn das Kondom gerissen ist oder der Coitus interruptus nicht gelang.
Die »Pille am Morgen danach« läßt sich flexibler einsetzen, als der Name vermuten läßt, und kann noch bis zu 72 Stunden nach dem ungeschützten Geschlechtsverkehr eingenommen werden. Dabei sollten die ersten beiden Tabletten so schnell wie möglich innerhalb von 72 Stunden und die nächsten beiden Tabletten 12 Stunden später eingenommen werden. Die Versagerrate beträgt 4 Prozent.
In einigen Fällen kann sich die Frau auch innerhalb von fünf Tagen nach dem ungeschützten Geschlechtsverkehr eine kontrazeptive Spirale in die Gebärmutter einsetzen lassen.

Sexuell übertragbare Krankheiten

10

Trotz zahlreicher Publikationen zu HIV und »Safer Sex« treten sexuell übertragbare Krankheiten (Sexually Transmitted Diseases, STD) nach wie vor häufig auf. Heute ist zwar allgemein bekannt, daß man sich durch sexuelle Kontakte im Ausland ohne Kondom dem nicht unerheblichen Risiko aussetzt, an einer der zahlreichen STD, einschließlich HIV und Hepatitis B, zu erkranken. Dennoch ist die Haltung »Mir wird schon nichts passieren« noch immer weit verbreitet.
Das Sexualverhalten homosexueller Männer ist kaum besser. Die Inzidenz von Gonorrhöe, Syphilis, HIV und Hepatitis B steigt unaufhörlich weiter, da ungeschützter Sex heute genausooft wie vor fünf Jahren praktiziert wird. Untersuchungen ergaben, daß sogar HIV-positive Männer weiterhin ungeschützten Sex hatten, obwohl sie in einer Beratung auf das Leben mit dem Virus vorbereitet wurden. Dies alles zeugt von einer unbegreiflichen Gleichgültigkeit gegenüber der eigenen Gesundheit und der unserer Mitmenschen.

Safer Sex

Den besten Schutz vor HIV, Hepatitis B und anderen sexuell übertragbaren Krankheiten bietet Safer Sex, d. h. die Benutzung von Kondomen. Bei jeder sexuellen Aktivität, einschließlich Safer Sex, mit Risikopartnern (z. B. Bisexuellen, Drogenabhängigen, Zufallsbekanntschaften im Ausland oder Personen, die aus endemischen Gebieten – eine bestimmte ansteckende Krankheit ist auf diesen Bereich beschränkt – zurückkommen) setzt man sich selbst mehr oder minder der Gefahr aus, an HIV oder Hepatitis B zu erkranken.

- Falls Sie nicht in einer monogamen Beziehung leben, bei der Sie wissen, daß Ihr Partner nicht mit Hepatitis B oder HIV infiziert ist, sollten Sie nur feste Kondome benutzen, die einen zuverlässigen Schutz bieten.

- Halten Sie die Zahl Ihrer Sexualpartner möglichst gering, insbesondere bei Auslandsreisen.
- Vermeiden Sie Praktiken, bei denen Blutungen auftreten können (Analverkehr o. ä.).
- Verwenden Sie nur Gleitcremes auf Wasserbasis. Produkte auf Ölbasis, wie Baby-Öl oder Vaseline, können die Festigkeit von Gummikondomen innerhalb von 15 Minuten um 95 Prozent verringern.
- Bei oralem Sex Kondome und/oder einen Mundschutz verwenden.
- Nadeln, Rasierklingen, Zahnbürsten oder Sexspielzeug wie Vibratoren nicht mit anderen teilen.
- Falls Sie in endemische Gebiete reisen, sollten Sie ein »spezielles Notfallset« mit sich führen, das Spritzen, Kanülen usw. enthält. (Derartige Sets kann man speziell für Reisen in Risikogebiete zusammenstellen. Fragen Sie Ihren Arzt.) Einige Reisende nehmen sogar ihre eigenen Transfusionskits und Blutkonserven mit.
- Lassen Sie sich vor Reiseantritt medizinisch und zahnärztlich untersuchen, um im Ausland möglichst nicht den Arzt aufsuchen zu müssen.
- Selbst wenn Sie beide HIV-positiv sind, sollte dennoch ausschließlich Safer Sex praktiziert werden, da eine Reinfektion mit HIV oder eine Superinfektion mit Herpes oder Hepatitis B die Gesundheit weiter angreift und den Krankheitsprozeß beschleunigt.

Exotische Geschlechtskrankheiten

Einige exotische STD, die nur gelegentlich in Europa auftreten, werden aus den Tropen eingeschleppt. Dazu zählen:

Weicher Schanker

Die Erkrankung wird durch das Bakterium Haemophilus ducreyi hervorgerufen und verursacht drei bis fünf Tage nach der Infektion schmerzhafte Geschwüre an den Genitalien. Die Lymphknoten in der Leistenbeuge nehmen an Größe zu und rufen schmerzhafte, beulenförmige Schwellungen (sogenannte »Bubos«) hervor. In schweren Fällen kommt es zu einer ausgedehnten Gewebsulzeration und -zerstörung.

Venerische Lymphknotenentzündung

Die Erkrankung wird durch die Chlamydia-trachomatis-Serotypen 1, 2 und 3 verursacht, die eng mit den Chlamydien verwandt sind, die unspezifische Urethritis (siehe Seite 39) hervorrufen. 7 bis 15 Tage nach der Infektion treten kleine, schmerzlose Hautveränderungen oder Geschwüre auf. Mitunter kommt es auch zu Fieber, Kopf-, Muskel- und Gelenkschmerz sowie Ausschlag.
Die erste Phase ist nur kurz und verläuft gelegentlich symptomlos. Die Erkrankung schreitet dann zu einer starken Schwellung und Entzündung der Lymphknoten in der Leistenbeuge fort, aus denen sich ein- oder zweiseitige Bubos (geschwollene Lymphleistenknoten) bilden. An den Hautschichten über den Geschwüren können sich Abszesse ausbilden. Erfolgt keine Antibiotikatherapie, dauert es mehrere Monate, bis sie ausgeheilt sind.

Granuloma inguinale (Donovanosis)

Die Erkrankung wird durch den Erreger Donovania granulomatis hervorgerufen. Eine bis zwölf Wochen nach der Infektion treten in der Regel am Penis und am After schmerzlose Knötchen auf, die allmählich ulzerieren (Geschwüre bilden) und sich dabei zu schmerzfreien, roten Geschwüren mit einem charakteristisch aufgerollten Rand entwickeln. Mit fortschreitender Vergrößerung der Geschwüre treten oftmals Blutungen auf. Die Infektion kann mit Antibiotika (Tetrazyklinen) geheilt werden. Unbehandelt verheilen die Geschwüre schließlich unter starker Narbenbildung.

Chlamydieninfektion und unspezifische Harnleiterentzündung

Die Infektion mit Chlamydia trachomatis ist die häufigste STD des Mannes in der westlichen Welt. Der Erreger ist für bis zu 60 Prozent der Fälle von unspezifischer Urethritis (NSU) und für 45 Prozent der Fälle von Epididymoorchitis (siehe Seite 48) verantwortlich und kann bei 7 Prozent der symptomlosen Männer, die eine Klinik für Haut- und Geschlechtskrankheiten aufsuchen, isoliert werden.
Chlamydien sind eine Kreuzung aus Bakterium und Virus. Für die Untersuchung unter dem Lichtmikroskop sind sie zu klein. Außerdem können sie nicht kultiviert werden. In den meisten Kliniken erfolgt der Nachweis durch einen Test mit

einem spezifischen Antigen, der an abgeschilferten Harnröhrenzellen durchgeführt wird. Das Testergebnis steht erst nach einigen Tagen zur Verfügung.
Bei einer symptomlosen Chlamydieninfektion kann die Erkrankung dennoch auf den weiblichen (oder männlichen) Sexualpartner des Mannes übertragen werden. In anderen Fällen tritt ein stechender Schmerz in der Penisspitze, wäßriger Ausfluß und ein brennendes Gefühl beim Wasserlassen auf. Diese Symptome stellen sich in der Regel eine bis sechs Wochen nach der Infektion ein.
Infizierte Männer klagen über vorwiegend morgendlichen Ausfluß, der im Laufe des Tages nachläßt. Die Verfärbung der Unterwäsche mit einem schleimigen, leicht eiterfarbenen Ausfluß ist ein weiteres Symptom. Mitunter spritzt es beim Wasserlassen, wenn das Ende der verklebten Harnröhre durch den Druck schließlich aufbricht.
Die vorläufige Diagnose wird anhand eines Abstrichs des Harnröhrenausflusses gestellt, der unter dem Mikroskop untersucht wird. Oftmals werden zwar Eiterkörperchen, nicht aber der Erreger gefunden. Zur Diagnosesicherung kann auch der Urin in drei Probengefäßen gesammelt werden. Löst sich die Trübung des ersten Urins nicht durch Zugabe von 5prozentiger Essigsäure (Vinegar) auf, deutet dies auf gelöste Eiterkörperchen hin. In vielen Fällen lassen sich auch Eiterbestandteile und abgeschuppte Harnröhrenzellen herausfischen, die unter dem Mikroskop untersucht werden. Der Harnröhrenabstrich wird für einen Antigentest eingesandt. Darüber hinaus werden Harnröhrenzellen benötigt. Diese werden mit einer Sonde gewonnen, die aus einem kleinen Kunststoffring besteht. Die Sonde wird zwei Zentimeter tief in die Harnröhre eingeführt und vorsichtig gedreht. Dies ist eine unangenehme Prozedur, insbesondere wenn die Harnröhre entzündet ist.
Werden im Harnröhrenabstrich Eiterkörperchen, aber keine Erreger gefunden, liegt die Diagnose einer unspezifischen Urethritis (NSU) nahe, die vermutlich durch Chlamydien hervorgerufen wird.
Während die Ergebnisse des Antigentests noch ausstehen, wird die Behandlung sofort mit Antibiotika (einem Tetrazyklin- oder Erythromycinpräparat) eingeleitet. Die Testergebnisse liegen erst nach einigen Tagen vor. Nicht in jedem Fall können Spuren einer Infektion nachgewiesen werden, aber es ist besser, eine Chlamydieninfektion auf Verdacht zu behandeln, als Gefahr zu laufen, eine Infektion zu übersehen.
Unbehandelt kann sich eine Chlamydieninfektion zu einer Epididymoorchitis (Infektion und Schwellung eines Hodens) entwickeln oder (in der Regel über die Finger) auf das Auge ausbreiten und dort zu einer Konjunktivitis führen. Bei einem Prozent der betroffenen Männer löst NSU eine Immunreaktion aus, die als Reiter-Krankheit bezeichnet wird.

Reiter-Krankheit

Die Reiter-Krankheit wird anhand einer Urethritis, beidseitiger Bindehautentzündung (und gelegentlich einer Uveitis – einer Entzündung der Augenhaut, einschließlich der Iris) plus einer Arthritis (Gicht) diagnostiziert. Die meisten Patienten mit Reiter-Krankheit hatten kürzlich sexuelle Kontakte zu einem neuen Partner mit anschließender Harnröhrenentzündung und Ausfluß.
Reiter-Krankheit ist bei jungen Männern die häufigste Ursache für Arthritis. Von der Arthritis sind in der Regel ein bis zwei Gelenke betroffen – meist ist es das Knie- oder das Fußgelenk. In vielen Fällen geht die Entzündung mit Fieber und allgemeinem Krankheitsgefühl einher. Die betroffenen Gelenke sind warm, geschwollen, steif und schmerzhaft. Die Sehnen, das Bindegewebe und die Fußsohlen können entzündet sein. Weiterhin treten oftmals Hautausschläge auf.
Die Behandlung der Reiter-Krankheit erfolgt mit Schmerzmitteln und Antiphlogistika (Mittel zur Lokalbehandlung von Entzündungen). Die NSU wird mit Antibiotika behandelt. Die ersten Episoden gehen meist innerhalb von zwei bis sechs Monaten zurück; in einigen Fällen kommt es auch erst nach einem Jahr zur Genesung. In einem Drittel der Fälle flammt die Arthritis leider wieder auf, was insbesondere nach weiteren NSU-Episoden vorkommt.

Chlamydieninfektion und Subfertilität

Weitere wichtige Gründe für die Diagnose und Behandlung der Chlamydieninfektion beim Mann bestehen in der Identifizierung und Behandlung der weiblichen Sexualpartner und in der Vorbeugung einer weiteren Ausbreitung der Erkrankung. Bei Frauen zeigt die Chlamydieninfektion oftmals einen symptomlosen und schleichenden Verlauf, bei dem es zur allmählichen Entzündung und Verklebung der Eileiter kommt. Die Erkrankung ist auch eine häufige Ursache für Beckenentzündung (PID) und daraus entstehende Infertilität der betroffenen Frau.
Eine leichte Infektion mit den NSU-Erregern wie Chlamydien kann auch beim Mann zu Subfertilität führen, da die Eiterkörperchen das Sperma beeinträchtigen. Es kommt zur verstärkten Freisetzung der als Superoxid wirkenden Freien Radikale, die mit Spermienschädigung in Zusammenhang gebracht werden. Nach einer Antibiotikatherapie klingen diese Symptome jedoch wieder vollständig ab.
Die sexuelle Aktivität darf indes erst wieder aufgenommen werden, wenn die Therapie abgeschlossen ist und alle Tests negativ ausgefallen sind, da die Infek-

tion sonst übertragen werden und beim Betroffenen selbst wiederaufflammen kann.
NSU kann außer durch Chlamydien auch durch Erreger hervorgerufen werden, die unter dem Mikroskop nur schwer erkannt werden können und sich auch nur unter Schwierigkeiten anzüchten lassen. Dazu gehören Ureaplasma und Mycoplasma. Diese Erreger sprechen auf dieselben Antikörper wie Chlamydien an. Mycoplasma genitalium wurde zwar bereits vor zehn Jahren bei zwei männlichen NSU-Patienten isoliert, konnte aber erst kürzlich als auslösender Keim bestätigt werden. Mit Hilfe von DNS-Sonden wurde es vor kurzem bei 23 Prozent der Männer mit NSU-Symptomen gefunden, die keine Chlamydien aufwiesen. Mycoplasma genitalium konnte weiterhin bei 3 Prozent der Männer nachgewiesen werden, die keine Anzeichen einer Infektion besaßen.

Venerische Warzen

Venerische Warzen sind eine der häufigsten STD bei Männern – eine Infektion, deren Vorkommen fast schon als endemisch zu bezeichnen ist.
Venerische Warzen werden durch den Humanen Papillomavirus (HPV) hervorgerufen, von dem mindestens 60 Typen existieren. Im Prinzip sind Warzen gutartige Gewächse. Sie unterscheiden sich in Form und Größe und reichen von kleinen, multiplen, fingerähnlichen Ausstülpungen bis hin zu großen Einzelauswüchsen, die an Blumenkohl erinnern. Sie sind oftmals feucht und können jucken.
Venerische Warzen werden in der Regel durch sexuelle Kontakte übertragen, wenngleich gelegentlich eine Schmierinfektion über die Hände möglich ist. Nach der Infektion dauert es Wochen oder Jahre, bis dann die erste Warze plötzlich erscheint. Sie können überall am Penis, an der Harnröhrenmündung oder am After auftreten.
Einmal erworbene HPV-Infektionen können in menschlichen Zellen mitunter in Ruhephasen übergehen und so ein Leben lang in periodischen Abständen wiederaufflammen. Einige HPV-Typen sind zudem mit einem erhöhten Krebsrisiko im Genitalbereich verbunden. Aus diesem Grunde sollten Frauen mit venerischen Warzen jedes Jahr einen Zervixabstrich vornehmen lassen. Es empfiehlt sich ebenfalls, daß homosexuelle Männer mit anogenitalen Warzen einen regelmäßigen Abstrich aus dem Analkanal anfertigen lassen, damit Zellveränderungen, die zu einem Analkarzinom führen können, rechtzeitig erkannt werden.
Die Behandlung venerischer Warzen erfolgt am besten in einer Spezialklinik für Haut- und Geschlechtskrankheiten, wo auch das Screening nach anderen STD

möglich ist. Bei venerischen Warzen sollte man nicht zögern, den Arzt aufzusuchen.
Die Behandlung wird wie folgt durchgeführt:

- Bestreichen der Warzen mit Podophyllinlösung. Dabei handelt es sich um eine zytotoxische Substanz, von der warzeninfizierte Zellen buchstäblich abgetötet werden. Die Lösung wird in der Klinik auf die Warzen aufgebracht und nach sechs bis acht Stunden wieder abgewaschen. Die Behandlung wird wöchentlich wiederholt. Bis zur Beseitigung aller sichtbaren Anzeichen der Warzeninfektion kann es einige Wochen dauern.
- Anwendung von Podophyllotoxin, dem aktiven Wirkstoff von Podophyllin. Das Mittel kann in schwacher Lösung vom Patienten selbst aufgebracht werden. Über einen Zeitraum von maximal fünf Wochen werden die Warzen an drei Tagen in der Woche zweimal täglich mit der Lösung bestrichen. Die Wirkung setzt nach einigen Wochen ein.
- Wöchentliche Anwendung von Trichloressigsäure in der Klinik. Durch diese starke Säure werden die Warzenzellen koaguliert (zum Gerinnsel), und die Wirkung setzt in der Regel sehr rasch ein. Bei unvorsichtiger Anwendung kann es zu Ulzerationen (Geschwürbildung) der umliegenden Haut kommen. Trichloressigsäure und Podophyllin können kombiniert eingesetzt werden, um eine schnellere Wirkung zu erzielen.
- Kältebehandlung der Warzen mittels der sogenannten Kryotechnik. Diese Methode sollte bei Einzelwarzen und solchen Warzen angewandt werden, die sich genau hinter der Harnröhrenmündung befinden, da sie weniger häufig zu Harnröhrenvernarbungen führt. Bevor die Warze jedoch zurückgeht, sind mehrere Sitzungen notwendig.
- Abbrennen der Warzen mittels bipolarer Elektrokauterisation (z. B. mit einem ValleyLab). Die Warzen werden durch Injektion eines Lokalbetäubungsmittels (mit einer feinen Dentalkanüle) betäubt und dann abgetragen. Dazu werden sie mit einer Zange erfaßt, durch die ein elektrischer Strom fließt. Es entsteht eine flache Verbrennung, die im Verlauf einer Woche abheilt. Mit dem Verfahren wird eine sofortige und befriedigende Wirkung erzielt. Es ist ausgezeichnet zur Entfernung großer oder multipler venerischer Warzen geeignet. Leider sind die dafür erforderlichen technischen Ausrüstungen sehr kostenintensiv, so daß sie nicht in jeder Klinik für Haut- und Geschlechtskrankheiten zur Verfügung stehen.

Herpes genitalis

Ursprünglich wurde angenommen, daß Herpes genitalis ausschließlich durch Herpes-simplex-Virus Typ 2 (HSV 2) hervorgerufen wird, während Gesichtsherpes an der Lippe dem Herpes-simplex-Virus Typ 1 zugeschrieben wurde. Mit der zunehmenden Verbreitung von oralem Sex haben sich die Unterschiede jedoch inzwischen verwischt.
Bluttests zeigen, daß die meisten Menschen bis zur Lebensmitte mit dem Herpes-simplex-Virus infiziert werden. Oftmals kommt es zu einer sogenannten subklinischen Episode – ohne sichtbare Anzeichen einer Infektion und Krankheitsbeschwerden. Diese Menschen sind dann natürlich gegen weitere Infektionen immun, wissen jedoch nicht, daß sie infiziert sind.

Primärinfektion

Infiziert man sich zum ersten Mal mit Herpes, wird dies Primärinfektion genannt. Falls Symptome auftreten, entwickeln sich diese innerhalb von 14 Tagen nach dem Anstecken. Zu den Symptomen der Primärinfektion zählen:

- Jucken und Reizungen im Bereich der Genitalien,
- allgemeines Unwohlsein,
- leichtes Fieber,
- Kopfschmerz,
- Muskel- und Gelenkschmerzen,
- Bauchschmerz,
- stechender Schmerz in den unteren Extremitäten (Neuralgie),
- Anschwellen und Druckempfindlichkeit der Leistenlymphknoten,
- Schwierigkeiten beim Wasserlassen.

Nach ein oder zwei Tagen erscheinen die klassischen Herpesbläschen in Form eines entzündlich geröteten ödematösen Gewebes. Dieses kann leicht einreißen und hinterläßt beim Aufplatzen der Bläschen ein schmerzhaftes Geschwür.
Die verletzten offenen Stellen sind hochinfektiös und geben eine Flüssigkeit ab, in der über eine Million Viren pro Milliliter enthalten sind.
Beim Mann dauern die Symptome in der Regel 10 bis 13 Tage an. Das klinische Bild kann jedoch stark variieren, so daß die Primärinfektion leicht (nur einige Tage) oder schwer (mit Symptomen über drei bis vier Wochen) verlaufen kann.

Die vollständige Ausheilung erfolgt bei intaktem Immunsystem in der Regel in weniger als 21 Tagen.
Geschwüre an der Eichel oder Vorhaut unbeschnittener Männer heilen in den meisten Fällen ohne Narbenbildung aus. Läsionen (Verletzungen) an trockenen Hautpartien (wie dem Penisschaft, Skrotum, Oberschenkeln, Gesäß) bilden Verkrustungen und Schorf und hinterlassen kaum sichtbare Hautflecken, die mit der Zeit zurückgehen.
Perianale und rektale Läsionen (Verletzungen) gehen in der Regel mit einem Krampf des Schließmuskels (Tenesmus) einher und führen zu einem schleimigen Ausfluß aus dem Enddarm.
Während der Primärinfektion kommt es in seltenen Fällen zu Schwierigkeiten beim Wasserlassen. Die Blase füllt sich, und eine akute Harnverhaltung tritt ein. Dieser unfreiwillige Reflex kann auf den Schmerz zurückzuführen sein, der beim Kontakt des warmen, sauren, salzigen Urins mit der Harnröhrenmündung oder dem Ostium urethrum internum, dem ersten Abschnitt der Harnröhre hinter der Blase, ausgelöst wird. Linderung bringt in diesem Fall ein warmes Bad, wobei das Urinieren direkt in das Badewasser erfolgen sollte. Mitunter ist ein Lokalanästhetikum und eine Katheterisierung erforderlich.
Da das Herpes-Virus in die Nervenendigungen eindringt, kann es auch durch eine zeitweise Beeinträchtigung der Nervenfunktion zu einer akuten Harnverhaltung führen. Dieser Zustand ist unter der Bezeichnung lumbosakrale Radikulomyelopathie bekannt. Bei Männern tritt er besonders häufig bei Herpesinfektionen des Enddarms und Afters (Proktitis) auf. Zu den Symptomen zählen in der Regel Impotenz sowie Schwierigkeiten beim Wasserlassen und Stuhlgang. In den meisten Fällen ist eine stationär durchgeführte Katheterisierung erforderlich, da die Symptome erst nach ein bis zwei Wochen abklingen.

Rückfälle

Herpes-simplex-Viren sind dahingehend ungewöhnlich, daß sie durch das Immunsystem des Körpers nicht vollständig beseitigt werden können. Während der Primärinfektion gelangen die Viren in die sensorischen Nervenendigungen in der Nähe des Infektionsherdes und folgen dem entsprechenden Nervenast.
Ein Herpesrezidiv (Rückfall) kann durch verschiedene Faktoren ausgelöst werden. Dazu zählen:

- körperliche Belastung;
- mentaler Streß;

- übermäßige Kälte oder Wärme;
- ein lokales Trauma an den Genitalien (z. B. durch groben Geschlechtsverkehr, Herausreißen oder Rasieren von Schamhaar);
- Schwankungen der von der Hypophyse und den Nebennieren produzierten Hormone;
- allgemeiner Krankheitszustand, andere Infektionen (z. B. Erkältung);
- eingeschränkte Immunkompetenz (z. B. durch Medikamente, HIV, Krebs);
- Exposition gegenüber ultraviolettem Licht (z. B. Sonnenbaden);
- Exposition gegenüber Röntgenstrahlen.

Nach der Aktivierung wandern die Herpes-Viren an den Nervenästen nach unten und erreichen schließlich die Schleimhaut der Genitalien. Sie müssen dabei nicht notwendigerweise denselben Weg nehmen, den sie aufgestiegen sind, was sich beispielsweise darin äußert, daß die Primärinfektion zu Läsionen am Penis führt, während das Rezidiv die Analregion betreffen kann.
Rezidive verlaufen stets leichter als die Primärinfektion. So fehlen die grippeähnlichen Symptome, und auch die Bläschenbildung ist oftmals nur gering. Diese ist aber wohl eher ein Ärgernis als ein Gesundheitsproblem. Die Bläschen heilen im Vergleich zur Primärinfektion rasch ab und sind oftmals nach drei bis fünf Tagen verschwunden.

Häufigkeit der Rezidive

Es ist unmöglich vorauszusagen, wie viele Herpesrezidive bei einem Menschen auftreten werden. Bei etwa 50 Prozent der Betroffenen kommt es niemals zu einem Rezidiv, bei 25 Prozent finden sich ein bis zwei Rezidive im Jahr, während einige wenige Bedauernswerte nahezu jeden Monat unter einem Rezidiv leiden müssen. Allgemein gilt, daß Herpes-simplex-Rezidive im Laufe der Zeit immer seltener auftreten – von der Infektion wird gesagt, daß sie »von selbst ausbrennt«.
50 Prozent der Patienten bemerken vor dem Auftreten eines Rezidivs Prodromalsymptome (d. h. Vorwarnzeichen einer bevorstehenden Episode). Dazu zählen Jucken, Kribbeln, eingeschlafenes, taubes Gefühl, Brennen und stechender Schmerz im Gesäß, in den Oberschenkeln, im Penis, Skrotum und sogar in den Füßen. Diese Prodromalsymptome gehen auf Reizungen zurück, die durch das Herpes-simplex-Virus bei seiner Wanderung entlang der sensorischen Nervenbahnen ausgelöst werden.
Zur Vermeidung eines Rezidivs sollten starkes Sonnenlicht und Bräunungsstu-

dios gemieden werden. Tragen Sie weite Unterwäsche (z. B. Boxershorts), damit durch die Luftzirkulation die Genitalien gekühlt werden. Dokumentieren Sie alle Rezidive, und versuchen Sie, ein Muster abzuleiten. Wenn Rezidive zum Beispiel immer dann auftreten, wenn Sie überarbeitet oder gestreßt sind, sollten Sie dies in Zukunft möglichst vermeiden. Wenn Sie hingegen nach hartem Sex auftreten, sollten Sie es mit einer Gleitcreme wie KY-Gel versuchen.

Asymptomatisches Virus-Shedding

Bei einigen Personen kommt es zum Herpes-simplex-Virus-Shedding, ohne daß Symptome auftreten. So wurden infektiöse Keime aus der Harnröhre und dem Samen von Männern isoliert, die nicht einmal eine Primärinfektion hatten. Einige Experten empfehlen daher, ein Barrierekontrazeptivum (Kondom für den Mann oder die Frau, Diaphragma) zu verwenden, wenn bekannt ist, daß man bereits einmal an Herpes genitalis erkrankt war. Dies gilt auch für den Fall, daß keine Läsionen vorhanden sind, damit die Infektion nicht über das asymptomatische Virus-Shedding übertragen wird.

Sind Läsionen vorhanden, sollte ab dem Einsetzen der Prodromalsymptome bis zum vollständigen Abheilen der Läsionen kein Sex erfolgen. Kondome, mit denen die ulzerierte Region abgedeckt wird, bieten nur bedingten Schutz. Es kann dabei nicht garantiert werden, daß das Virus nicht doch übertragen wird.

Ebenso sollte sowohl bei Gesichtsherpes als auch bei Herpes genitalis auf Orogenitalkontakte verzichtet werden, da Gesichtsherpes auf die Genitalien und umgekehrt übergreifen kann.

Behandlung von Herpes genitalis

Während der Primärinfektion sollte sofort eine Klinik für Haut- und Geschlechtskrankheiten aufgesucht werden. Mit dem Medikament »Aciclovir« kann die Herpesepisode bei rechtzeitiger Anwendung verkürzt werden, eventuell lassen sich auch Rezidive vermeiden. Leider wird die Diagnose in der Regel erst dann gestellt, wenn Läsionen vorhanden sind. Zu diesem Zeitpunkt ist das Herpes-Virus aber bereits in die Nervenendigungen eingedrungen.

Aciclovir wird als Salbe oder in Tablettenform angeboten. Die Anwendung erfolgt ab dem Einsetzen der Symptome fünfmal täglich über einen Zeitraum von mindestens fünf Tagen.

Zur Schmerzlinderung können Paracetamol oder ein anderes Analgetikum ein-

genommen werden, wobei jedoch auf die empfohlene Dosierung zu achten ist. Bei starken Schmerzen können Eisbeutel auf die Bläschen gelegt werden. Dazu Eiswürfel in ein sauberes Baumwolltuch einwickeln und für kurze Zeit auf die betreffenden Stellen legen. Jedesmal ein frisches Tuch verwenden und – wenn möglich – Gummihandschuhe tragen. Hygiene ist wichtig, damit die Infektion nicht auf andere Körperteile, wie die Augen, übertragen wird.
Die betroffene Region sollte möglichst viermal täglich in einer Salzlösung gebadet werden. Dazu einen Eßlöffel Salz in einem halben Liter lauwarmem Wasser auflösen. Die Salzlösung 5 bis 10 Minuten einwirken lassen und dann vorsichtig abtupfen. Dazu kann auch ein Haartrockner geringer Hitze verwandt werden. Die wunden Stellen so oft wie möglich der Luft aussetzen, da dadurch Reizungen durch die Kleidung vermieden werden und die Bläschen schneller austrocknen. Bei sehr lästigen Symptomen können Sie sich von Ihrem Arzt oder in einer Klinik für Haut- und Geschlechtskrankheiten stärkere Schmerzmittel verschreiben lassen.
Falls die Rezidive sehr stark sind, kann eine Suppressionstherapie durchgeführt werden. Dabei müssen kontinuierlich zwei- bis viermal täglich Aciclovir-Tabletten eingenommen werden. Diese Behandlung erfolgt in der Regel zunächst über einen Zeitraum von drei bis sechs Monaten. Danach wird überprüft, ob der Patient darauf angesprochen hat. Tritt ein Rezidiv auf, kann die Behandlung fortgesetzt werden.

Gonorrhöe (Tripper)

Gonorrhöe ist eine sexuell übertragbare Krankheit, die durch das Bakterium »Neisseria gonorrhoea« hervorgerufen wird. In Industrieländern erkranken jedes Jahr durchschnittlich etwa 8000 Männer an Gonorrhöe. Die Erkrankungszahlen weisen zwar insgesamt eine fallende Tendenz auf, aber die seit kurzem steigende Zahl der Fälle von rektaler Gonorrhöe unter Homosexuellen ist besorgniserregend, da dies auf eine nachlässigere Haltung gegenüber dem Prinzip Safer Sex schließen läßt, das überall propagiert wird.
Nach einmaligem ungeschützten Geschlechtsverkehr mit einer infizierten Frau beträgt das Risiko für den Mann etwa 20 Prozent. Nach vier Expositionen steigt die Wahrscheinlichkeit auf 80 Prozent. Im Gegensatz dazu beträgt die Wahrscheinlichkeit für eine Frau, sich bereits nach einmaligem ungeschütztem Geschlechtsverkehr zu infizieren, 90 Prozent.
Von einer sexuell erworbenen Gonorrhöe kann der männliche Urogenitaltrakt, der Enddarm oder Rachen betroffen sein. Eine Rachenschleimhautentzündung

kommt bei 3 bis 7 Prozent der heterosexuellen Männer vor und geht mit Fieber und geschwollenen Halslymphknoten einher. Bei 40 Prozent der homosexuellen Patienten ist ausschließlich der Enddarm betroffen. Anschließend verläuft die Infektion in 90 Prozent der Fälle anders als allgemein erwartet wird. Nur bei 10 Prozent der betroffenen Männer kommt es zu einem blutig-schleimigen Ausfluß, Jucken oder Schmerz beim Stuhlgang.

Die Inkubationszeit (Ansteckungsphase) beträgt bei Gonorrhöe gewöhnlich zwei bis fünf Tage; in seltenen Fällen bleibt die Infektion asymptomatisch. Die Bakterien heften sich an die innere Zellschicht, von der die Harnröhre oder andere Schleimhäute ausgekleidet sind, und dringen binnen 24 Stunden in die befallenen Zellen ein, wo sie mit der Replikation (Vermehrung) beginnen.

Typische Symptome der Infektion sind starker, eiterfarbener Ausfluß aus dem Penis und Schmerz beim Wasserlassen. Der Schmerz wird in der Regel so beschrieben, als ob man Glassplitter oder Rasierklingen uriniert. In den westlichen Industrieländern scheinen sich die Symptome in den vergangenen Jahren verändert zu haben, da bei Gonorrhöe nun weniger Ausfluß und ein geringerer Schmerz beim Wasserlassen registriert wird. Daher ist es wichtig, auch leichte, vorübergehende Symptome so rasch wie möglich untersuchen zu lassen.

Die Diagnose wird anhand eines Abstrichs aus dem Ausfluß gestellt, der dann unter dem Mikroskop untersucht wird. Mittels Färbetechniken können Eiterkörperchen festgestellt werden, die verschiedene Gruppen paariger Erreger enthalten. Diese sind sehr klein und können leicht übersehen werden. Zur Diagnosebestätigung werden deshalb weitere Abstriche zur Anzucht eingeschickt.

Nach der Diagnose erfolgt die Behandlung der Gonorrhöe mit einer Einzeldosis Antibiotika wie Ciprofloxacin, Ofloxacin oder Azithromycin. Zu den eher traditionellen Behandlungsalternativen gehören oral oder intramuskulär verabreichte penicillinhaltige Kombinationspräparate. Einige Fälle von Gonorrhöe erweisen sich als penicillinresistent, was insbesondere für Erkrankungen gilt, die im Fernen Osten oder in Afrika erworben wurden. Da die Möglichkeit besteht, daß der Patient nicht wie geplant auf die Behandlung anspricht, sollten sexuelle Kontakte erst dann wiederaufgenommen werden, wenn sich drei im Abstand von jeweils einer Woche entnommene Abstriche als negativ erweisen.

Eine nicht diagnostizierte Gonorrhöe kann bei 10 Prozent der betroffenen Männer Prostatabeschwerden (siehe Seite 104 f.) oder eine Epididymoorchitis (siehe Seite 49) auslösen. Bei einer chronischen Entzündung des männlichen Genitaltrakts kann es darüber hinaus zu Narbenbildung und Schwierigkeiten beim Wasserlassen kommen.

Bei einem Prozent der betroffenen Männer breiten sich die Gonokokken im

ganzen Körper aus und verursachen Hautausschlag, Gonokokkentendinitis und Arthritis. Zu den Symptomen zählen Fieber, Schüttelfrost, Appetitlosigkeit und Gelenkschmerzen, die insbesondere bei Bewegung auftreten. Die Infektion scheint dabei zunächst auf jeweils andere Gelenke überzugreifen. Kann sie weiter fortschreiten, bilden sich jedoch Eiteransammlungen, und die Gelenkzerstörung setzt ein.
In noch selteneren Fällen breiten sich die Gonokokken über die Blutbahn aus und verursachen Septikämie. Dadurch kann es zur Infektion des Hirns oder der Herzklappen, zu Schock und sogar zum Tod kommen.

Syphilis

Heute ist die Syphilis relativ selten. Sie ist eine sexuell übertragbare Krankheit, die durch ein spiralförmiges Bakterium, »Treponema pallidum«, hervorgerufen wird. Bereits wenige Stunden nach der Infektion gelangen die motilen Bakterien in den Blutkreislauf und breiten sich dadurch im ganzen Körper aus. Neun bis 90 Tage später (in der Regel sind es 21) entwickelt sich am Ort der Infektion (z. B. an den Genitalien, Fingern oder an der Zunge) ein schmerzfreies, flaches Geschwür mit scharf abgegrenzten Rändern, das sich gummiartig anfühlt. Es ist hochinfektiös und unter der Bezeichnung Primärsyphilis oder Schanker bekannt. Nach ein bis zwei Monaten ist es abgeheilt und hinterläßt eine Narbe.
Nach weiteren sechs bis acht Wochen kommt es in einigen Fällen zu einer leichten, grippeähnlichen Erkrankung mit einem dunkelroten Ausschlag an den Handballen und Fußsohlen, die in der Regel mit dem Anschwellen zahlreicher Lymphknoten und der Ulzeration (Geschwürbildung) der Schleimhäute (z. B. im Mund, in den Genitalien und im After) einhergeht. Das Haar kann büschelweise ausfallen, und an den Genitalien können große, warzenähnliche Gewächse erscheinen. Diese zweite Phase der Erkrankung ist selbst bei Patienten, die keine sichtbaren Symptome aufweisen, hochinfektiös.
Unbehandelt gehen die Symptome zurück, und die Erkrankung wird latent. Die infizierte Person ist dann nicht mehr infektiös. Drei bis 20 Jahre später beginnt jedoch die dritte Phase der Syphilis. In verschiedenen Körperregionen kommt es unter Entwicklung von Läsionen, die als Gummas bezeichnet werden, zum Gewebezerfall. Charakteristisch ist, daß die Knochen, die Nase, die Zunge und andere Körperteile wie »von Würmern durchlöchert« zerfressen werden. Dank der Entdeckung von Antibiotika und diagnostischer Blutuntersuchungen kommt dieses Endstadium in den westlichen Industrieländern nur noch selten vor. Die Tertiärsyphilis kann zu Herzbeschwerden führen und aufgrund der fort-

schreitenden Hirnschädigung und Lähmung eine Form von Wahnsinn auslösen. Die Diagnosestellung und Einleitung der Behandlung erfolgt gewöhnlich beim Auftreten des ersten Schankers. Penicillin ist hier das richtige Antibiotikum und wird mit einer täglichen Injektion über einen Zeitraum von zwölf Tagen in der Primärphase und über einen Zeitraum von 15 Tagen zur Behandlung der sekundären oder latenten Infektion gegeben. Eine Medikamentenresistenz ist nicht bekannt.
Bei der Hälfte der mit Penicillin behandelten Patienten kommt es innerhalb von sechs bis zwölf Stunden nach der ersten Injektion zu einer Reaktion, da die in großer Zahl abgetöteten Treponema-Bakterien Toxine freisetzen. Dabei handelt es sich in der Regel zwar nur um eine leichte Reaktion (mit Kopfschmerz, Fieber, Unwohlsein), mitunter kann sie aber auch schwer verlaufen.

Hepatitis B

Hepatitis B ist allgemein als eine Krankheit bekannt, die über krankes Blut übertragen wird. Darüber hinaus gilt sie als sexuell übertragbare Krankheit, die bei homosexuellen Kontakten übertragen wird. Weitaus weniger wird jedoch die Tatsache beachtet, daß Hepatitis B heute eine der wichtigsten STD bei heterosexuellen Männern ist. Sie ist hochinfektiös und verursacht bei Patienten, die die erste Episode überleben, unter Umständen schwere Langzeitkomplikationen wie Leberzirrhose, Leberversagen und sogar Leberkrebs.
Schätzungen der Weltgesundheitsorganisation (WHO) zufolge sind 2 Milliarden Menschen mit Hepatitis-B-Virus (HBV) infiziert – dagegen nimmt sich die Zahl der HIV-Infizierten mit 10 bis 12 Millionen vergleichsweise gering aus.
HBV wird ähnlich wie HIV übertragen. Es ist jedoch hundertmal infektiöser, wird 8,6mal leichter übertragen und viel mehr Menschen gehen daran zugrunde. Der Erreger verursacht eine akute Leberinfektion mit Gelbsucht und schwerer systemischer Erkrankung. Ein Prozent der Patienten mit akuter Hepatitis B stirbt an den Folgen des Leberversagens. Von denen, die überleben, bleiben 10 Prozent hochinfektiös und weisen im Blut, Samen und Speichel Viruspartikel auf. Von diesen Trägern können weitere Menschen mit dieser Geschlechtskrankheit infiziert werden.
Bei den chronischen HBV-Trägern kommt es schließlich zur Entwicklung einer Leberzirrhose. Die Wahrscheinlichkeit, daß Leberkrebs auftritt, ist bei ihnen 400mal höher als bei nichtinfizierten Männern. Die Hälfte aller Träger stirbt schließlich an den Langzeitfolgen der Erkrankung.
HBV und seine Folgen fordern jährlich 2 Millionen Menschenleben; damit steht

die Erkrankung weltweit an neunter Stelle der Todesursachen. In den USA durchgeführte Untersuchungen zur Überwachung der Krankheit ergaben, daß etwa 35 Prozent der HBV-Patienten durch ihren Sexualpartner angesteckt wurden. Seit 1985 nahm die Zahl der HBV-Fälle unter homosexuellen Männern sehr stark, d. h. um 60 Prozent, ab. Im Gegenzug stieg die Zahl der Hepatitis-B-Fälle bei Heterosexuellen um 38 Prozent, und es wird geschätzt, daß heute 25 Prozent der Neuerkrankungen auf heterosexuelle Kontakte zurückgehen.

Untersuchungen, in denen heterosexuelle Partner von Patienten mit akuter Hepatitis B über einen Zeitraum von zwölf Monaten beobachtet wurden, ergaben eine Wahrscheinlichkeit von 20 bis 42 Prozent, die Erkrankung durch normalen heterosexuellen Geschlechtsverkehr zu erwerben.

Das Risiko, sich mit HBV zu infizieren, hängt von der Zahl der Sexualpartner, der Dauer der sexuellen Beziehung und der persönlichen Krankengeschichte in bezug auf andere sexuell übertragbare Krankheiten (STD) ab. Bei Männern, die mehr als zehn Sexualpartner in ihrem Leben hatten, besteht eine sechsmal höhere Wahrscheinlichkeit, sich mit HBV zu infizieren, als bei Männern, die nur mit einem oder zwei Partnern intim waren.

HBV ist im fernen Ausland weiter verbreitet als in Europa. In Teilen Afrikas, Asiens und des Pazifikraums sind 20 Prozent der Bevölkerung infektiöse HBV-Träger. Sex im Ausland – insbesondere ungeschützter Verkehr – stellt ein hohes Risiko für eine Infektion mit HBV und HIV dar.

Hepatitis B ist zwar eine ernste Erkrankung, ihr kann aber im Gegensatz zu AIDS mit einer Schutzimpfung vorgebeugt werden. Falls Sie aufgrund Ihrer beruflichen Tätigkeit mit Blut in Kontakt kommen können, ist Ihr Arbeitgeber verpflichtet, Sie über die damit verbundenen Risiken zu informieren und Ihnen eine Schutzimpfung anzubieten. Sie sind gut beraten, wenn Sie dieses Angebot wahrnehmen. Moderne Vakzine (Impfstoffe) werden gentechnisch aus Hefezellen – und nicht aus Blutbestandteilen – gewonnen.

Falls die Möglichkeit besteht, daß Sie sich durch sexuelle Kontakte (seien es hetero- oder homosexuelle Kontakte) mit HBV infizieren, lohnt es sich auf jeden Fall, sich zum Schutz vor dieser schlimmen Krankheit impfen zu lassen. Dies ersetzt zwar nicht die Forderung nach Safer Sex, kann jedoch als eine Art Sicherheitsnetz zusätzlichen Schutz bieten.

HBV-Schutzimpfung

- Die Standardimmunisierung gegen HBV dauert sechs Monate. Eine erste Injektion wird sofort gegeben, eine zweite folgt einen Monat später, und die dritte erfolgt sechs Monate nach der ersten. Eine ausreichende Immunität tritt erst sechs Monate nach Abschluß der Injektionen ein.

- Für Reisende gibt es eine beschleunigte HBV-Impfung. Die dritte Dosis wird zwei Monate nach der ersten und eine vierte, es handelt sich um eine Booster-Dosis, zwölf Monate später gegeben.
- Erfolgte ein Kontakt mit einem Kranken, kann zur Prophylaxe 48 Stunden danach ein spezifisches HBV-Immunglobulin kombiniert mit einer HBV-Impfung gegeben werden.
- Sechs bis zwölf Monate nach der Impfung sollte auf jeden Fall eine Blutuntersuchung zur Überprüfung durchgeführt werden, ob das Medikament »angenommen« wurde. Bei gesunden jungen Erwachsenen kann ein 90- bis 95prozentiger Schutz erzielt werden, aber bei älteren und übergewichtigen Männern können weitere Booster-Dosen erforderlich sein.

Sexualverhalten und HBV-Risiko

Hohes Risiko:
- Anal- oder Vaginalverkehr ohne Kondom
- Oralkontakte mit Samen (Fellatio mit Ejakulation)
- Mitbenutzen von Sexspielzeug ohne Kondom
- Jegliche Aktivitäten, bei denen Kontakte mit kontaminiertem (infiziertem) Blut möglich sind, wie das Mitbenutzen von Zahnbürsten, Rasierklingen, Nadeln; ungetestete Bluttransfusionen; zahnärztliche oder medizinische Untersuchungen im Ausland.

Mittleres bis hohes Risiko:
- Anal- oder Vaginalverkehr mit Kondom
- Fellatio ohne Ejakulation
- Feucht küssen (z. B. intimer Mund-zu-Mund-Kontakt)

Geringes Risiko:
- Gegenseitige Masturbation

Minimales Risiko:
- Trocken küssen (z. B. auf die Wange)

HIV und AIDS

Das erworbene Immun-Defekt-Syndrom (AIDS) wird durch Infektion mit dem humanen Immunodefizienz-Virus (HIV) hervorgerufen. Das Virus dringt in eine

Unterart der weißen Blutzellen, die CD4-Lymphozyten (Helferzellen), ein und dämpft die körpereigene Immunreaktion auf Infektionen und bösartige Gewächse wie Krebs.
Es gibt zwei verschiedene HIV-Typen: HIV-1 und HIV-2. Mitunter sind Patienten mit beiden Viren infiziert. Da das Virus rasch mutieren kann, werden ständig neue HIV-1- und HIV-2-Stämme identifiziert.
Weltweit sind mindestens 13 Millionen Menschen HIV-positiv. Der größte Teil davon lebt in der Sahelzone Afrikas (acht Millionen).
In den USA sind mindestens eine Million Menschen HIV-positiv; in New York City stellt AIDS die häufigste Todesursache junger Männer dar. Die Weltgesundheitsorganistion (WHO) geht davon aus, daß im Jahr 2000 etwa 40 Millionen Menschen mit HIV infiziert sein werden. Weiterhin wird geschätzt, daß sich weltweit alle 15 bis 20 Sekunden ein Mensch mit HIV ansteckt und daß alle zwölf Minuten ein Mensch an AIDS stirbt.

Die Symptome der HIV-Infektion

Die Frühstadien der HIV-Infektion verlaufen asymptomatisch. Nach zwei bis drei Monaten erfolgt eine schwache Antikörperreaktion auf das Virus, die aber in den meisten Fällen nicht ausreicht, die Infektion zu beseitigen. Anhand dieser Antikörper kann jedoch festgestellt werden, daß sich der Betroffene mit HIV infiziert hat. Der Nachweis der Antikörper erfolgt durch die Untersuchung von Blut (oder Speichel). Sind Antikörper vorhanden, bezeichnet man die Person als HIV-(Antikörper-)positiv. Das Auftreten von HIV-Antikörpern im Blut einer Person, die zuvor HIV-negativ war, wird als Serokonversion bezeichnet.
Kommt es zur Serokonversion, tritt bei einigen Betroffenen eine unspezifische, kurze Erkrankung auf, die Drüsenfieber (Mononukleose) ähnelt. Zu dieser akuten Erkrankung kommt es zwei bis sechs Wochen nach der Infektion. Die Symptome sind Fieber, Rachenschleimhautentzündung, Lethargie und Gelenkschmerz, die Lymphknoten können vergrößert sein. Mitunter kommt es auch zu einem unspezifischen sogenannten Virus-Rash, der am Rumpf und den oberen Extremitäten auftritt. Diese Erkrankung bleibt in der Regel unentdeckt, da sie mit einer allgemeinen Viruserkrankung (»die gerade umgeht«) verwechselt wird. Eine Früherkennung ist in der Regel nur dann möglich, wenn der Betroffene selbst ein hohes Verdachtsmoment hat. Aus bestimmten Gründen ist dieses erste Stadium häufiger in Australien als in den USA oder in Großbritannien anzutreffen.

Einige HIV-Positive bleiben mehrere Jahre lang symptomlos. Bei anderen kommt es nur zu vagen Symptomen wie Gewichtsverlust, Fieber, nächtliches Schwitzen oder Diarrhöe ohne Ursache. Dieser Zustand wird als AIDS-related Complex (ARC) bezeichnet.
Das HIV-Virus wird dann zunehmend aktiver, dringt in immer mehr CD4-Zellen des Immunsystems ein und vernichtet sie. Die Zahl der CD4-Zellen nimmt ab, und schließlich wird die Fähigkeit zur Abwehr von Infektionen immer weiter eingeschränkt. Die Betroffenen leisten Infektionen keinen Widerstand mehr und werden letztlich Opfer einer Reihe ungewöhnlicher Erkrankungen, die normalerweise keine Probleme bereiten. Dieser Zustand wird als Vollbild von AIDS bezeichnet.
Zu den Symptomen, die auf AIDS schließen lassen, gehören rezidivierende Infektionen (z. B. Mundsoor, Hautpilze, persistierender Herpes, atypische Pneumonien), Haarleukoplakie (weiße, haarähnliche Plaques auf der Zunge und an der Wangeninnenseite) sowie Kaposi-Sarkom – eine rot-violette Form von Krebs, die Läsionen auf der Haut oder an inneren Organen hinterläßt.
Neueren Untersuchungen zufolge schreitet die Erkrankung bei einer großen Zahl von HIV-infizierten Männern über einen Zeitraum von mehreren Jahren nur sehr langsam fort. Von 562 Männern in San Francisco hatten 31 Prozent zehn Jahre nach der Infektion noch kein AIDS ausgebildet, und 12 Prozent wiesen eine normale CD4-Zahl auf.
In einer in Mailand an 111 infizierten Männern durchgeführten Untersuchung kamen die Forscher zu dem Schluß, daß 20 Prozent der Betroffenen nach der HIV-Erstinfektion für 25 Jahre symptomfrei bleiben. Die Forschungen zur Suche nach Faktoren im Immunsystem oder in den Lebensgewohnheiten, durch die das Fortschreiten der Erkrankung verhindert wird, gehen weiter.

Die Übertragung von HIV

HIV wurde aus Blut, Speichel, Muttermilch, Vaginalsekreten und Samen isoliert. Es gibt folgende Übertragungswege:

- über infiziertes Blut durch:
  - das Mitbenutzen infizierter Nadeln oder Rasierklingen;
  - Bluttransfusionen in Ländern, in denen das Blut nicht auf HIV getestet wird und wo sterile Ausrüstungen fehlen;
  - eine Zahnbehandlung, vor der die Instrumente nicht ausreichend sterilisiert wurden;

- von der infizierten Mutter auf ihr Kind, entweder während der Geburt oder durch das Stillen;
- durch sexuelle Übertragung, bei der ein infizierter Partner (weiblich oder männlich) ungeschützten Geschlechtsverkehr hat (gleichgeschlechtlich oder normal).

Sexuelle Übertragung von HIV

Die Weltgesundheitsorganisation schätzt, daß sich 80 bis 90 Prozent der HIV-Positiven durch heterosexuellen Sex mit HIV infiziert haben. Es hat den Anschein, als ob das Virus einfacher vom Mann auf die Frau als umgekehrt übertragen werden kann. Untersuchungen ergaben, daß sich etwa 32 Prozent der Sexualpartnerinnen eines infizierten heterosexuellen Mannes, aber nur 25 Prozent der männlichen Partner einer infizierten Frau anstecken.

Beim Fellatio (Oralverkehr) besteht durch das Verschlucken von Samen ein hohes Risiko für eine HIV-Infektion. Die Wahrscheinlichkeit, sich mit HIV nur über den Speichel zu infizieren, ist zwar vermutlich gering, aber keinesfalls zu vernachlässigen.

Jede Art von Blutungen aus dem Zahnfleisch oder der Vagina (z. B. bei wunden Stellen oder während der Menstruation) stellt bei sexuellem Kontakt einen hohen Risikofaktor für die Übertragung von HIV (oder einer eventuell vorhandenen Hepatitis-B-Infektion) dar.

Einige Experten empfehlen heute, daß oraler Sex so lange vermieden werden sollte, bis eindeutig bekannt ist, daß der Partner HIV- und Hepatitis B-negativ ist. Falls dennoch oraler Sex stattfinden soll, bieten Kondome oder ein Mundschutz (ein Latexquadrat mit Kaugummigeschmack, das auf die weiblichen Genitalien gelegt wird) einen gewissen Schutz.

Barrierekontrazeptiva (Kondom für den Mann oder die Frau) können bei normalen sexuellen Kontakten vor HIV schützen und sollten möglichst immer benutzt werden. Männer, die Analsex praktizieren, sollten besonders reißfeste Kondome tragen. Das Spermizid Nonoxynol-9 besitzt ebenfalls einige nützliche Anti-HIV-Eigenschaften.

Allgemeine Erkrankungen

II

Koronare Herzkrankheit

11

Koronare Herzkrankheit (KHK) ist eine der Haupttodesursachen in den westlichen Industrieländern. Sie ist für mindestens ein Drittel, wenn nicht gar die Hälfte aller männlichen Todesfälle verantwortlich.
KHK wird durch Verhärtung und Verengung der Koronararterienwände hervorgerufen. Die Durchblutung verringert sich, was zu einer Unterversorgung des Herzgewebes mit Sauerstoff führt. Im Falle des Herzmuskels, der mehr als 100 000mal am Tag schlagen muß, führt ein Sauerstoffmangel rasch zu Muskelkrämpfen. Diese verursachen ein charakteristisches Beengungs- und Vernichtungsgefühl, das als Angina pectoris bezeichnet wird. Bei extremem Sauerstoffmangel kommt es durch das Absterben von Muskelzellen zum Herzinfarkt.

Plötzlicher Brustschmerz

Plötzlich einsetzender Brustschmerz sollte nicht unterschätzt werden und erfordert eine sofortige medizinische Untersuchung. Geht er auf einen Herzinfarkt zurück, sind die ersten beiden Stunden von entscheidender Bedeutung. Gelingt es, die geschlossene Koronararterie wieder zu öffnen und die Blutversorgung des geschädigten Muskels wiederherzustellen, kann das Gewebe gerettet werden. Zu den klassischen Symptomen eines Herzinfarkts zählen:

- plötzlich einsetzender, starker Schmerz in der Brustmitte mit Beengungsgefühl, als ob man in einen Schraubstock eingespannt wäre;
- der Schmerz setzt oftmals in einem Moment der Ruhe (z. B. im Sitzen) ein und verschlimmert sich bei Anstrengung – kann aber auch bei anderen Gelegenheiten auftreten;
- der Schmerz kann bis in den Kiefer oder die Arme ausstrahlen, in der Regel zur linken Seite hin;

- Atemstillstand, Blässe und Schwitzen und das Vernichtungsgefühl; es kann auch ein sehr starker Stuhldrang einsetzen.

Bei Vorhandensein der klassischen Symptome liegt die Diagnose auf der Hand. Insbesondere bei älteren Menschen kann sich der Herzinfarkt aber auch in seltenen Fällen ohne Vorankündigung einstellen und zeigt sich z. B. in plötzlicher Müdigkeit, unregelmäßigem Puls oder Herzversagen mit Atemstillstand und geschwollenen Knöcheln.

Risikofaktoren für KHK

Koronare Herzkrankheit (betroffen sind alle Herzkranzgefäße) wird mit vielen Risikofaktoren in Zusammenhang gebracht. Die wichtigsten davon sind:

- männliches Geschlecht,
- eine Familienkrankengeschichte mit Herzkrankheiten,
- Rauchen,
- unbehandelter Bluthochdruck,
- eine an gesättigten Fettsäuren reiche Ernährung,
- Übergewicht,
- hohe LDL-Cholesterinwerte im Blut,
- viel Sitzen, kaum Bewegung,
- ein schlecht eingestellter Diabetes.

Eine kürzlich in Großbritannien durchgeführte Umfrage ergab, daß sieben von acht Männern KHK-Risikofaktoren aufweisen. Die Hälfte der männlichen Bevölkerung ist übergewichtig, und 12 Prozent davon sind als adipös (fettleibig) einzustufen. Einer von sechs leidet an Bluthochdruck, einer von fünf hatte in den vergangenen vier Wochen keine Bewegung, und sieben von zehn weisen einen gefährlich erhöhten Cholesterinspiegel auf. Die Umfrage zeigte auch, daß bei Männern im Alter von 55 bis 74 Jahren eine doppelt so hohe Wahrscheinlichkeit besteht, daß sie einen Herzinfarkt oder Schlaganfall erleiden, als bei Frauen gleichen Alters.
Nur 12 Prozent der befragten Männer wiesen keine der vier wichtigsten Risikofaktoren – Rauchen, Bluthochdruck, erhöhter Cholesterinspiegel und Bewegungsmangel – auf.
Andere Studien ergaben, daß in Schweden jedes Jahr einer von 10 000 scheinbar gesunden Männern den plötzlichen Herztod erleidet. 95 Prozent der Fälle

sind auf einen unerwartet einsetzenden Herzinfarkt oder auf Herzrhythmusstörungen zurückzuführen, die durch koronare Herzkrankheit ausgelöst werden.

Cholesterin und KHK

Cholesterin ist ein im Tierreich einmalig vorkommendes Fett. Es dient zur Gesunderhaltung der Zellmembran, Nervenleitung, einer wasserabweisenden Haut und der raschen Wundheilung. Cholesterin ist darüber hinaus ein wichtiger Baustein für die Produktion von Gallensäuren und Steroidhormonen wie Testosteron.

Der größte Teil des im Blut vorhandenen Cholesterins wird in der Leber aus gesättigten Fettsäuren synthetisiert. Bereits fertiges, in der Nahrung enthaltenes Cholesterin macht nur einen kleinen Teil des Gesamtcholesterinspiegels aus.

Cholesterin gelangt über den Blutkreislauf in alle Körperteile. Im Blut wird es durch Bindung an einen Proteinträger (Lipoprotein) löslich gemacht. Es existieren zwei Hauptformen: HDL-(Lipoprotein hoher Dichte)Cholesterin und LDL-(Lipoprotein niedriger Dichte)Cholesterin.

Übermäßige Mengen an LDL-Cholesterin sind schädlich. Diese Moleküle sind so klein, daß sie in die Arterienwände eindringen und sich darin anlagern können, was als Arteriosklerose bekannt ist. Es kommt zu Verdickungen, die als »Plaques« bezeichnet werden, welche die Bildung von Thromben begünstigen. Mit zunehmender Größe verschließen diese kleinere Arterien oder lösen sich und gelangen in den Blutkreislauf. Beide Fälle sind sehr ernst zu nehmen und können zu Angina pectoris, Herzinfarkt, Schlaganfall und sogar zum Tod führen.

HDL-Cholesterin ist hingegen nützlich. Da es zu groß ist, um in die Arterienwände einzudringen, verbleibt es im Blutkreislauf und dient zum Transport von Fetten in die verschiedenen Körperteile sowie zur Neutralisierung der schädlichen Auswirkungen von LDL-Cholesterin.

Wenn Ihnen gesagt wird, daß Ihr Cholesterinspiegel zu hoch ist, sollten Sie fragen, wie hoch der HDL- und wie hoch der LDL-Anteil ist.

Wenn zum Beispiel der Cholesterinspiegel aufgrund eines Zuviels an HDL-Cholesterin erhöht ist, sind Sie sogar gegen eine Herzerkrankung geschützt.

Ist hingegen der LDL-Cholesterinspiegel erhöht, besteht ein vermehrtes KHK-Risiko, weshalb Sie die Zufuhr von gesättigten Fettsäuren in der Nahrung verringern sollten. Forschungen ergaben, daß mit einer Senkung des durchschnittlichen LDL-Cholesterinspiegels um nur 10 Prozent ein Viertel aller Todesfälle

infolge koronarer Herzkrankheit in den westlichen Industrieländern verhindert werden könnten.
Es empfiehlt sich daher für alle Männer, ihren Blutcholesterinspiegel vor Erreichen des 30. Lebensjahres und danach im Abstand von mehreren Jahren regelmäßig überprüfen zu lassen. Dies gilt insbesondere für Raucher, Übergewichtige oder Personen mit Bluthochdruck, Diabetes oder einer persönlichen bzw. familiären Krankengeschichte mit Brustschmerz, Herzinfarkt oder Hyperlipidämie (zu hohen Blutfettwerten).

Einteilung des Gesamtcholesterinspiegels

Wünschenswert	< 5,2 mmol/l
Grenzwertbereich	5,2 – 6,4 mmol/l
Atypisch	6,5 – 7,8 mmol/l
Erhöht	> 7,8 mmol/l

Bei einem atypisch hohen Gesamtcholesterinwert muß das Ergebnis in einer weiterführenden Analyse untersucht werden, um festzustellen, wie hoch der Anteil des nützlichen HDL-Cholesterins und wie hoch der Anteil des schädlichen LDL-Cholesterins ist.

Normalbereiche für verschiedene Blutfette

Gesamtcholesterin	< 5,2 mmol/l
LDL-Cholesterin	< 3,5 mmol/l
HDL-Cholesterin	> 1 mmol/l
Triglyzeride	< 2,3 mmol/l

Für Männer unter 30 Jahren und alle KHK-Patienten gelten etwas strengere Kriterien.

Behandlung eines zu hohen Cholesterinspiegels

Eine Koronararterienerkrankung kann sich auch ohne Medikamente oder operative Eingriffe zurückbilden. Bereits Änderungen der Ernährung und der Lebensgewohnheiten führen zu einem niedrigeren Cholesterinspiegel, zu einer verminderten Durchflußbehinderung der Arterie und zur Rückbildung der arteriosklerotischen Plaques, die für die Entstehung von Blutgerinnseln verant-

wortlich sind. Dies wurde kürzlich an 41 Patienten in Kalifornien nachgewiesen. Eine Gruppe von Patienten traf sich zweimal wöchentlich zu sportlicher Betätigung, Streßberatung, Yoga und Meditation. Ihnen wurde eine vegetarische Ernährung empfohlen und geraten, nur 10 Prozent der Kalorienzufuhr durch Nahrungsfette zu decken.
Sie nahmen nur mehrfach ungesättigte Fettsäuren zu sich, und ihre Kost war praktisch cholesterinfrei.
Nach vier Jahren war die koronare Herzkrankheit bei 72 Prozent der Patienten zurückgegangen, und die Verengung der Koronararterien hatte sich von 43,6 auf 39,7 Prozent verringert.
Im Gegensatz dazu kam es bei der Gruppe, die konventionellen Behandlungsempfehlungen folgte (Senkung des Fettanteils an der Kalorienzufuhr auf 30 Prozent, Aufnahme von weniger als 200 mg Cholesterin pro Tag, regelmäßige Bewegung, Aufgabe des Rauchens), zu einer Verschlimmerung der KHK in 87 Prozent der Fälle, und die Verengung der Koronararterien hatte von 41,6 auf 51,4 Prozent zugenommen.
Die Besserung in der ersten Gruppe ging nicht allein auf die Senkung des Cholesterinspiegels zurück, da dieser in beiden Gruppen gefallen war.
Diese Ergebnisse entsprechen dem Erfolg, den männliche Patienten erzielten, indem sie zu einer mediterranen Ernährungsweise übergingen, da dabei das Risiko eines Herzinfarkts um 75 Prozent niedriger ist.

Was bewirkt eine Ernährung, wie sie in südlichen Ländern üblich ist?

Es wird angenommen, daß eine Ernährung, wie man sie in Mittelmeerländern bevorzugt, das KHK-Risiko senken kann, weil sie Olivenöl, antioxidative Vitamine, Knoblauch, ölhaltigen Fisch und Rotwein enthält und ballaststoffreich ist.

Olivenöl

Olivenöl (aber auch Rübsenöl) enthält Vitamin E und ist reich an einer einfach ungesättigten Fettsäure, die unter der Bezeichnung Ölsäure bekannt ist. Im Körper wird diese umgewandelt und führt zu einer Verringerung des schädlichen LDL-(Lipoprotein geringer Dichte)Cholesterins, ohne dabei das nützliche HDL-(Lipoprotein hoher Dichte)Cholesterin zu beeinträchtigen. Dies zeigt sich daran, daß Bevölkerungsteile (mediterraner Herkunft oder Abstammung usw.), die regelmäßig Oliven- oder Rübsenöl zu sich nehmen, eine geringere Inzidenz koronarer Herzkrankheit aufweisen.

Antioxidanzien

Durch die Einwirkung Freier Radikale oxidiertes LDL-Cholesterin wird leichter in die Arterienwand eingelagert und verlegt dadurch die Arterie. Antioxidanzien verhindern eine Oxidation von Cholesterin und schützen auf diese Weise vor KHK.

Untersuchungen an 6000 Männern mittleren Alters ergaben, daß Männer mit hohen Vitamin-E-, C- und Betakarotin-Blutwerten dreimal weniger gefährdet sind, Angina-pectoris-Schmerz auszubilden. Und durch die Einnahme von Vitamin-E-Ergänzungen wurde erreicht, daß 12 Prozent weniger an KHK erkrankten. In der Untersuchungsgruppe, in der Vitamin E länger als zwei Jahre eingenommen wurde, reduzierte sich das KHK-Risiko um insgesamt 25 Prozent.

Eine kalifornische Untersuchung über zehn Jahre belegt, daß eine hohe Vitamin-C-Zufuhr (auch in Form von Vitaminergänzungen) das Risiko einer Herzerkrankung beim Mann um 40 Prozent und das Risiko, an einer KHK zu sterben, um 35 Prozent senkt.

Knoblauch

In Deutschland werden Knoblauchdragées, die in etwa einer Einnahme von 4 Gramm frischen Knoblauchzehen entsprechen, zur Behandlung eines hohen Cholesterinspiegels und von Bluthochdruck verschrieben.

Bei Patienten, die täglich 800 Milligramm Knoblauchtrockenpulver (z. B. Kwai-Tabletten) zu sich nahmen, fiel der Serumcholesterinspiegel nach einer viermonatigen Therapie um durchschnittlich 12 Prozent. Die Triglyzeride (eine weitere Form von Blutfetten) nahmen um bis zu 16 Prozent ab.

Forscher gehen davon aus, daß der aktive Wirkstoff in Knoblauch, Allicin, die Zellen davor bewahrt, Cholesterin aufzunehmen, und die Produktion von Cholesterin durch die Leber senkt.

Die Schwefelverbindungen, die beim Abbau von Allicin gebildet werden, tragen ebenfalls zur positiven Wirkung des Knoblauchs bei. Diese Schwefelverbindungen werden in langkettige Fettsäuren eingebaut und wirken als Antioxidanzien. Dieser Mechanismus ist insbesondere für die Vorbeugung der koronaren Herzkrankheit von Bedeutung.

Mit einer Knoblauchtherapie kann auch der durchschnittliche Blutdruck innerhalb von drei Monaten um 8 Prozent (systolisch) und 12 Prozent (diastolisch) gesenkt werden (siehe Kapitel 12, Stichwort: Bluthochdruck). Es wird angenommen, daß diese Wirkung auf eine Erweiterung der Blutgefäße sowie auf die gesundheitsfördernde Eigenschaft des Knoblauchs, die Durchgängigkeit der Zellmembran für Natrium- und Kaliumionen zu verbessern, zurückzuführen ist.

Fettiger Fisch

Ölreiche Fischarten wie Lachs, Forelle, Makrele, Hering und Sardine enthalten eine Fettsäure, die unter der Bezeichnung Eicosapentaensäure (EPA) bekannt ist. Diese wird im Körper umgewandelt und verbessert die Fließfähigkeit des Blutes vor allem dadurch, daß sie die Agglutination (Zusammenballung) der Blutplättchen verhindert. Durch den regelmäßigen Verzehr von ölhaltigem Fisch kann das KHK-Risiko gesenkt werden. Bei einem Herzinfarkt wird durch EPA das Mortalitätsrisiko gesenkt. Wenn Männer, die bereits einen Herzinfarkt erlitten haben, regelmäßig ölhaltigen Fisch zu sich nehmen, können sie damit das Risiko eines zweiten Herzinfarkts senken. Auch die Wahrscheinlichkeit, daran zu sterben, nimmt ab.
Niederländische Ärzte wiesen nach, daß bei Männern, die ein- oder zweimal pro Woche Fisch verzehren, das Risiko, an einem Schlaganfall zu sterben, nur halb so groß ist. Männer in den westlichen Industrieländern sollten ihren wöchentlichen Konsum an ölhaltigem Fisch im Durchschnitt auf das Zehnfache – das sind 300 Gramm pro Woche – steigern.

Rotwein

Rotwein enthält Antioxidanzien, die einer Arteriosklerose vorbeugend entgegenwirken und das Blut flüssiger machen. Er entfaltet seine wohltuende Wirkung insbesondere beim Essen, da er den schädlichen Einfluß der in der Nahrung enthaltenen gesättigten Fettsäuren kompensiert.

Ballaststoffe

Der Gesamtcholesterinspiegel kann durch den Verzehr von mindestens drei Gramm gequollener Haferflocken oder Haferkleie (die in etwa zwei große Schüsseln Porridge ergeben) um bis zu 0,16 Millimeter pro Liter gesenkt werden. Dies ist zwar eine geringe, aber durchaus bedeutsame Senkung.

Nahrungsfette

Es empfiehlt sich, den Fettanteil in der Nahrung auf weniger als 30 Prozent der täglichen Kalorienzufuhr zu reduzieren. Gesättigte Fettsäuren sollten weniger als 10 Prozent ausmachen. Sind bereits Symptome einer koronaren Herzkrankheit vorhanden, empfiehlt es sich, den Fettanteil auf nur 20 Prozent der Kalorienzufuhr zu senken, wobei auf gesättigte (tierische) Fettsäuren möglichst ganz verzichtet werden sollte. Damit kann die KHK gelindert und das allgemeine Wohlbefinden spürbar verbessert werden. Allerdings schmecken fettarme Gerichte oftmals etwas fade. Immer mehr Kochbücher enthalten jedoch leckere, fettarme Rezepte, die mit Kräutern und Gewürzen verfeinert werden.

Heute nimmt jeder Mann in den westlichen Industrieländern im Durchschnitt 42 Prozent seiner täglichen Energiezufuhr in Form von Fetten auf, wobei gesättigte Fettsäuren 16 Prozent ausmachen. Dieser Anteil ist viel zu hoch und führt zu schwersten Gesundheitsschäden.

Gesättigte Fettsäuren

Das in der Nahrung enthaltene Fett liegt in verschiedenen Formen vor: gesättigt, einfach ungesättigt und mehrfach ungesättigt (siehe Seite 270 f.). Gesättigte Fettsäuren stammen hauptsächlich aus Fleisch und Milchprodukten. Da sie in der Leber in LDL-Cholesterin umgewandelt werden, sollten wir davon weniger zu uns nehmen.

Gesättigte Fettsäuren tragen bei ihrem Abbau zur Verdickung des Blutes bei und begünstigen die Verengung der Blutgefäße. Dies verstärkt die Durchflußbehinderung des Blutes und erhöht damit die Wahrscheinlichkeit der Bildung von Blutgerinnseln (Thrombose).

So können Sie den Anteil an gesättigten Fettsäuren in der Nahrung senken:

- Verwenden Sie anstelle von Butter und Sahne Produkte, die einfach ungesättigte Fettsäuren enthalten und aus Oliven- oder Rübsenöl hergestellt wurden.
- Wechseln Sie bei Mayonnaise, Salatdressing, Käse, Milch, Joghurt usw. zu fettarmen Sorten.
- Essen Sie weniger Rind- und Schweinefleisch. Ein bis zwei Fleischgerichte pro Woche sind besser als die üblichen ein bis zwei Fleischmahlzeiten pro Tag.
- Entfernen Sie sämtliche sichtbaren Fettanteile vom Fleisch, und kaufen Sie nur magere Stücke.
- Legen Sie regelmäßig einen vegetarischen Tag ein – dabei aber nicht mit Hartkäse oder hartgekochten Eiern übertreiben.
- Nehmen Sie mehr Fisch, insbesondere ölhaltigen, zu sich.
- Vermeiden Sie Nahrungsmittel mit einem hohen Anteil an gesättigten Fettsäuren wie Kokosnüsse, Cremesuppen, Schokolade, Pasteten, Austern und Garnelen.
- Essen Sie weniger Kuchen, Chips, Biskuit und Crisps.
- Grillen statt fritieren.
- Ziehen Sie gebackene Kartoffeln Röst- oder Bratkartoffeln vor.

Bewegung

Durch regelmäßige Bewegung sinkt der LDL-Cholesterinspiegel, während der HDL-Cholesterinspiegel steigt – siehe Seite 263 ff.

Rauchen

Rauchen begünstigt die Entstehung von koronarer Herzkrankheit. Beim Rauchen werden gefährliche Freie Radikale freigesetzt, durch die die Arterienwände geschädigt werden und Arteriosklerose ausgelöst wird. Darüber hinaus erhöht Rauchen auch die Zähflüssigkeit des Blutes und führt zu Vasospasmen der Arterien, wodurch sich die Zufuhr sauerstoffreichen Blutes stark verringert.
Läßt sich der Cholesterinspiegel mit einer Umstellung der Ernährungs- oder Lebensgewohnheiten nicht verbessern, können Sie sich lipidsenkende Medikamente verschreiben lassen.

Gesunde Ernährung

Wenn Sie das Risiko einer koronaren Herzkrankheit senken möchten, kann Ihnen der folgende Ernährungsplan dabei helfen:

10-Punkte-Plan für eine gesunde Ernährung

1. Sowenig wie möglich Fertiggerichte essen (da sie viele Zusatzstoffe und Salz enthalten). Dafür Vollwertkost wählen, die reich an Vitaminen, Mineralstoffen und Ballaststoffen ist.
2. Die Zufuhr von naturbelassenen komplexen Kohlehydraten (Vollkornzerealien, unpoliertem Reis, Vollkornnudeln, Vollkornbrot) auf 50 bis 70 Prozent der täglichen Kalorienzufuhr steigern. Die meisten Männer nehmen weniger als 40 Prozent der täglichen Energiezufuhr in Form stärkehaltiger Nahrungsmittel zu sich.
3. Täglich mindestens ein Pfund frisches Obst, Salat und Gemüse (Kartoffeln nicht mit eingerechnet) zu sich nehmen. Diese Menge sollte auf etwa fünf bis sechs Portionen verteilt werden (z. B. ein Glas ungesüßten Orangensaft zum Frühstück, ein großer Salat zum Mittagessen, zwei Stück Obst im Verlauf des Tages sowie zwei Portionen Gemüse beim Abendessen). Obst und Gemüse sind reich an Antioxidanzien wie Vitamin C, E und Betakarotin, die zur Prävention von koronarer Herzkrankheit und Krebs beitragen.
4. Den Fettanteil, insbesondere den Anteil ungesättigter Fettsäuren, senken, Fett sollte nicht mehr als 30 Prozent der täglichen Kalorienzufuhr ausmachen. Bei Männern entspricht dies etwa 75 Gramm pro Tag. Die meisten Männer nehmen indes mehr als 100 Gramm Fett pro Tag zu sich. Auf fettarme Produkte ausweichen und beim Kochen und für Salatdressings usw. vorzugsweise Olivenöl verwenden.
5. Den Fleischverzehr auf ein bis zwei Gerichte pro Woche reduzieren. Dafür

mehr vegetarische Gerichte, einschließlich Hülsenfrüchte und Bohnen als Proteinspender, essen.

6. Mehr Fisch in den Speiseplan aufnehmen. Fisch, insbesondere ölhaltige Fischarten, wirken sich positiv auf den Cholesterinspiegel aus, sind reich an Spurenelementen wie Jod und stellen eine ausgezeichnete Proteinquelle dar.
7. Den Anteil an Hülsenfrüchten, Nüssen und Samen an der Nahrung erhöhen. Die Weltgesundheitsorganisation empfiehlt, täglich 30 Gramm Nüsse oder Samen zu sich zu nehmen. Diese sind reich an essentiellen Fettsäuren (EFA), die sich positiv auf den Cholesterinspiegel auswirken. Walnüsse sind besonders reich an EFA.
8. Weniger Einfachzucker und Süßigkeiten essen. Diese werden rasch absorbiert und verursachen Schwankungen des Blutzuckerspiegels, die mit einem erhöhten Risiko für Diabetes und Arteriosklerose verbunden sind.
9. Weniger Salz essen. Stark gesalzene Lebensmittel vermeiden und beim Kochen oder am Tisch nicht nachsalzen. Dadurch sinkt das Risiko für Bluthochdruck (siehe Kapitel 12), koronare Herzkrankheit und Schlaganfall. Dafür Kräuter der Saison, Gewürze und schwarzen Pfeffer verwenden. An eine salzarme Ernährung kann man sich rasch gewöhnen.
10. Auch Vitamin- und Mineralstoffergänzungen wie Vitamin C, E und Betakarotin (siehe Kapitel 19) sowie Zink (siehe Kapitel 20) sollten nicht vergessen werden.

Bluthochdruck 12

Von Bluthochdruck oder Hypertonie sind etwa 20 Prozent der männlichen Bevölkerung betroffen. Die Erkrankung ist als ein »stummer Killer« bekannt, da sie sich schleichend, ohne Symptome einstellt und dann plötzlich einen Herzinfarkt oder Schlaganfall auslöst. Selbst bei einem gefährlich erhöhten Blutdruck können Sie sich relativ wohl fühlen.

Der Blutdruck läßt sich daran messen, wieviel Quecksilber (in einer Säule) verdrängt wird. Der Blutdruck wird daher in Millimeter Quecksilbersäule (mmHg) angegeben. Der Wert ist am höchsten, wenn das Blut aufgrund des Herzschlags durch das Gefäßsystem gedrückt wird. Wenn sich das Herz entspannt, ist er hingegen am niedrigsten. Der Blutdruck wird daher als Verhältnis des hohen (systolischen) Drucks gegenüber dem niedrigen (diastolischen) Druck angegeben. Ein gesunder 20jähriger hat einen Blutdruck von etwa 120/70 mmHg. Bei einem gesunden 50jährigen kann der Blutdruck etwa 150/85 betragen.

Die Weltgesundheitsorganisation definiert Hypertonie als einen Blutdruck, der ständig über 160 mmHg (systolisch) und 95 mmHg (diastolisch) liegt. Ein systolischer Blutdruck von 140 bis 160 mmHg und diastolische Werte von 90 bis 95 mmHg werden als leichte bzw. Grenzwerthypertonie bezeichnet. Bei einem 50jährigen Mann kann eine unbehandelte Hypertonie zu einem Blutdruck von 180/100 mmHg oder höher führen.

Die Entwicklung von Hypertonie läßt sich am besten durch Vergleich des Blutkreislaufs mit Wasser in einem Gartenschlauch veranschaulichen. Der Wasserdruck im Schlauch kann entweder durch Erhöhung der Pumpleistung (bzw. durch Aufdrehen des Wasserhahns) oder durch Zusammendrücken des Schlauchs und die daraus resultierende Reduzierung des Durchmessers erhöht werden. Genauso kann sich der Blutdruck im Blutkreislauf erhöhen, wenn die Arbeit des Herzens zu- oder der Durchmesser der Blutgefäße abnimmt.

Der Blutdruck ist im Laufe des Tages starken Schwankungen – um bis zu

70 mmHg – unterworfen. Am niedrigsten sind die Werte drei bis vier Stunden nach dem Einschlafen. Die höchsten Werte werden naturgemäß zu Mittag gemessen bzw. etwa vier Stunden nach dem Erwachen. Körperliche Aktivitäten wie Treppensteigen oder Fahrradfahren erhöhen den Blutdruck zwar vorübergehend, dies ist aber eine völlig normale physiologische Reaktion.
Insbesondere zwei männliche Aktivitäten können den Blutdruck auf eindrucksvolle Weise erhöhen: Dies sind Gewichtheben und Geschlechtsverkehr. Allerdings ist diese Auswirkung vorübergehend, so daß sie vermutlich nicht schadet. Auch durch Emotionen wie Angst kann der Blutdruck steigen. Dies ist auf Adrenalin und andere Streßhormone zurückzuführen, die eine Verengung der Blutgefäße bei gleichzeitiger Beschleunigung des Herzschlags auslösen.

Ursachen eines zu hohen Blutdrucks

Hoher Blutdruck entsteht durch die Wechselwirkung von Erbfaktoren, Umwelteinflüssen und der Lebensweise. An der Entwicklung des Bluthochdrucks sind vermutlich einige genetische Anomalien beteiligt, die im späteren Leben entweder allein oder in Kombination mit anderen Risikofaktoren zu Bluthochdruck führen können.
Vorgeburtliche Ereignisse während der Fetalentwicklung können ebenfalls zu erhöhter Anfälligkeit für Hypertonie, Schlaganfall oder Herzinfarkt führen. Dazu zählt vermutlich eine mangelhafte Ernährung im Mutterleib, welche die Entwicklung der Arterien beeinträchtigt. Forschungen ergaben, daß Neugeborene mit geringem Geburtsgewicht im Erwachsenenalter mit höherer Wahrscheinlichkeit Bluthochdruck entwickeln. Lag das Geburtsgewicht zwischen 5,5 und 7,5 Pfund, ist der durchschnittliche systolische Druck im Erwachsenenalter um bis zu 11 mmHg erhöht. Die Größe der Plazenta zum Zeitpunkt der Geburt ist ebenfalls von Bedeutung. Beträgt das Gewicht der Plazenta statt 500 Gramm 750 Gramm, ist der durchschnittliche systolische Druck im späteren Leben um 15 mmHg zu hoch. Der höchste Blutdruck wird daher bei Männern gemessen, die als untergewichtige Babys bei übergroßer Plazenta geboren wurden. Der Grund hierfür kann in einem abnormen Aufbau der Arterien und des Gefäßsystems bestehen, das sich infolge des Ungleichgewichts zwischen der Plazenta und dem werdenden Kind herausbildete.
Diese These wurde durch die Untersuchung von Fingerabdrücken im Zusammenhang mit der Entwicklung von Bluthochdruck im späteren Leben aufgestellt. Das Fingerbeerenmuster entsteht im Mutterleib bereits in den ersten Wochen nach der Empfängnis. Es geht auf Unterschiede im Hautrelief der sich

entwickelnden Fingerbeeren zurück, die ihrerseits mit einer unregelmäßigen Blutversorgung in Zusammenhang stehen.
Fingerabdrücke haben die Form von Bögen, Schleifen oder Wirbeln (siehe unten, Abbildung 18). Je mehr Wirbel vorhanden sind, desto höher ist die Wahrscheinlichkeit, daß es zur Entwicklung von Hypertonie kommt. Forscher stellten fest, daß Menschen mit mindestens einem Wirbel einen um 6 Prozent höheren Blutdruck als Menschen ohne Wirbel aufweisen. Der Blutdruck nimmt im allgemeinen mit der Anzahl der Wirbel zu. Maximal sind zehn Wirbel möglich (zwei pro Finger). Durchschnittlich sind zwei bis drei vorhanden.

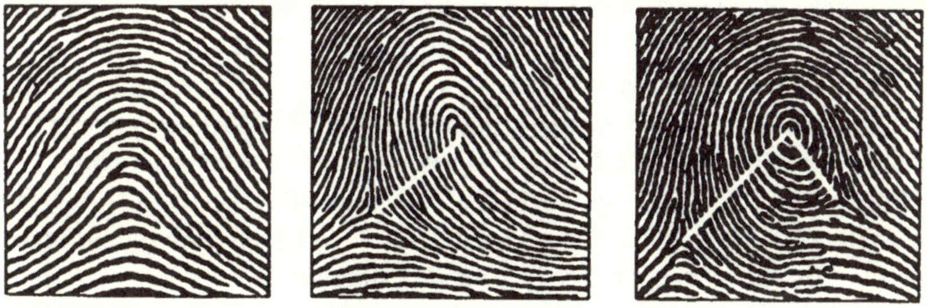

Abbildung 18: Wirbel an der Fingerbeere und Hypertonie

Diese genetische und entwicklungsbedingte Prädisposition wird zudem durch Umwelteinflüsse verstärkt, die in enger Wechselbeziehung zur Ausbildung von Bluthochdruck beitragen.
Heute wird angenommen, daß der Anstieg des Blutdrucks mit zunehmendem Alter in den westlichen Industrieländern mit der lebenslangen Salzzufuhr in Zusammenhang steht. Die chemische Bezeichnung für Salz ist Natriumchlorid. Natrium wird mit Bluthochdruck in Verbindung gebracht – der durchschnittliche Natriumkonsum in Großbritannien beträgt 3,5 Gramm pro Tag, was viel zu hoch ist (siehe Kapitel 20). Einige Männer nehmen sogar das Doppelte dieser Menge zu sich und sind damit besonders hypertoniegefährdet.
Fettleibigkeit wird in bestimmten Fällen ebenfalls mit Hypertonie in Zusammenhang gebracht, da das Herz eine höhere Pumpleistung erbringen muß, um das Blut durch den massigen Körper zu bewegen. Bei Fettleibigen ist der Anteil gesättigter Fettsäuren an der Ernährung gewöhnlich größer und der Cholesterinspiegel höher. Darüber hinaus weisen sie auch mehr atheromatöse und verengte Arterien auf (siehe Kapitel 11 und 17).
Ein weiterer wichtiger beeinflußbarer Faktor ist der Alkoholkonsum. Männer, die regelmäßig mehr als drei Einheiten Alkohol pro Tag trinken (siehe Seite

276 f.), neigen zu Bluthochdruck. Es ist aber durchaus möglich, daß Männer mit höherem Alkoholkonsum einen normalen Blutdruck besitzen – Hypertonie ist demnach auch von der erblichen Veranlagung abhängig.
Ein ebenfalls wichtiger Umweltfaktor, der mit Bluthochdruck in Zusammenhang steht, ist Streß. Bei einigen Menschen führt Streß scheinbar zu einer Übererregung eines Teils des Nervensystems, was zu Hypertonie führt. Streß führt zur Erhöhung des zirkulierenden Adrenalins und damit zu einer Hyperaktivität des Sympathikus, wodurch sich die Arterien verkrampfen und Hypertonie ausgelöst wird.
Es können auch mehrere Umweltfaktoren gleichzeitig einwirken. Dabei zeichnet sich ab, daß die Wahrscheinlichkeit, Bluthochdruck zu entwickeln, bei übermäßiger Salzzufuhr und gleichzeitigem Streß höher ist, als wenn jeweils nur einer der beiden Risikofaktoren vorliegt (siehe Kapitel 17).
Hypertonie sollte nicht auf die leichte Schulter genommen werden. Sie ist ein wichtiger Prädiktor zahlreicher Erkrankungen, die bei Männern jenseits der Lebensmitte häufig zu Krankheit und Tod führen. Die beiden häufigsten Folgen von Bluthochdruck sind Herzinfarkt und Schlaganfall.
Da das Herz bei Hypertonie beim Pumpen einen höheren Widerstand überwinden muß, kommt es zu einer Verdickung des Herzmuskels und Erweiterung der Herzkammern. Das Herz kann sich zu einem schlaffen, erweiterten Muskelbeutel entwickeln, der nicht mehr in der Lage ist, effizient zu pumpen. Dies führt zu Herzschwäche mit einer vermehrten Flüssigkeitsansammlung im Körper. Bei einem verdickten Herzmuskel nimmt auch die Blutversorgung des Herzens immer mehr ab; die Folge sind Angina-pectoris-Beschwerden.
Bluthochdruck schädigt die inneren Arterienwände im ganzen Körper, was die Ansammlung lipidhaltiger Plaques und die Entstehung von Thromben (Gerinnseln) begünstigt, die schließlich zu einer vollständigen Unterbrechung des Blutflusses führen können. Gewebe, die von der Blut- und Sauerstoffversorgung abgeschnitten sind, sterben rasch ab und können so zu einem Herzinfarkt (Myokardinfarkt) oder Schlaganfall führen. Es wird geschätzt, daß bei einem Mann zwischen dem 40. und 50. Lebensjahr jede Erhöhung des systolischen Drucks um 10 mmHg das Risiko einer Herzkrankheit um beachtliche 20 Prozent erhöht.
Bluthochdruck kann auch die kleinen Blutgefäße des Hirns zum Platzen bringen. Dies führt zu einer anderen Form von Schlaganfall, bei dem es zu Einblutungen in das Gehirn und nicht zum Absterben von Hirnzellen aufgrund eines plötzlichen Gefäßverschlusses durch ein Gerinnsel kommt.
Die kleinen Blutgefäße des Körpers sind von den Auswirkungen des Bluthochdrucks stärker als die großen Arterien betroffen. Verletzungen der kleinen Blutgefäße am Augenhintergrund rufen Netzhauteinflutungen und Sehstörungen hervor. Das Auge kann als ein Fenster zum Hirn angesehen werden, d. h. Schä-

digungen der kleinen Blutgefäße des Auges spiegeln Veränderungen im Innern des Hirns wider, die zu einem Hirnschlag führen können.
Durch Schädigung der kleinen Blutgefäße in den Nieren wird die Urinausscheidung beeinträchtigt, so daß es zur Ansammlung von Flüssigkeit im Körper kommt. Diese Form des Nierenversagens ist relativ selten, da sie bei medikamentöser Behandlung der Hypertonie verhindert wird.

So können Sie Bluthochdruck vermeiden

Zur Änderung Ihrer Erbanlagen können Sie (noch) nicht viel tun, ebensowenig können Sie Ihre Fetalentwicklung umprogrammieren. Was Sie indes tun können, ist eine Änderung Ihrer Lebensgewohnheiten, um das Risiko für eine spätere Entwicklung von Hypertonie zu senken. Falls Sie bereits unter Bluthochdruck leiden, sollten Sie, unabhängig davon, ob Sie einen stark, mäßiggradig oder nur geringfügig erhöhten Blutdruck haben, versuchen, die Umweltfaktoren, die zu einer unmittelbaren Verstärkung des Bluthochdrucks führen, weitgehend auszuschalten.
Folgende Änderungen der Lebensweise dienen zur Vorbeugung bzw. Behandlung von Bluthochdruck: Die Salzzufuhr senken: während des Kochens oder bei Tisch nicht nachsalzen; salzige Speisen vermeiden. Dazu zählen Chips; Schinken; Fisch- oder Fleischkonserven, gesalzene, geräucherte oder marinierte Fisch- bzw. Fleischproukte, Wurstwaren, Pastete; Fertiggerichte; Gemüsekonserven oder gepökelter Thunfisch, Fertigsuppen oder -saucen, Suppenwürfel oder Hefeextrakte.
Sie können Ihren systolischen Druck um mindestens 5 mmHg senken, wenn Sie bei Tisch nicht nachsalzen, die beim Kochen verwendete Salzmenge verringern oder salzige Speisen vermeiden. Würde dieser Rat von allen Menschen befolgt, könnte die Häufigkeit von Schlaganfall in der Bevölkerung schätzungsweise um 26 Prozent und die von koronarer Herzkrankheit um 15 Prozent gesenkt werden.
Salz läßt sich leicht durch Gewürze ersetzen. Es dauert nicht lange, und Ihr Geschmackssinn hat sich daran gewöhnt. Eine kaliumreiche Ernährung ist ebenfalls hilfreich. Kaliumionen sind im Körper an Natriumionen gebunden. Über die Nieren wird im Urin Natrium anstelle von Kalium ausgeschieden, d. h., je mehr Kalium aufgenommen wird, desto mehr Natrium wird ausgeschieden. Allerdings kann eine Überversorgung mit Kalium ebenfalls schädlich sein. Um eine ausreichende Zufuhr sicherzustellen, aber gleichzeitig eine Übersättigung zu vermeiden, sollte der Bedarf über eine kaliumreiche Ernährung gedeckt werden. Dazu eignen sich alle Obstsorten, insbesondere Bananen, getrocknete

Aprikosen, Fruchtsäfte und Fruchtjoghurt; sämtliche Gemüsesorten, hier insbesondere Hülsenfrüchte, Pilze, Kartoffeln und Spinat; Vollkornfrühstückszerealien und überraschenderweise auch Kaffee.
Geringe Mengen an Kaliumsalzen (Ruthmol, Selora) können ebenfalls als Kaliumergänzung verwendet werden, schmecken aber etwas bitter. Gehen Sie damit vorsichtig um, da ein Zuviel an Kalium ebenfalls der Gesundheit abträglich ist.

- Übermäßigen Alkoholkonsum gegebenenfalls einschränken. Überschreiten Sie nicht die für Männer angegebene Obergrenze von 21 Einheiten pro Woche. Es sollten möglichst nur 14 Einheiten pro Woche oder weniger sein. (Die Definition der Alkoholeinheiten finden Sie auf Seite 276.)
- Trennen Sie sich von überschüssigen Pfunden durch eine Kombination aus Diät und körperlicher Betätigung. Wenn Sie dreimal pro Woche für mindestens 20 Minuten Sport treiben, kann allein dadurch bereits der Blutdruck gesenkt werden. Dabei sollte sich Ihre Pulsfrequenz auf etwa 110 bis 120 Schläge pro Minute erhöhen und leichtes Schwitzen einsetzen.
- Gleichzeitig sollten Sie das Rauchen aufgeben. Rauchen und Bluthochdruck führen zu einer raschen Schädigung der Blutgefäße, da sich die Wirkung potenziert. Diese Kombination führt mit sehr hoher Wahrscheinlichkeit zu koronarer Herzkrankheit.
- Bei einem zu hohen Cholesterinspiegel sollten Sie die Zufuhr gesättigter (tierischer) Fettsäuren senken, da ein hoher Cholesterinspiegel zur Verhärtung und Verengung der Arterien und damit unweigerlich zu koronarer Herzkrankheit führt (siehe Kapitel 11).

Ist Ihr Blutdruck nach einer Änderung der Lebensweise immer noch zu hoch, macht sich eine medikamentöse Behandlung erforderlich. Mit Medikamenten kann der Blutdruck eingestellt und damit das Risiko eines Herzinfarkts, Schlaganfalls, Herz- oder Nierenversagens sowie anderer Schädigungen der Gefäße auf ein Minimum reduziert werden. Das Ziel einer antihypertensiven Behandlung besteht in der Senkung des diastolischen Drucks auf unter 90 mmHg und/oder des systolischen Drucks auf unter 160 mmHg. Die Behandlung von Hypertonie erfolgt heute mit:

Diuretika (Entwässerungstabletten)

Diuretika senken den Blutdruck durch Verminderung der Flüssigkeitsmenge in der Blutbahn. Sie bewirken auch eine leichte Erweiterung der kleinen Arterien.

Betablocker

Diese Medikamente verhindern, daß Kalziumionen die Zellmembran durchdringen. Der Blutdruck verringert sich durch die Relaxation der Muskeln in den Arterienwänden sowie durch Reduzierung der Kontraktionskraft des Herzens.

ACE-Hemmer

Diese Medikamente verhindern die Bildung von Angiotensin umwandelndem Enzym (ACE). ACE ist ein starker Vasokonstriktor (Engsteller der Gefäße), so daß dessen Blockierung zu einer Gefäßerweiterung führt. Indem ACE-Hemmer die Durchblutung der Nieren erhöhen, kann mehr Flüssigkeit über den Urin ausgeschieden werden.

Alphablocker

Diese Medikamente senken den Blutdruck durch Erweiterung der Venen und Arterien.

Angiotensin-II-Antagonisten

Diese Medikamentenklasse wird erst seit kurzem angeboten. Sie erweitert die Blutgefäße, stimuliert die Nierenfunktion und kann auch direkt auf das Hirn einwirken, wodurch sich die Flüssigkeitsaufnahme verringert und die Urinausscheidung erhöht.
Da Hypertonie häufig auftritt, sollten Sie Ihren Blutdruck regelmäßig messen lassen. Durch eine frühzeitige Diagnose, Änderung der Lebensgewohnheiten und die Verschreibung benötigter Medikamente kann der Blutdruck eingestellt und das Leben vieler Menschen gerettet werden.
Jeder Mann sollte seinen Blutdruck vor Erreichen des 30. Lebensjahres zumindest einmal und danach mindestens alle fünf Jahre überprüfen lassen. Empfehlenswert ist eine Messung im Abstand von ein bis zwei Jahren.

Krebs

13

Krebs ist eine der häufigsten Todesursachen bei Männern im Alter von 15 bis 64 Jahren. Leider ist die Tendenz steigend.
Im Verlauf des Lebens bekommt jeder Dritte Krebs, und jeder vierte Mann stirbt an Krebs. In den westlichen Industrieländern tritt Krebs beim Mann am häufigsten an folgenden Organen auf:

- Lunge,
- Haut (keine Melanome),
- Dickdarm und Enddarm,
- Prostata,
- Blase,
- Magen,
- Lymphsystem (Non-Hodgkin-Lymphom),
- Bauchspeicheldrüse,
- Speiseröhre,
- Weiße Blutkörperchen (Leukämie).

Weltweit ist Lungenkrebs der häufigste Tumor beim Mann und löste damit kürzlich den Magenkrebs ab. Leider scheint die Gesamtinzidenz aller Tumoren anzusteigen. Eine schwedische Studie ergab zum Beispiel, daß in den letzten 30 Jahren das Aufkommen von Krebs bei den 50jährigen Männern um 55 Prozent gestiegen ist. Bei Männern unter 30 Jahren nahm die Krebsinzidenz im gleichen Zeitraum um 40 Prozent zu. Es wird angenommen, daß diese Zunahme auf den gestiegenen Einfluß von Umweltkarzinogenen und ionosierender Strahlung zurückzuführen ist. Einige Krebstypen konnten bereits bestimmten Ursachen zugeordnet werden:

- Lungenkrebs ist zu 90 Prozent auf Rauchen zurückzuführen und ist für ein Drittel aller Krebstoten verantwortlich.
- Jeder zehnte Fall von Lungenkrebs ist berufsbedingt: Bei Kranführern, Ladekranführern und Führern von Laufkatzen besteht eine 14mal höhere Wahrscheinlichkeit, an Lungenkrebs zu erkranken, während bei Walzwerkern, Klempnern, Buchbindern und Druckereiarbeitern gegenüber der Normalbevölkerung ein dreimal höheres Erkrankungsrisiko besteht.
- Zungen-, Kehlkopf-, Speiseröhren- und Leberkrebs wird mit Alkohol in Zusammenhang gebracht.
- Skrotalhautkrebs wird auf den Kontakt mit bestimmten chemischen Substanzen zurückgeführt (siehe Seite 59).
- Ein Drittel der bösartigen Tumoren geht auf eine falsche Ernährung (arm an antioxidativen Vitaminen und Ballaststoffen, reich an gesättigten Fettsäuren) zurück.
- Einige Krebstypen haben eine erbliche Komponente, zum Beispiel Prostata- und Hodenkrebs.

Positiv ist, daß die Krebserkennung und -behandlung zu den sich am schnellsten entwickelnden Gebieten der Medizin gehört und viele Arten von Krebs bei rechtzeitiger Feststellung heute heilbar sind. Man hofft, mit neuen gentechnischen Therapiemöglichkeiten Tumorzellen entweder zu »deaktivieren« oder sie zu markieren, damit sie durch das Immunsystem beseitigt werden können.

Vorwarnzeichen für eine frühzeitige Krebsdiagnose

Es gibt mehrere Vorwarnzeichen, die auf einen Krebs schließen lassen. Wenngleich einige dieser Symptome oftmals eine weniger ernste Ursache haben, ist es dennoch besser, darauf zu achten und sich untersuchen zu lassen, um sich Klarheit zu verschaffen, als sie zu übersehen und bis zur Diagnose wertvolle Zeit zu verlieren. Zu den Symptomen, auf die man achten sollte, zählen:

- Gewichtsverlust ohne erkennbare Ursache;
- Appetitlosigkeit bei Müdigkeit und Lustlosigkeit;
- ein Grind, eine wunde Stelle oder ein Geschwür, die nicht innerhalb von drei Wochen abheilen;
- ein Leberfleck oder andere Hautflecken, die sich vergrößern, Krusten bilden, bluten, jucken und dunkler werden;

- ein ständiger, quälender Husten;
- Blut beim Husten;
- veränderte Häufigkeit des Stuhlgangs;
- veränderte Häufigkeit beim Wasserlassen;
- Blut im Urin;
- Blut oder braune Beimengungen beim Erbrechen (»Kaffeesatz«);
- Schluckbeschwerden;
- rasch einsetzendes Sättigungsgefühl;
- Heiserkeit über mehr als drei Wochen;
- eine persistierende Rachenschleimhautentzündung;
- ungewöhnliche Blutungen oder Ausfluß aus Körperöffnungen;
- ungewöhnliche Vergrößerungen oder Wucherungen am Körper;
- veränderte Größe oder Form der Hoden;
- ständig wiederkehrende, quälende Magenverstimmung;
- persistierender Abdominalschmerz;
- schwarzer Stuhl;
- starker, rezidivierender Kopfschmerz;
- wiederkehrender starker Schmerz in einem beliebigen Körperteil.

Krebsvorbeugung

Vielen Arten von Krebs kann man durch Veränderung der Ernährungs- oder Lebensgewohnheiten vorbeugen. Das Risiko, an Krebs zu erkranken, kann beträchtlich gesenkt werden, wenn folgende Hinweise beachtet werden:

- Rauchen aufgeben;
- Übergewicht reduzieren und regelmäßig Sport treiben;
- Sonnenbaden und Benutzung von Solarien (UV-Strahlung) einschränken;
- Sonnencremes mit hohem Lichtschutzfaktor verwenden und sich nicht ungeschützt in der Sonne aufhalten;
- Sonnenbrand vermeiden;
- beim Umgang mit gesundheitsgefährdenden Chemikalien oder Reizstoffen die gültigen Sicherheitsvorschriften beachten und Schutzkleidung tragen;
- Hautkontakt mit Ruß, Teer, Mineralölen und anderen schädlichen Substanzen vermeiden;
- Alkoholgenuß in Grenzen halten (den Sicherheitsbereich nicht überschreiten);

- sexuell übertragbare Krankheiten durch Safer Sex vermeiden;
- einmal pro Monat eine Selbstuntersuchung der Hoden vornehmen;
- regelmäßig den Bereich unter der Vorhaut waschen;
- ballaststoffreich ernähren und Verstopfung vermeiden;
- zu einer an gesättigten Fettsäuren armen Ernährung übergehen;
- an Vitamin C, E und Betakarotin reiche Nahrungsmittel zu sich nehmen;
- mindestens fünf Portionen Obst und Gemüse am Tag essen;
- mehr Vollkornzerealien und Hülsenfrüchte zu sich nehmen;
- weniger gesalzene, gepökelte oder geräucherte Nahrungsmittel essen.

Eine Ernährung, die sich positiv auf das Herz auswirkt, dient auch gleichzeitig einer wirksamen Krebsvorbeugung (siehe Seite 270). Vergleiche auch die Kapitel, in denen die typisch männlichen Krebstypen abgehandelt werden (Kapitel 1, 2, 6, 10, 16 und 17).

Der Darmtrakt des Mannes

14

Verdauungsbeschwerden und peptisches Ulkus (Magen- und Darmgeschwür) kommen beim Mann doppelt so häufig wie bei der Frau vor. 60 Prozent der männlichen Erwachsenen leiden früher oder später an entsprechenden Symptomen.
Verdauungsbeschwerden sind ein häufig gebrauchter Begriff zur Bezeichnung einer Reihe verschiedenartiger Symptome, die mit der Ernährung in Zusammenhang stehen. Dazu gehören Völlegefühl infolge des Verschluckens von Luft, Blähungen infolge von Darmwinden, Übelkeit, Bauchschmerz und Sodbrennen, das auf den Reflux von säurehaltigem Mageninhalt zurückgeht.

Gastroösophagealer Reflux (Sodbrennen)

Der sogenannte »gastroösophageale Reflux« ist der Rückfluß von saurem Mageninhalt in die Speiseröhre – den Schlauch, durch den der Mund mit dem Magen verbunden ist. Normalerweise wird dieser Rückfluß durch einen Sphinktermuskel und die nach unten gerichtete Bewegung der Speiseröhrenmuskulatur verhindert. Kommt es jedoch infolge einer Hiatushernie (Leistenbruch) oder eines zu vollen Magens zu einer unkoordinierten Muskelbewegung, kann ein Rückfluß auftreten.
Das Hauptsymptom des gastroösophagealen Reflux besteht in Sodbrennen. Dieses heiße, brennende Gefühl tritt hinter dem Brustbein auf und kann bis in den Kehlkopf reichen. Es setzt in der Regel innerhalb von 30 Minuten nach einer Mahlzeit ein. Ausgelöst wird es zum Beispiel durch Bewegung, Beugen oder Liegen, insbesondere nach dem Essen. Fett, Kuchen, Schokolade, Pfefferminzbonbons, Fruchtsäfte, Kaffee oder Alkohol führen häufig zu Sodbrennen.
Bei Männern unter 40 Jahren werden die Symptome mit Antazida, Prokinetika (zur Koordinierung der Muskelkontraktion) und Medikamenten zur Senkung der Säuresekretion (z. B. Cimetidin, Ranitidin) gelindert.

Bei Männern über 40 Jahren und bei schwereren Symptomen (Gewichtsverlust, Schluckbeschwerden, Erbrechen, Blutungen, Anämie, rasch einsetzendem Völlegefühl, starken Schmerzen) erfolgt eine eingehendere Untersuchung, um die Möglichkeit von peptischem Ulkus oder Magenkrebs auszuschließen.

Tips zur Linderung der Symptome bei gastroösophagealem Reflux

- Übergewicht abbauen;
- Raucher sollten das Rauchen aufgeben oder zumindest weniger rauchen;
- anstelle der drei herkömmlichen Mahlzeiten weniger, aber dafür öfter am Tag essen;
- nur wenig auf einmal trinken;
- scharfe, saure, stark gewürzte, fettige Nahrungsmittel meiden;
- keine Pfefferminzbonbons, Schokolade oder Fruchtsäfte zu sich nehmen;
- Kaffee oder Tee vermeiden;
- weniger Alkohol trinken;
- Aspirin und gleichartige Medikamente meiden – dafür Paracetamol einnehmen;
- nach dem Essen nicht bücken, beugen oder hinlegen;
- am späten Abend möglichst nichts mehr essen;
- das Kopfende des Bettes um etwa 15 bis 20 Zentimeter erhöhen;
- weite Kleidung tragen;
- ein Glas Milch lindert die Symptome;
- bei starken Darmwinden stündlich einen Teelöffel Bikarbonat oder Soda gelöst in einem Glas warmen Wassers über einen Zeitraum von drei Stunden einnehmen – diese Menge aber nicht überschreiten.

(**Anmerkung:** Der gastroösophageale Reflux kann am besten durch Abnehmen und die Aufgabe des Rauchens gelindert werden.)

Wenn Sie häufig unter Verdauungsbeschwerden leiden, sollten Sie dies Ihrem Arzt mitteilen. Eine kürzlich durchgeführte Gallup-Umfrage unter 1000 Personen ergab, daß im Verlauf der letzten zwölf Monate bei 48 Prozent Sodbrennen aufgetreten war, sich aber nur 25 Prozent behandeln ließen.

Falls Sie bereits frei verkäufliche Antazida ausprobiert und Ihnen diese nicht geholfen haben, sollten Sie dies dem Arzt ebenfalls mitteilen, da Sie sonst anstelle eines stärkeren Mittels möglicherweise das gleiche Präparat erhalten. Dies ist wichtig, da festgestellt wurde, daß Antazida nicht gegen die Schädigung der empfindlichen Magen- und Darmgewebe durch die Säure schützen. Nach 10 bis 20 Jahren kann es zu Vernarbungen (und daraus resultierend zu Schluckbeschwerden) kommen. Da vermutlich bei jedem zehnten Patienten, der regelmäßig Antazida einnimmt, ein ernsteres Gesundheitsproblem zugrunde liegt, sollten Sie in jedem Fall Ihren Arzt konsultieren.

Magenschleimhautentzündung (Gastritis)

Normalerweise ist der Magen durch eine Schleimhaut davor geschützt, sich selbst zu verdauen. Ist dieser Schleimmantel jedoch angegriffen, kann es zu einer Entzündung des Magens kommen. Bei einer Gastritis treten ähnliche Symptome wie bei einem Magengeschwür auf: Brennen oder beißender Schmerz im Oberbauch, Übelkeit und Erbrechen. Bei schwerer Gastritis kann das Erbrochene Blut enthalten (Hämatemesis). Das Blut ist in der Regel zum Teil verdaut und geronnen, so daß es im Erbrochenen an dunkelbraunen Kaffeesatz erinnert.
Eine akute Gastritis kann durch Substanzen ausgelöst werden, die die Magenwand reizen. Dazu zählen Rauchen, Alkohol, Aspirin, Ibuprofen und andere nichtsteroidale entzündungshemmende Analgetika (schmerzstillende Mittel).

Helicobacter pylori

Heute ist bekannt, daß Gastritis primär durch eine Infektion des Magens mit einem Bakterium verursacht wird, das als »Helicobacter pylori« bezeichnet wird. Helicobacter pylori ist ein mobiles Bakterium, das in die Magenschleimhaut eindringt und die Magenwand so dem direkten Säureangriff aussetzt. Es kann in der hohen Säurekonzentration überleben, weil es ein Enzym (Urease) produziert, das kleine Mengen Harnstoff in ein Bläschen Ammoniakgas verwandelt. Dieses basische Bläschen umhüllt das Bakterium und schützt es so vor der Magensäure. Gleichzeitig trägt Ammoniak als weiteres Irritans zur Entzündung der Magenwand bei.
Für den Test zum Nachweis von Helicobacter pylori stehen mehrere Möglichkeiten zur Verfügung:

- Blutuntersuchungen zum Nachweis von Antikörpern.
- Atemtests – der Patient verschluckt radioaktiven Harnstoff und atmet eine halbe Stunde später in einen geschlossenen Beutel aus. Ist Helicobacter vorhanden, wandelt sein Enzym den Harnstoff in Ammoniak um, so daß im Beutel radioaktives Ammoniak nachgewiesen werden kann.

- Mit einem neuen nichtinvasiven Verfahren können im Speichel Anzeichen für die Infektion festgestellt werden.

Nachdem die Diagnose feststeht, kann Helicobacter durch eine Kombination aus zwei Antibiotika plus Wismut (Dreifachtherapie) oder einem Antibiotikum plus einem Medikament, das die Säuresekretion des Magens unterbindet (Zweifachtherapie), beseitigt werden. Leider kommt es bei dieser Behandlung (insbesondere bei der Dreifachtherapie) zu unangenehmen Nebenwirkungen wie einer Mundschleimhautentzündung, einem unangenehm metallischen Nachgeschmack, Übelkeit, Durchfall, Bauchschmerz, schwarzem Stuhl und Schwarzfärbung der Zunge. Jeder fünfte mit der Dreifachtherapie behandelte Patient bricht diese vorzeitig ab; die Zweifachtherapie wird besser toleriert.
Neuere Forschungsergebnisse aus Neuseeland ergaben, daß der Honig aus der Manuka-Blume oder dem neuseeländischen Teebaum ein einzigartiges Antibiotikum enthält, mit dem Helicobacter ebenfalls beseitigt werden kann. Dazu werden viermal täglich vier Teelöffel Manuka-Honig auf nüchternen Magen eingenommen. Damit kann die Infektion innerhalb von acht Wochen ausgeheilt werden. Manuka-Honig wird in einigen Naturkost- und Bioläden angeboten.
(**Anmerkung:** Diabetiker sollten vor Beginn einer Honigtherapie ihren Arzt befragen.)

Magen- und Darmgeschwür (Peptisches Ulkus)

An einem peptischen Ulkus erkranken doppelt so viele Männer wie Frauen. Das Ulcus duodeni (Geschwür am Zwölffingerdarm – der aus dem Magen führenden Röhre) kommt noch häufiger vor und betrifft jeden zehnten Erwachsenen. Am häufigsten tritt ein Zwölffingerdarmgeschwür im Alter von 20 bis 40 Jahren auf. Magengeschwüre stellen sich in der Regel erst 10 bis 20 Jahre später ein.
Es wird angenommen, daß 85 Prozent der Magengeschwüre und nahezu alle Zwölffingerdarmgeschwüre auf eine Helicobacter-pylori-Infektion zurückgehen. Die bessere Erkennung und Behandlung dieser wichtigen Infektion führte zu einem ersten Rückgang der Neu- und der Wiedererkrankungen bei peptischem Ulkus.
Ein peptisches Ulkus ruft folgende charakteristische Symptome hervor:

- beißender, lokalisierter Schmerz;
- Schmerz in der Nacht;
- Schmerz, der durch Antazida gelindert werden kann;

- Schmerz, der nach Erbrechen nachläßt;
- Schmerz, der (im Falle eines Magengeschwürs) beim Essen stärker wird;
- Schmerz, der (im Falle eines Zwölffingerdarmgeschwürs) beim Essen schwächer wird.

Bei Männern unter 40 Jahren wird in der Regel eine gegen das Ulkus gerichtete Therapie eingeleitet, um die Symptome zu lindern. Das Rauchen sowie die Einnahme von Aspirin und gleichartigen Medikamenten muß eingestellt werden, da diese als wichtige auslösende Faktoren in Frage kommen. Treten die Symptome nach der Behandlung erneut auf, ist eine weitere Untersuchung zur Bestätigung der Diagnose erforderlich. Gleichzeitig kann damit die Möglichkeit von Magenkrebs ausgeschlossen werden.
Bei Männern über 40 Jahren erfolgt die Untersuchung bereits vor Einleitung der Ulkustherapie. Während die Untersuchungsergebnisse noch ausstehen, können Antazida zur Linderung der Symptome gegeben werden.
Die am häufigsten angewandte moderne Untersuchungsmethode bei peptischem Schmerz besteht in einer Endoskopie. Zur Entspannung und Verminderung der Unannehmlichkeiten wird ein leichtes Sedativum intravenös verabreicht. Anschließend wird ein dünner, flexibler Schlauch durch den Mund bis in den Magen eingeführt. Der Schlauch besitzt an seinem vorderen Ende eine Lampe, eine Vergrößerungsoptik und eine Biopsiezange. Das Endoskop gestattet eine visuelle Überprüfung der Magenwand und des Zwölffingerdarms und dient zur Lokalisierung von entzündlichen Regionen (Gastritis), Ulzerationen, Blutungen und Vernarbungen. An verdächtigen Stellen wird eine Biopsie (d. h. eine kleine Gewebeprobe) entnommen. Anschließend wird die Probe untersucht, um die Möglichkeit eines bösartigen Tumors auszuschließen.
Wenngleich Sie während der gesamten Endoskopie bei Bewußtsein sind, können sich die meisten Patienten später aufgrund der Sedativa nicht mehr daran erinnern.

Behandlung

Zur Behandlung eines peptischen Ulkus stehen mehrere Möglichkeiten zur Verfügung. Zu den Maßnahmen, die der Patient selbst ergreifen kann, zählen das Aufgeben des Rauchens, die Vermeidung von Alkohol, Tee und Kaffee, von Aspirin und gleichartigen Medikamenten wie Ibuprofen, sowie das Essen mehrerer kleiner Mahlzeiten am Tag anstelle von drei großen. Weitere einfache Behandlungsmöglichkeiten sind:

- Antazida (z. B. Aluminiumhydroxid, Kalziumkarbonat, Magnesiumsalze, Kaliumbikarbonat), wodurch die überschüssige Magensäure neutralisiert wird.
- H_2-Blocker (z. B. Ranitidin, Cimetidin, Famotidin, Nizatidin), welche die Säuresekretion durch Blockierung der Rezeptoren an den säureproduzierenden Zellen vermindern. Damit lassen sich 85 Prozent der Ulzera innerhalb von zwei Monaten heilen. Etwa 80 Prozent der Ulzera treten jedoch innerhalb eines Jahres nach Abbruch der Behandlung erneut auf, so daß bei einigen Patienten eine Langzeiterhaltungstherapie erforderlich ist.
- Protonenpumpenhemmstoffe (z. B. Omeprazol), durch die die Säureproduktion gestoppt und ein schnelleres Abheilen des Ulkus als durch H_2-Blocker erreicht wird. 90 Prozent der Ulzera lassen sich innerhalb eines Monats ausheilen, aber auch hier kommt es nach dem Absetzen der Therapie häufig zu einem Rezidiv (Rückfall).
- Zytoprotektiva (z. B. Sucralfat, Carbenoxolon, Misoprostol), durch die die Schleimproduktion im Magen entweder gesteigert oder das Ulkus in einen Mantel gehüllt und so vor der Säure geschützt wird.
- Helicobacter-Eradikationstherapie. Nur bei ein bis zwei Prozent der Patienten kommt es nach dieser Behandlung zu einem Rezidiv der peptischen Ulzeration.

Komplikationen

Wird durch ein peptisches Ulkus ein Blutgefäß zerstört, kommt es zu Blutungen. Bei geringfügigen rezidivierenden Blutungen kann sich eine Eisenmangelanämie mit zunehmender Müdigkeit, Blässe und sogar Kurzatmigkeit herausbilden. Häufiger ist hingegen eine Blutung aufgrund der Zerstörung einer Arterie, die zu einer plötzlich einsetzenden schweren Hämorrhagie führen kann. In diesem Fall kommt es zu Übelkeit und zum Erbrechen von entweder hellrotem oder halbverdautem Blut, das an Kaffeesatz erinnert. Verdautes Blut, das über den Darmtrakt ausgeschieden wird, führt zu einem faulig riechenden, teerschwarzen Stuhl.
In seltenen Fällen kann ein peptisches Ulkus die Wand des Verdauungstraktes perforieren. Dadurch können säure- und enzymhaltige Darmsekrete in die Bauchhöhle austreten und infolge der eintretenden Peritonitis schwere Entzündungssymptome und starke Schmerzen hervorrufen.
Eine chronische Ulzeration kann zur Vernarbung des Magenausgangs zum Zwölffingerdarm führen. Dadurch kommt es zur Verengung und Obstruktion

des Weges, auf dem die aufgenommene Nahrung weiter abwärts in den Darm gelangt. Die Folgen sind Erbrechen und Gewichtsverlust.
Alle Komplikationen eines peptischen Ulkus erfordern eine sofortige Behandlung auf der Intensivstation. In den meisten Fällen erfolgt eine Operation.
Wenden Sie sich an Ihren Arzt, wenn:

- der Schmerz sehr stark ist;
- Bauchschmerzen länger als vier Stunden andauern und insbesondere, wenn sie immer stärker werden;
- längeres Erbrechen auftritt;
- das Erbrochene Blut, blutfarbene Flüssigkeit oder eine braune, kaffeesatzähnliche Substanz enthält;
- der Stuhl sehr dunkel oder schwarz ist;
- Sie sich äußerst schwach oder kraftlos fühlen.

Reizkolon (Reizdickdarm)

Ein Reizkolon kommt bei mindestens einem Viertel der Bevölkerung vor. Wenngleich nur jeder dritte Patient männlich ist, sind dennoch beachtliche Teile der männlichen Erwachsenen davon betroffen – etwa jeder zwölfte Mann. Die Symptome beginnen in der Regel zwischen dem 15. und dem 40. Lebensjahr, können aber auch in jedem anderen Alter auftreten. Die Erkrankung wird auch als Syndrom des irritablen Darms, Colon spasticum oder Colitis mucosa bezeichnet.
Die Ursache des Reizkolons ist nicht bekannt. Das Grundproblem besteht in einer Störung der Muskelkontraktion im Darmtrakt; eine physische Ursache wurde indes noch nicht gefunden.
Der Darm ist ein langer Muskelschlauch, der sich in geordneten Wellen zusammenzieht, dadurch den Nahrungsbrei weitertransportiert und ihm Nährstoffe und Wasser entzieht. Bei einem Reizkolon erfolgen diese Kontraktionen nicht mehr koordiniert, und es kommt zu Krämpfen. Die Ursache hierfür ist noch unbekannt.
Zu den Hauptsymptomen zählen Schmerz, Darmwinde, Blähbauch, das Gefühl einer unvollständigen Darmentleerung, reichlicher Schleimabgang im Stuhl sowie Verstopfung und Durchfall (jeweils abwechselnd).
Da diese Symptome auch bei ernsten Darmerkrankungen auftreten, ist es wichtig, bei ihrem Auftreten den Arzt zu konsultieren – stellen Sie die Diagnose eines Reizkolons niemals selbst. Am wichtigsten ist, daß Sie bei unüblichen Darm-

reaktionen, bei Blut oder schwarzen Beimengungen im Stuhl oder bei Gewichtsverlust sofort den Arzt aufsuchen.
Der bei einem Reizkolon auftretende Schmerz ist krampf- oder kolikartig und kommt und geht in Wellen. Er kann überall im Abdomen vorkommen, tritt aber in den meisten Fällen links unten auf. Nach dem Essen kann der Schmerz stärker werden, da dies die Kontraktion des Dickdarms (den gastrokolischen Reflex) stimuliert. Die Betroffenen geben an, daß Stuhlgang oder das Abgehenlassen von Winden Linderung verschafft.
Darmwinde gehören zu den häufigsten Beschwerden. Da der Darm nicht richtig kontrahiert, sammelt sich die beim Verschlucken von Speisen oder Getränken aufgenommene Luft an. Die rumorende Luft verursacht Schmerz, einen aufgedunsenen Bauch und Darmgeräusche (Borborygmus), bis sie sich schließlich plötzlich und mitunter sehr heftig entlädt.
Ein weiteres häufiges Symptom des Reizkolons ist Verstopfung, da die Spasmen der Darmwandmuskulatur den Darminhalt eher zusammendrücken anstatt ihn weiterzutransportieren. Deshalb ist mitunter tagelang kein Stuhlgang möglich. Wird er erzwungen, gelingt es nur unter größter Anstrengung, an Kaninchenkot erinnernde, harte Kügelchen oder dünne Walzen auszuscheiden.
Der Darm leistet in vielen Fällen auch Überstunden, wodurch es zu einem reichlichen Schleimabgang und Durchfall (Diarrhöe) kommt. Verstopfung und Durchfall wechseln sich oftmals ab, und die Betroffenen haben das unangenehme Gefühl, den Darm nicht vollständig entleert zu haben.
Gegenwärtig ist Reizkolon eine Ausschlußdiagnose; es gibt keinen definitiven Test für den Nachweis der Erkrankung. Zunächst erfolgt eine Untersuchung des Abdomens (Unterbauchs), um druckempfindliche und eindeutig aufgedunsene Regionen festzustellen. Bei jedem Darmproblem erfolgt eine digitale Rektaluntersuchung. Diese nicht übermäßig unangenehme Untersuchung gibt wichtige Aufschlüsse zur Struktur der Darmwand. Weiterhin kann festgestellt werden, ob der Darm mit Stuhl gefüllt oder entleert ist. Darüber hinaus bietet sie die Möglichkeit zur Feststellung von Rektaltumoren.
Das Blut wird auf Anämie, Schilddrüsenprobleme und Anzeichen einer Infektion oder Entzündung untersucht. Zu weiteren Untersuchungen der unteren Darmabschnitte gehört ein Bariumkontrasteinlauf oder eine Endoskopie, bei der das Endoskop durch den Enddarm bis in den unteren Abschnitt des Dickdarms (das Sigma) eingeführt wird. Bei der Untersuchung der höheren Darmabschnitte mittels Kolonoskopie wird zuvor ein leichtes Sedativum verabreicht. (Eine Kolonoskopie ist ein Verfahren, bei dem ein Sichtgerät zur Untersuchung des Dickdarms und Entnahme von Gewebeproben durch den Enddarm eingeführt wird.)

Behandlung

Nachdem ernstere Erkrankungen wie ein Darmtumor oder eine entzündliche Darmkrankheit ausgeschlossen wurden, besteht das Behandlungsziel bei einem Reizkolon in der Linderung der Symptome. Leider ist gegenwärtig medizinisch noch keine Heilung möglich. Die Linderung der Symptome umfaßt:

- Spasmolytika (z. B. Alverin, Mebeverin, Pfefferminzöl) zur Relaxation des Darms und Dämpfung der schmerzhaften Krämpfe;
- Pfefferminzkapseln zur Verhinderung von Blähungen und Winden;
- Umstellung auf eine ballaststoffreiche Ernährung und Einnahme von Quellmitteln (z. B. Kleie, Methylzellulose);
- Antidiarrhoika (z. B. Loperamid) zur Linderung des Durchfalls.

Bei einem Viertel der männlichen Patienten verschlimmert eine ballaststoffreiche Ernährung zunächst die Blähungen und die Aufgetriebenheit des Bauchs. Diese Auswirkung geht aber nach zwei bis drei Wochen zurück, so daß es darauf ankommt, durchzuhalten. Der Blähbauch kann auch auf eine zu geringe Flüssigkeitsaufnahme zurückzuführen sein. Die Quellmittel bestehen in der Regel aus Granulat, das ein- bis zweimal täglich mit reichlich Wasser eingenommen wird. Die Fasern quellen im Darm und bieten eine größere Angriffsfläche, so daß die Abbauprodukte einfacher transportiert werden können.
Der bei einem Reizkolon auftretende Durchfall ist meist in den ersten Stunden nach dem Erwachen am schlimmsten. In diesem Fall sollte ein Antidiarrhoikum (gegen Durchfall) wie Loperamid vor dem Zubettgehen und dann am nächsten Tag nach dem ersten Stuhlgang eingenommen werden. Ohne ärztliche Verordnung darf sich die Behandlung nur über eine kurze Zeit erstrecken. Und bei einem sehr flüssigen Stuhl sollten Fruchtsäfte und Pflaumen vermieden und die Aufnahme von Milch sowie Milchprodukten eingeschränkt werden.

Tips zur Selbsthilfe

Zur Linderung der Symptome gibt es eine ganze Reihe von Möglichkeiten zur Umstellung von Ernährung und Lebensgewohnheiten:

- Vermeiden Sie Fertiggerichte, und stellen Sie Ihren Speiseplan auf eine Vollkosternährung um.
- Essen Sie ballaststoffreich, d. h. Vollkornbrot, Vollkornnudeln, unpolierten Reis und ungesüßte Vollkornfrühstückszerealien wie Müsli (Granola) oder Haferschleim. Bei einigen Patienten verschlimmern sich die Symptome zwar

zunächst, Sie sollten aber drei bis vier Wochen durchhalten, bevor Sie diese Therapieform abbrechen.

- Frisches Obst und Gemüse – insbesondere Nüsse, Samen, Feigen, Aprikosen, Pflaumen, Erbsen, Zuckermais und Bohnen – sind besonders ballaststoffreich.
- Senken Sie den Anteil gesättigter Fettsäuren an Ihrer Ernährung. Vermeiden Sie Milchprodukte wie Butter, Schlagsahne und Kaffesahne. Versuchen Sie dafür teilentrahmte und entrahmte Kondensmilch, und verwenden Sie anstelle von Butter Produkte auf der Basis von Olivenöl. Fettarmer Frischkäse ist wohlschmeckend und ein gesunder Ersatz für Sahneerzeugnisse.
- Bei vielen Patienten können die Symptome mit der lebenden Bio-Joghurtkultur des Bakteriums Lactobacillus acidophilus gelindert werden. Lactobacilli siedeln sich im Darm an, was zur Linderung der Symptome beiträgt.
- Vermeiden Sie Rind- und Schweinefleisch und beobachten Sie, ob sich die Beschwerden damit lindern lassen. Essen Sie dafür mehr Fisch und weißes Fleisch ohne Haut.
- Vermeiden Sie Zucker, Kuchen, Süßigkeiten und Schokolade.
- Die Nahrungsmittel nicht fritieren oder braten – sondern grillen, backen, schmoren und dünsten.
- Viele Kräuter und Gewürze enthalten Substanzen, die den Darm ganz natürlich beruhigen, Krämpfe lösen und die Bildung von Winden verhindern. Dazu gehören Anissamen, Kamille, Zitronenmelisse, Gewürznelken, Dill, Fenchel, schwarzer Pfeffer, Majoran, Petersilie, Rosmarin und Grüne Minze. Verwenden Sie diese reichlich zur Garnierung oder als beruhigende Kräutertees. Reiner Kamille- oder Pfefferminztee eignet sich ebensogut wie wohlschmeckende Mischungen aus Kamille und Grüner Minze oder Fenchel und Zitronenmelisse.
- Geben Sie das Rauchen auf und vermeiden Sie auch Passivrauchen. Im Darmtrakt sind Rezeptoren vorhanden, die auf Nikotin reagieren und zur Konstriktion des Darms führen, wodurch sich die Symptome verstärken.
- Treiben Sie mehr Sport. Dadurch wird die Darmentleerung angeregt und der Blähbauch sowie die Darmüberdehnung gelindert. Bei ruhiggestellten Patienten bieten sich als Alternative Bauchmassagen an.
- Vermeiden Sie unnötigen Streß. Im Darm sind Rezeptoren vorhanden, die mit Streßhormonen interagieren und so Krämpfe und Durchfall verschlimmern.

Es gibt noch viele Behandlungsmöglichkeiten, mit denen die Symptome des Reizkolons gelindert werden können. Dazu zählen Akupunktur, Homöopathie, Schwimmtherapie und Schlaftherapie.

Derzeit gibt es zwar in der Schulmedizin noch keine Heilmöglichkeiten für Reizkolon, aber die Forschung geht weiter, so daß die Zukunft Lösungen bringen kann. So wurde zum Beispiel kürzlich festgestellt, daß bei Patienten, die sich einer Hämorrhoidenoperation unterzogen hatten, auch eine spürbare Besserung der Symptome des Reizkolons eintrat.

Hämorrhoiden

Hämorrhoiden kommen überraschend häufig vor: Bis zu 40 Prozent der männlichen Erwachsenen sind betroffen. Eine Hämorrhoide ist eine geschwollene variköse Vene im Afterkanal (Rektum). Häufig treten multiple Hämorrhoiden auf. Wenn sie nahe der Afteröffnung vorkommen, handelt es sich um äußere Hämorrhoiden. Kommen sie oberhalb der Mastdarmöffnung vor, so daß sie von außen nicht sichtbar sind, werden sie als innere Hämorrhoiden bezeichnet.

Äußere Hämorrhoiden weisen meist eine dunkelrote bis violette Färbung auf, da sie von einer dicken Hautschicht umgeben sind. Innere Hämorrhoiden besitzen eine Schleimhautmembran und sind daher hellrot, durchsichtig und feucht. Zur Bildung von Hämorrhoiden kommt es, weil die Rektalvenen innerhalb des Blutgefäßsystems von der Leber zum Herzen am tiefsten liegen. Aufgrund der Schwerkraft lastet das enorme Gewicht des Blutes auf den Venen. Es kommt zur Überdehnung der Venen, und das Gewebe reißt. Dies ist insbesondere dann der Fall, wenn Sie häufig stehen. Hämorrhoiden können auch erblich sein und auf eine angeborene Venenschwäche im Afterkanal zurückgehen. Eine Druckerhöhung, wie die mit einer Verstopfung einhergehende Anstrengung beim Stuhlgang, führt ebenfalls zu einer Erweiterung. Und in der Tat ist die häufigste Ursache für Hämorrhoiden eine anhaltende Verstopfung aufgrund ballaststoffarmer Ernährung.

Die am häufigsten auftretenden Symptome bei Hämorrhoiden sind:

- Blutungen aus dem Afterkanal – in der Regel handelt es sich um hellrotes Blut;
- ein dumpfer, ziehender Schmerz im Afterkanal;
- Schmerz, insbesondere beim Stuhlgang;
- schleimiger Ausfluß;
- Jucken.

Sie sollten die Diagnose nicht selbst stellen, da viele dieser Symptome auch bei ernsteren Erkrankungen wie einer entzündlichen Darmkrankheit oder sogar

Krebs vorkommen. Konsultieren Sie immer den Arzt, wenn Sie beim Stuhlgang oder danach Blut bemerken.

Behandlung

Bei leichten Hämorrhoiden kann durch eine vermehrte Flüssigkeitsaufnahme und eine ballaststoffreiche Ernährung Linderung erreicht werden. Dadurch erfolgt die Darmtätigkeit geregelter, und der Stuhl bleibt weich. Der Stuhlgang erfordert keine Anstrengungen.
Es ist besonders wichtig, daß die »Sitzungen« zu geregelten Zeiten, mindestens einmal pro Tag stattfinden. Strengen Sie sich dabei aber nicht an, da dies die Hämorrhoiden noch verschlimmert. Zur Verminderung der Anstrengung sollten Sie sich nach vorn beugen, wenn Sie auf der Toilette sitzen.

- Gehen Sie stets zur Toilette, wenn Sie den Drang dazu verspüren – schieben Sie den Stuhlgang nicht auf, wie beschäftigt Sie auch sein mögen.
- Die Afterregion sollte nach jedem Stuhlgang mit einer nichtparfümierten Seife und warmem Wasser gereinigt werden. Damit wird Infektionen vorgebeugt und der Heilungsprozeß beschleunigt. Ein Bidet ist ideal. Trocknen Sie sich nicht mit einem Handtuch ab, sondern verwenden Sie ein saugfähiges Papiertuch oder einen Haartrockner.
- Halten Sie das Gesäß so trocken wie möglich. Baumwollunterwäsche ist saugfähiger als Kunstgewebe. Viele Menschen verwenden zusätzlich Slipeinlagen oder Watte (die häufig gewechselt werden). Da diese aber scheuern können, sollten Sie damit vorsichtig sein.
- Zäpfchen und Salben wirken lindernd. Sie enthalten ein Lokalanästhetikum und Medikamente, durch die Entzündungen, Jucken, Schwellungen und Schmerz zurückgehen. Einige der wirksamsten sind nur auf Rezept erhältlich.
- Treiben Sie regelmäßig Sport, um Ihren Blutkreislauf zu stärken und überflüssige Pfunde zu verlieren.
- Bei starken Schmerzen oder Beschwerden erhöhen Sie das Fußende Ihres Bettes um 15 bis 20 Zentimeter, und legen sich so hin, daß die Füße höher als der Kopf liegen. Die Schwerkraft hilft, das Blut aus den Hämorrhoiden abzuleiten. Äußere Hämorrhoiden können mit der Hand und reichlich schmerzlindernder Salbe oder Gleitcreme vorsichtig zurückgedrückt werden. Drücken Sie jedoch nicht zu fest zu.

Mitunter wird Blut in einer äußeren Hämorrhoide eingeschlossen und gerinnt. Dies wird als abgeschnürte Hämorrhoide bezeichnet und verursacht starke Schmerzen. Der Arzt kann sofortige Linderung verschaffen, indem er die Hämorrhoide mit einem Lokalanästhetikum betäubt und dann über einen kleinen Einschnitt das geronnene Blut herausschält.
Wenn Hämorrhoiden im Alltag Probleme bereiten, empfiehlt es sich, eine Methode zu wählen, die dauerhaft Linderung verschafft. Hämorrhoiden können:

- durch Injektion eines Sklerosierungsmittels verödet werden;
- mit einer Kryosonde eingeschrumpft werden;
- mit einem engen elastischen Ring abgeschnürt werden; dies ist schmerzlos, ein Anästhetikum ist nicht erforderlich; bei dem Verfahren wird die Blutversorgung der Hämorrhoide unterbrochen, diese stirbt dann ab und fällt nach einigen Tagen schmerzlos ab;
- unter Vollnarkose mittels Hämorrhoidektomie entfernt werden. Die Hämorrhoiden werden dabei mit einem Teil der Rektalwand herausgeschnitten und die Wunde vernäht. Leider ist diese Operation sehr schmerzhaft, so daß in den ersten Tagen nach dem Eingriff starke Schmerzmittel und Laxativa erforderlich sind. Bis der Stuhlgang wieder ohne Schwierigkeiten möglich ist, muß der Patient stationär behandelt werden. Die vollständige Abheilung ist nach drei bis sechs Wochen abgeschlossen.

Hernien

Eine Hernie ist das Heraustreten (Vorfall) von Organen oder Geweben an einer weichen Stelle, hinter der sie sich normalerweise befinden. An den meisten Hernien ist der Darm beteiligt, dessen Schlingen durch eine Bauchwandlücke in eine Bauchfellausstülpung gelangen. Bei diesen Lücken (Bruchpforten) kann es sich:

- um eine normale anatomische Struktur handeln, die bei allen Menschen vorkommt (z. B. Leistenkanal, Bauchnabel);
- oder um eine abnorme Pforte, die durch einen angeborenen Defekt oder infolge einer Verletzung oder Erkrankung entstand.

Ein erworbener Bruch geht oftmals auf eine Überanstrengung (z. B. beim Heben von schweren Gegenständen, Husten oder bei Verstopfung), eine Bauchoperation oder das Reißen von Fettgewebe bei Übergewicht zurück.
Bei Männern kommt eine Hernie zwölfmal häufiger als bei Frauen vor. Insge-

samt müssen sich 3 Prozent der Erwachsenen früher oder später einem chirurgischen Eingriff zur Korrektur einer Hernie unterziehen. Hauptursache hierfür ist der Kanal, der durch den Abstieg der Hoden in den Hodensack während der Entwicklung im Mutterleib geöffnet wird (siehe Seite 41 und 44). Ein weiterer Faktor ist die Überanstrengung, die bei körperlichen Arbeiten auftritt.

Bei einer Hernie muß vom Arzt festgestellt werden, ob die Darmschlinge in ihre normale Position zurückgebracht werden kann (reponierbar ist), ob sie eingeklemmt (nicht reponierbar) ist oder ob die Hernie von der Blutversorgung abgeschnitten (abgeschnürt) werden kann.

Eine reponierbare Hernie ist, vereinfacht gesagt, eine schmerzlose Ausstülpung, die im Liegen oftmals verschwindet. Eine solche Hernie läßt sich mit einiger Vorsicht in den Abdomen zurückmassieren. Beim Husten kann sie jedoch wieder austreten, und wenn man die Hand darüber hält, spürt man, wie sie beim Austritt den Druck überträgt. Dies wird als Hustenimpuls bezeichnet.

Läßt sich die Hernie (z. B. aufgrund von Fasern aus fibrösem Narbengewebe, die Adhäsionen genannt werden) nicht in den Darm zurückschieben, handelt es sich um eine nicht reponierbare Hernie. Es ist wichtig, diese operativ zu korrigieren, bevor sich die Hernie abschnüren kann. Zur Abschnürung kommt es, wenn sich die Öffnung, durch die die Hernie ausgetreten ist, verengt und die Blutversorgung des Darmabschnitts unterbindet. Die dabei auftretenden starken Schmerzen setzen häufig abrupt (akut) in der Hernie selbst ein oder werden in Wellen im Mittelbauch verspürt, als ob der Darm zusammengedrückt würde (kolikartige Schmerzen). Aufgrund der Reizleitungen, über den die Nervenendigungen mit dem Rückgrat verbunden sind, wird der Schmerz in einigen Fällen nicht in der Hernie selbst verspürt.

Bald treten auch andere Symptome eines Darmverschlusses auf. Dazu gehören Erbrechen, ein aufgetriebener, aufgeblähter Bauch, laute Darmgeräusche und totale Verstopfung. Eine abgeschnürte Hernie kann nicht einmal ein Wind passieren. Die Hernie selbst fühlt sich gespannt an und ist sehr druckempfindlich. Die darüberliegende Haut kann sich in späteren Stadien röten, erwärmen und entzünden.

Eine abgeschnürte Hernie ist ein chirurgischer Notfall. Selbst wenn nur der Verdacht auf eine Abschnürung besteht, sollte sofortige medizinische Hilfe in Anspruch genommen werden.

Kann eine Abschnürung nicht sofort beseitigt werden, so daß die Blutversorgung wiederhergestellt wird, stirbt die Darmschleife ab und wird gangränös. Daraus kann sich eine lebensbedrohliche Blutvergiftung (Septikämie) entwickeln. Die drei Hernientypen, die am häufigsten zu einer Abschnürung neigen, sind in absteigender Reihenfolge:

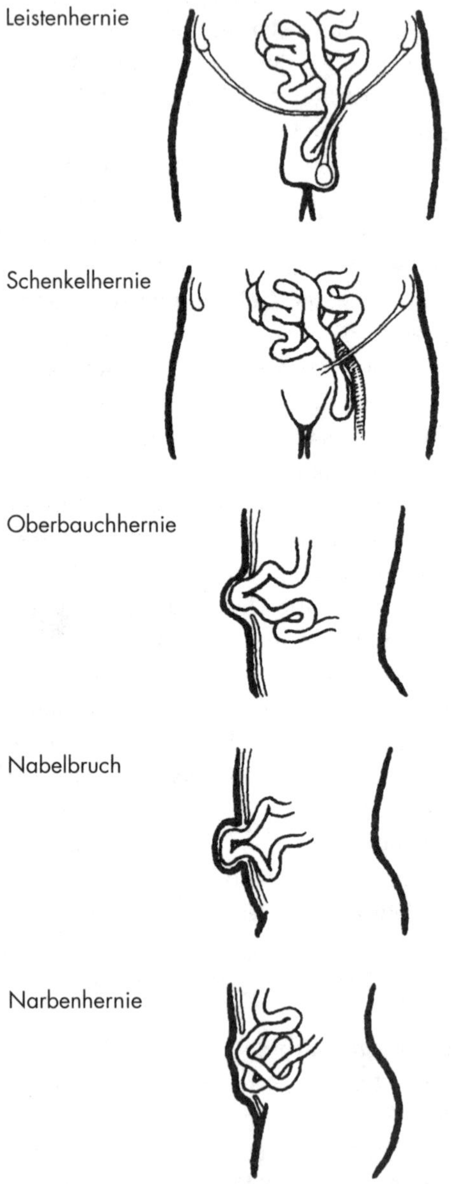

Abbildung 19: Hernietypen. Am häufigsten sind Leistenhernie, Schenkelhernie, Oberbauchhernie, Nabelbruch und Narbenhernie (an alten Operationsnarben).

- Schenkelhernie,
- indirekte Leistenhernie,
- Nabelhernie.

Angeborene Leistenhernie

Eine angeborene Leistenhernie kommt fast ausschließlich bei Jungen vor und steht mit dem Abstieg der Hoden in Zusammenhang. Insgesamt ist bei 4 Prozent der Jungen eine operative Korrektur der angeborenen Leistenhernie erforderlich.
Während der letzten Monate der Entwicklung im Mutterleib wandern die Hoden vom Abdomen in den Hodensack und passieren dabei das Schambein. Die Hoden gelangen schräg durch die untere Bauchwand in den Hodensack. Sie führen Gewebsschichten mit sich, aus denen sie einen Durchgang bilden, der als Leistenkanal bezeichnet wird. Während der weiteren Entwicklung schließt sich die Öffnung normalerweise wieder, kann aber unter Umständen offen bleiben. Und durch diese Öffnung kann eine Darmschleife leicht bis in den Hodensack gelangen und dort hervortreten. Gelegentlich steht eine angeborene Leistenhernie auch mit einem nicht deszendierten (nicht abgesenkten) Hoden in Zusammenhang.
Bei angeborenen Leistenhernien können Baucheingeweide aufgrund des nur schmalen Leistenkanals, durch den sie ausgetreten sind, leicht eingeklemmt werden. Treten keine Symptome auf, die einen sofortigen Eingriff erforderlich machen, werden sie in der Regel im Alter von einem Jahr operativ korrigiert. Die Darmschleife wird dabei vorsichtig in den Abdomen zurückgedrückt, die Tasche im Peritoneum, welche den Herniesack bildete, unterbunden und entfernt und die Region zur Vorbeugung einer erneuten Hernie verstärkt.

Erworbene Leistenhernie

Es gibt zwei Haupttypen von erworbenen Leistenhernien. Wenn der Darm dem anatomischen Bruch folgt und durch den gesamten Leistenkanal gelangt, wird dies als indirekte Leistenhernie bezeichnet. Drückt der Darm indes gegen die Rückwand des Leistenkanals und gelangt nur zur Hälfte in den Leistenkanal, spricht man von direkter Leistenhernie, da es so aussieht, als ob die Hernie direkt nach vorn austräte.
Eine indirekte Leistenhernie muß an den beiden Enden des Leistenkanals zwei

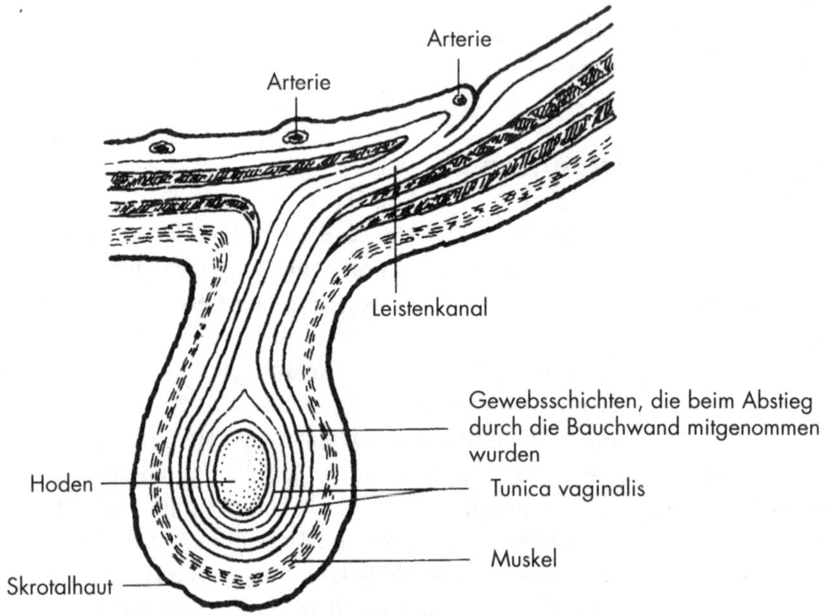

Abbildung 20: Ein Hoden mit umliegenden Geweben

enge Öffnungen passieren. Sie ist daher am Morgen beim Erwachen noch klein und wird dann nach dem Aufstehen zunehmend größer. Im Liegen dauert es dann wieder eine gewisse Zeit, bis der Darmabschnitt in den Abdomen zurückgekehrt ist (vorausgesetzt, daß die Hernie reponierbar ist). Aufgrund der geringen Größe der beiden Öffnungen besteht die Möglichkeit, daß eine indirekte Hernie nicht reponierbar wird oder sich abschnürt.

Eine direkte Leistenhernie dringt durch einen relativ großen Bruch in der Bauchwand. Sie erscheint daher sofort nach dem Aufstehen und geht auch nach dem Hinlegen rasch wieder zurück. Eine direkte Hernie gelangt nur selten bis in den Hodensack, und aufgrund der großen Öffnung kommt es auch nur selten zu einer Abschnürung.

Mitunter ist zu beobachten, daß bei ein und demselben Patienten sowohl eine direkte als auch eine indirekte Hernie auf der gleichen Seite besteht.

60 Prozent der Leistenhernien treten an der rechten Seite auf, 20 Prozent an der linken und 20 Prozent beidseitig. Sie unterscheiden sich in der Form und variieren von kleinen Vorwölbungen bis hin zum Austritt enormer Teile der Baucheingeweide, die sich bis zum Knie erstrecken.

Hernienoperationen und Fertilität des Mannes

Kürzlich wurde ein Zusammenhang zwischen Hernienoperationen und männlicher Subfertilität hergestellt. Bei einer in Israel durchgeführten Studie konnte herausgefunden werden, daß bei Männern, die sich einer Hernienoperation unterzogen, eine Wahrscheinlichkeit von 1 zu 8 besteht, daß sich einer der Hoden verkleinert bzw. schrumpft (d. h. atrophisch wird). Im Vergleich dazu liegt die Wahrscheinlichkeit bei Männern, die keine solche Operation hinter sich haben, bei unter 1 zu 100.

Auch bei der Samenanalyse schnitten die Männer mit einer Hernienoperation hinsichtlich der Samenqualität erheblich schlechter ab, und zwar unabhängig davon, ob sie einen atrophischen Hoden aufwiesen oder nicht. Es wird angenommen, daß die Hodenfunktion entweder durch eine verminderte Durchblutung (z. B. infolge operationsbedingter Verletzungen und Vernarbungen) oder infolge einer noch unbekannten immunologischen Reaktion beeinträchtigt wird. Die Ergebnisse sind Gegenstand weiterer Forschungen.

Kürzlich in Deutschland durchgeführte Untersuchungen ergaben, daß die Hälfte der 834 befragten Chirurgen bei der Hernienoperation routinemäßig einen Hoden entfernt. Sofern dazu keine medizinische Notwendigkeit besteht (wie bei einem erkrankten, atrophischen oder auf sonstige Weise anomalen Hoden), ist dies jedoch für die meisten Männer unakzeptabel.

Schenkelhernie

Eine Schenkelhernie ist das Vordringen eines Darmabschnitts oder von Fettgewebe durch einen Bruch am oberen Ende des Beins. Der Bruch tritt dort auf, wo durch eine natürliche fingerdicke Öffnung die Oberschenkelvene, -arterie und -nerven aus der Bauchhöhle in das Bein übergehen.

Schenkelhernien beobachtet man am häufigsten jenseits des 50. Lebensjahres. Sie kommen zwar bei Frauen aufgrund des breiteren Beckens häufiger vor, sind aber auch bei Männern anzutreffen. Schenkelhernien treten oftmals bilateral (beidseitig) auf. Zu den Symptomen zählen Schwellungen in der Leistenbeuge, mitunter Schmerzen und Beschwerden. Häufig kommt es zur Abschnürung. Dabei spürt man kolikartige Schmerzen, es kommt zu krampfartigen Schmerzen, Erbrechen und Verstopfung. Nach der Diagnosestellung muß eine Schenkelhernie sofort operiert werden, da ein hohes Abschnürungsrisiko besteht.

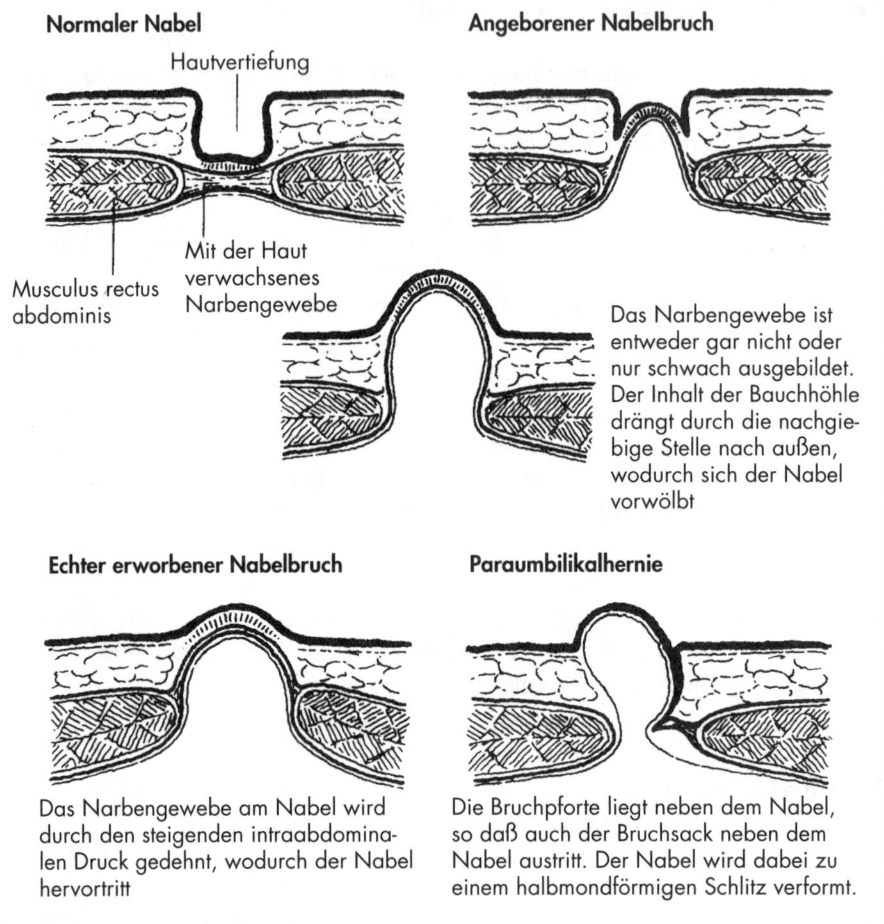

Abbildung 21: Nabelbrüche

Nabelbruch

Ein Nabelbruch (Umbilikalhernie) ist der Durchtritt des Darms durch den Nabel (Umbilicus). Zu einem angeborenen Nabelbruch kommt es an der Stelle, an der die Nabelschnurgefäße während der Fetalzeit in den Abdomen durchgetreten sind. Der Bruch ist in der Regel bereits bei der Geburt vorhanden, kann aber unbemerkt bleiben, bis sich die Nabelschnur teilt und abheilt. Ein Nabelbruch ruft nur selten Beschwerden hervor und verschließt sich in 90 Prozent der Fälle in

den ersten Lebensjahren spontan, wenn sich das Narbengewebe des Nabels zusammenzieht und stärker wird. Eine Operation wird nicht vor Vollendung des zweiten Lebensjahrs durchgeführt.
Zu einem erworbenen Nabelbruch kommt es oftmals bei Fettleibigkeit. Hernien, die das Narbengewebe des Nabels durchbrechen, bilden sich in der Regel unter Bedingungen heraus, durch die sich der Druck im Innern des Abdomens erhöht und ihn damit anschwellen läßt. Dadurch wird der Nabel nach außen gedrückt. Eine Behandlung ist nur bei einer großen Hernie oder bei unangenehmen oder schmerzhaften Symptomen erforderlich.
Bei erworbenen Paraumbilikalhernien erfolgt der Vorfall durch eine Lücke neben dem Nabel, wodurch sich dieser in einen halbmondförmigen Schlitz verwandelt. Aufgrund der auftretenden Schmerzen und Schwellungen im Nabelbereich und der Möglichkeit einer Abschnürung muß in diesem Fall operiert werden.

Narbenhernie

Eine Narbenhernie entsteht aufgrund eines Bruchs im Narbengewebe, das von einer früheren Operation oder einer Verletzung stammt. Das Narbengewebe ist nicht elastisch und dehnt sich bei konstantem Druck leicht aus, z. B. beim Heben schwerer Gegenstände, bei chronischem Husten oder durch die Anstrengung bei Verstopfung. Es wird auch mit zunehmendem Alter und bei Vitamin-C-Mangel schwächer. Nach der Operation auftretende Komplikationen wie Wundinfektion oder starke Blutungen können das Narbengewebe ebenfalls schwächen.
Eine Narbenhernie kann herausgeschnitten und operativ korrigiert werden. Ist der Patient nicht operationsfähig, wird mitunter ein Bruchband verwendet.

Oberbauchhernie

Eine Oberbauchhernie ist der Austritt von Fettgewebe (mitunter auch eines Darmabschnitts) durch einen Bruch in der Körpermittellinie zwischen dem Nabel und dem Brustkorb. Dieser dünne Sehnenstreifen bildet die natürliche Linie, an der sich die Bauchwandmuskeln treffen. Zu den Symptomen gehört in der Regel Schmerz im Oberbauch, der oftmals nach dem Essen einsetzt und daher häufig falsch als Verdauungsstörung diagnostiziert wird. Bei der Korrektur muß lediglich der Abdominalwanddefekt vernäht werden.

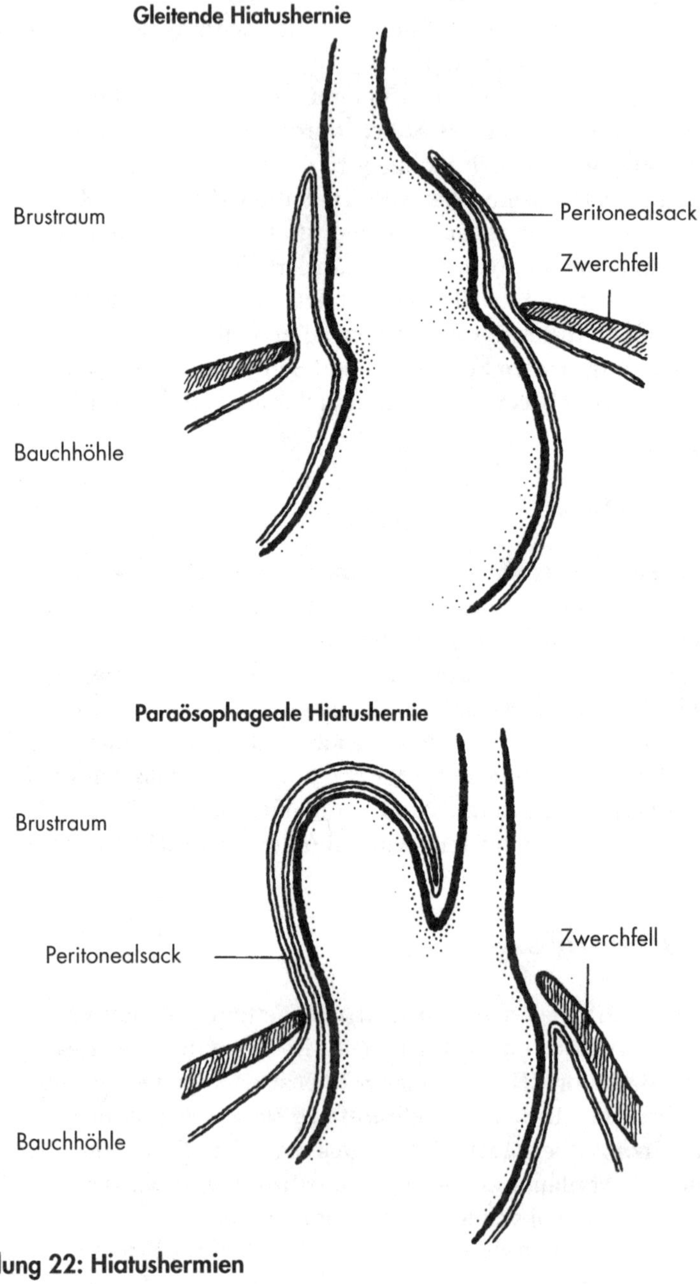

Abbildung 22: Hiatushermien

Hiatushernie

Eine Hiatushernie tritt auf, wenn sich ein Abschnitt des Magens, der sich in der Regel in der Bauchhöhle befindet, durch eine Öffnung (Hiatus) im Zwerchfell in den Brustkorb verlagert. Sie kommt häufiger bei Übergewichtigen und Rauchern vor. Mitunter ist eine Hiatushernie auch bereits bei der Geburt vorhanden.

In 90 Prozent der Fälle gleiten die Speiseröhre und der Magen nach oben in den Zwischenraum, durch den die Speiseröhre (der Ösophagus) verläuft, so daß sich nur das obere Ende des Magens im Bruchsack befindet. Dies wird als gleitende Hiatushernie bezeichnet.

In 10 Prozent der Fälle rollt ein Teil des Magens nach oben in den Bruchsack neben der Speiseröhre, so daß sie nebeneinander liegen. Dies wird als paraösophageale Hiatushernie bezeichnet.

Bei Hiatushernien treten zwei verschiedene Symptomgruppen auf: Symptome, die auf die Zusatzmasse im Brustraum zurückgehen (Husten, schnaufende Atmung, Palpitationen [Herzrasen], Druckgefühl, Schluckauf), sowie Symptome, die durch die Störung des Klappensystems zwischen der Speiseröhre und dem Magen hervorgerufen werden (Rückfluß von saurem Mageninhalt, Verdauungsbeschwerden und Brennen, das beim Bücken oder im Liegen oftmals stärker wird). Gewöhnlich treten bei einer paraösophagealen Hiatushernie jedoch keine Rückflußsymptome auf, da der Klappenmechanismus zwischen dem Magen und der Speiseröhre nicht beeinträchtigt wird.

Viele Menschen haben eine leichte, symptomlose Hiatushernie, die nie diagnostiziert wird.

Hiatushernien werden mit einem flexiblen Teleskop untersucht, das unter leichter Betäubung über den Mund des Patienten eingeführt wird. Dieses Verfahren wird als Ösophagoskopie oder Gastroskopie bezeichnet. Mitunter wird auch eine röntgenologische Darstellung mit Hilfe eines Bariumkontrastmittels angefertigt. Damit läßt sich feststellen, ob es zu einem Rückfluß von Mageninhalt in die Speiseröhre kommt.

Zur Behandlung einer Hiatushernie gehört auch Abnehmen, was die Symptome oftmals lindert, und die Empfehlung, weniger, dafür aber öfter zu essen (kleine anstelle von größeren Mahlzeiten), sich nach dem Essen nicht zu beugen oder hinzulegen, das Rauchen aufzugeben und das Kopfende des Bettes etwas zu erhöhen, um einem Rückfluß während des Schlafs vorzubeugen. Einige Patienten können nur bei hochgestelltem Kopfende schlafen.

Mit Medikamenten wie Antazida kann das Sodbrennen gelindert und die empfindliche Speiseröhre (der Ösophagus) vor einer Schädigung durch die Magensäure geschützt werden. Prokinetika unterstützen die koordinierte Muskel-

kontraktion der Magen- und Darmmuskulatur und eignen sich auch zur Unterdrückung des Rückflusses von Magenflüssigkeit.
Bei schweren Symptomen erfolgt eine operative Korrektur der Hiatushernie. Bei diesem großen Eingriff wird der vordringende Magen in den Abdomen zurückgebracht und dort mit Nahtstichen vernäht.

Haar- und Hautprobleme

15

Haarausfall

Auf der normalen männlichen Kopfhaut finden sich 100 000 bis 150 000 Haare. Normalerweise fallen pro Tag durchschnittlich 80 bis 100 Haare aus, die durch nachwachsende Haare ersetzt werden. Fallen mehr als 100 Haare pro Tag aus, wird das Haar allmählich dünner.

Jedes Haar besitzt einen eigenen Lebenszyklus, der aus einer zwei- bis sechsjährigen Wachstumsphase besteht, an die sich noch drei Monate anschließen, in denen kein Wachstum mehr erfolgt. Danach fällt es aus. Stirbt ein Haarfollikel ab, wächst kein neues Haar mehr nach, so daß der Haarausfall in diesem Bereich permanent ist.

Es befinden sich immer 90 Prozent des Haars in der Wachstumsphase und 10 Prozent in der Ruhephase. Unter bestimmten Bedingungen wie Streß, Schilddrüsenerkrankung, Eisenmangel und bei der Einnahme bestimmter Medikamente wird der Lebenszyklus Hunderter Haare synchronisiert, so daß sie gleichzeitig ausfallen. Dies verursacht eine Form von fleckigem Haarschwund, der als Alopezie bezeichnet wird und oftmals nur schwer zu behandeln ist. Unbehandelt kommt es bei 70 Prozent der Fälle innerhalb von fünf Jahren wieder zu einer Neubildung. Zur Behandlung werden lokale Steroidsalben angewandt. Weitere Ursachen für eine lokale Alopezie sind Flechten (Pilzinfektionen), wiederholtes Ziehen oder Verdrehen von Haar sowie das Einwirken einer übermäßigen Zugkraft – insbesondere am Haaransatz – etwa durch das Zusammenbinden des Haars zu einem straffen Pferdeschwanz.

Androgenetische Alopezie

Androgenetische Alopezie ist die korrekte Bezeichnung für die Glatzenbildung beim Mann. Der Haarausfall nimmt seinen Beginn über den Schläfen, wodurch sich der Haaransatz verschiebt, und/oder am Wirbel (Vertex), wo sich eine kahle Stelle bildet. Von der androgenetischen Alopezie sind 5 Prozent der männlichen 20jährigen und 80 Prozent der Männer im Alter von 70 Jahren betroffen.

Es gibt eine starke angeborene Komponente, welche festlegt, in welchem Alter das Haar dünner wird und welche Form der Kahlheit auftritt. Die meisten Männer erben das Muster des Haarausfalls von ihrem Vater.

Die Kahlheit beim Mann wird durch männliche Geschlechtshormone ausgelöst. Testosteron verstärkt zwar die Körperbehaarung, sorgt aber gleichzeitig dafür, daß das Kopfhaar dünner wird. Allerdings ist der Testosteronspiegel im Blut bei Männern mit einem zurückweichenden Haaransatz in der Regel normal. Der Haarausfall geht vermutlich auf den Abbau von Testosteron zu Dihydrotestosteron in den Haarfollikeln zurück, wodurch die Follikel auf die eine oder andere Weise deaktiviert werden.

Dies kann zum Teil auf die Ernährung zurückzuführen sein. Bei Männern in Japan und China treten weniger Krankheiten (wie benigne Prostatahyperplasie oder Prostatakrebs) auf, die mit Dihydrotestosteron in Zusammenhang stehen. Ebenso kommt es bei ihnen seltener zu androgenetischer Glatzenbildung. Es ist allerdings möglich, daß durch die Einhaltung der prostataverträglichen Diät auch der Haarausfall eingeschränkt wird.

Das Haar ist in vielen Fällen mit Sicherheit der erste Körperteil, in dem sich ein Vitamin- und Mineralstoffmangel widerspiegelt. Zur Gesunderhaltung des Haars ist eine ausreichende Zufuhr an Vitamin C, E und Betakarotin sowie der Mineralstoffe Mangan, Zink und Kupfer mit der Nahrung erforderlich.

Kürzliche Untersuchungen ergaben, daß die Glatzenbildung beim Mann auf ein erhöhtes Risiko für koronare Herzkrankheit hindeutet (KHK – siehe Kapitel 11). In einer Studie wurden 685 Männer unter 55 Jahren, die aufgrund eines Herzinfarkts in das Krankenhaus eingewiesen wurden, mit 772 Männern verglichen, die aufgrund anderer, nicht mit dem Herzen in Zusammenhang stehender Ursachen eingeliefert wurden. Dabei wurde der Grad der Kahlheit bestimmt und festgestellt, daß bei Männern mit einer leichten bis mäßiggradigen Glatze am Wirbel (Vertex) die Wahrscheinlichkeit, einen Herzinfarkt zu erleiden, 1,3mal höher war. Bei Männern mit einer starken Glatze am Wirbel war die Wahrscheinlichkeit sogar 3,4mal höher, wobei das Alter, in dem die Glatzenbildung eintrat, keine Rolle spielte.

Möglicherweise ist die Haarlosigkeit nur ein Indikator für den Testosteronstoffwechsel, der seinerseits das KHK-Risiko in mancher Weise erhöht. Dies ist zwar nur eine Hypothese, sollte aber von jungen Männern mit beginnendem Haarausfall am Wirbel als Anlaß dafür genommen werden, andere Risikofaktoren für koronare Herzkrankheit (wie Fettleibigkeit, hohen Cholesterinspiegel, Rauchen, Bewegungsmangel, Bluthochdruck) weitestgehend auszuschalten. Glatzenbildung im Stirnbereich allein scheint nicht mit einem erhöhten Infarktrisiko in Zusammenhang zu stehen.
Es gibt verschiedene Möglichkeiten, eine androgenetische Glatzenbildung zu behandeln, wobei die Erfolgsquote und die erzielten kosmetischen Resultate jeweils unterschiedlich sind.

Kopfhautmassage

Eine bessere Durchblutung der Kopfhaut kann neues Haarwachstum fördern. Unterschiedlichen Erfolg bringt eine vorsichtige Massage mit den Fingerspitzen sowie das Nach-unten-hängen-lassen des Haars für eine bestimmte Zeit am Tag. Phytotherapeuten (Heilkräuterkundige) empfehlen eine tägliche Massage der Kopfhaut mit einer Tinktur, die aus zwei bis drei Tropfen Scharlachkraut, Salbei, Rosmarin oder Ylang-Ylang und 60 Milliliter Weizenkeim- oder Mandelöl hergestellt wird.
Homöopathen raten bei androgenetischer Glatzenbildung und vorzeitigem Ergrauen zu einer Kombination aus Massage und der Einnahme von Lycopodium-Tabletten bzw. von Kali carbonicum bei Haarausfall, der mit einer trockenen schuppigen Kopfhaut einhergeht.

Haarsprays für mehr Fülle

Dickeres, fülligeres Haar kann durch Aufsprayen einer kolorierten Substanz auf den Haarschaft erzielt werden, wodurch das Haar dicker wird. Dies läßt den Eindruck von mehr Haar entstehen.

Minoxidil

Minoxidil ist ein Medikament, das bei oraler Einnahme zur Behandlung von Bluthochdruck dient. Eine der Nebenwirkungen besteht in übermäßigem Haarwachstum.
Minoxidil wird heute als Lösung für die lokale Anwendung angeboten. Dazu wird über einen Zeitraum von vier Monaten zweimal täglich ein Milliliter auf die Kopfhaut aufgebracht; damit kann der Haarausfall bei 70 Prozent der Patienten vermindert werden. Bei einem Drittel der Patienten wächst neues Haar, aber nur bei 10 Prozent kann ein gutes kosmetisches Ergebnis erzielt werden. Bei

wieder anderen bleibt das Haar dünn, strähnig und fein. Eine regelmäßige Massage kann den Behandlungserfolg verbessern.
Es wird angenommen, daß Minoxidil durch die verbesserte Durchblutung der winzigen Kapillaren wirkt, welche die Haarfollikel in der Kopfhaut mit Blut versorgen, wodurch es zu einer Anregung des Haarwachstums kommt.
Kann mit Minoxidil ein akzeptables Ergebnis erzielt werden, muß die Behandlung kontinuierlich fortgesetzt werden, da das neue Haar sonst wieder ausfällt. Dies erfolgt in der Regel innerhalb von sechs Monaten nach Behandlungsabbruch. Die Behandlung mit Minoxidil erscheint sicher und ohne Nebenwirkungen zu sein; nur gelegentlich wird über Hautreizungen oder Schuppenbildung geklagt. Werden große Mengen absorbiert, kann sich als weitere Nebenwirkung ein niedriger Blutdruck einstellen.

Haarfollikelverpflanzung

Bei dieser Technik werden gesunde Haarfollikel aus Bereichen mit dichterem Haarwuchs in Regionen dünnen Haars oder an Kahlstellen verpflanzt. Das Verfahren wird zur Behandlung von zurückweichendem Haaransatz, Haarausfall an den Schläfen und am Wirbel sowie generell bei dünnem Haar angewandt.

Haartransplantate

Kreis- oder streifenförmige Hautbezirke werden von behaarten Teilen der Kopfhaut an kahle Stellen oder Areale mit lichtem Haar verpflanzt. Die Transplantate werden in Abhängigkeit von der Größe der transplantierten Hautteile in Mikro-, Mini-, Viertel- oder Vollhauttransplantate eingeteilt. Diese werden an einer kahlen Stelle bzw. einer Stelle mit dünnem Haar in ein vorab angelegtes kreis- oder streifenförmiges Empfängerbett in der Kopfhaut eingebracht.
Stanztransplantate ergeben mitunter ein künstliches, getüpfelt wirkendes Resultat. Auch können sie bestenfalls einen optischen Eindruck von mehr Haar erzeugen, da bereits vorhandenes Haar lediglich umgruppiert wird. Der Erfolg hängt vom Geschick des Operateurs, von Art und Ausmaß des Haarausfalls, der Farbe der Kopfhaut und der Struktur und Farbe des Haars ab. Weiterhin ist auch von Bedeutung, ob das Haar gelockt, gewellt oder glatt ist. Darüber hinaus besteht die Gefahr, daß die Transplantate abgestoßen werden. In diesem Fall bleibt nichts als zusätzliche Kahlstellen infolge der Entnahme zurück. Bei Stanztransplantaten sind für ein natürliches Aussehen mehrere Operationen erforderlich, um die Bereiche zwischen den entstandenen Haarinseln aufzufüllen. Die besten Erfolge lassen sich im Stirnbereich erzielen.

Kopfhautreduktion

Bei der Kopfhautreduktion wird vor der Transplantation ein Streifen kahler Haut über der Stirnpartie entnommen, um den Bereich, der durch Transplantate aufgefüllt werden muß, zu reduzieren. Dies erfolgt in der Regel durch einen getrennten Eingriff, an den sich dann im Abstand von jeweils vier Monaten drei oder vier weitere Operationen zur Haartransplantation anschließen.

Implantation von Kunsthaar

Für künstliche Haartransplantate werden Polyethermidfasern mit der gleichen Festigkeit, Dicke und Farbe wie menschliches Haar angeboten. Jedes falsche Haar wird in die Kopfhaut unter Lokalanästhesie einzeln eingesetzt und verankert. Pro Stunde können 1500 Haare implantiert werden.

Toupets

Heute werden ausgezeichnete künstliche Haarteile zum Verdecken kahler Stellen angeboten. Der kosmetische Effekt läßt sich durch sorgfältige Farbauswahl und geschicktes Einflechten (»Hair-Weaving«) und Eigenhaarintegration noch erhöhen. Zur Befestigung des Haarteils können Toupet- und elastische Klebebänder oder Haarkämmchen verwendet werden.

Kopfschuppen

Kopfschuppen sind eine Form von seborrhoischer Dermatitis an der Kopfhaut. Es kommt dabei zur Bildung weißer Hautschuppen, die sich lösen und in lästiger Weise abfallen. Einige Schuppen sind klein, aber mitunter bilden sich auch große – insbesondere, wenn gleichzeitig eine Hefepilzinfektion (Pityrosporum ovale) des Haars besteht. Damit das Problem nicht erneut auftritt, muß die Behandlung in der Regel kontinuierlich erfolgen.
Leichte Formen von Kopfschuppen können durch regelmäßiges Waschen des Haars mit einem medizinischen Antischuppen-Shampoo behandelt werden.
In schwereren Fällen sprechen die Kopfschuppen auf ein verschreibungspflichtiges, antimykotisches Shampoo an, in dem Wirkstoffe wie Ketoconazol enthalten sind. Wenn dies nicht hilft, bringt mitunter eine Steroidlotion (Betamethason) Linderung. Alternative Heilmittel bei Schuppen sind zum Beispiel lebende Bio- (d. h. natürliche) Joghurts, die als Conditioner verwendet werden. Den Joghurt 15 Minuten auf das gewaschene Haar einwirken lassen und dann ausspülen. Zur Massage der Kopfhaut werden traditionell Salbei-, Thymian-, Rosmarin- oder Lavendelaufgüsse benutzt.

Aromatherapeuten empfehlen, einige Tropfen Zypressen-, Wacholder- oder Zedernholzextrakt auf Ölbasis auf der Kopfhaut zu verreiben und vor dem Ausspülen eine Stunde einwirken zu lassen.

Sykose (Entzündung des Bartes)

Sykose ist eine Entzündung des Bartes. Sie wird auch als »Bartflechte« bezeichnet und durch Infektion der Haarfollikel mit dem häufig vorkommenden Hautbakterium Staphylococcus aureus hervorgerufen. Die erneute Infektion erfolgt oftmals durch Rasierklingen oder Handtücher; daher ist eine gründliche Hygiene erforderlich.

Die Folliculitis barbae kann viele kleine eitergefüllte Bläschen und mitunter auch Beulen an allen behaarten Stellen der Haut verursachen. Wenngleich sie am Bart am häufigsten vorkommt, kann sie aber auch am Oberschenkel auftreten. Unbehandelt können kleine helle Narben zurückbleiben.

In Abhängigkeit vom Schweregrad kann eine Sykose durch Anwendung lokaler oder oraler Antibiotika rasch und einfach bekämpft werden. Bei einigen Männern tritt die Erkrankung jedoch immer wieder auf. Die Rückfallmöglichkeiten lassen sich auf ein Minimum reduzieren, indem man sich einen Bart wachsen läßt und nicht rasiert.

Rötung nach dem Rasieren

Wenn es durch das Rasieren zu brennenden wunden Stellen kommt, ohne daß eine Entzündung der Hautfollikel in der Bartgegend oder sichtbare Pusteln vorliegen, kommt als Ursache eine allergische Reaktion auf die Seife oder den Rasierschaum in Betracht. Andererseits kann eine sehr empfindliche Haut ein zu kräftiges Rasieren übelnehmen und mit einer sogenannten »Rasierklingenverbrennung« reagieren. Beruhigende Cremes, Lotions oder Salben, die Ringelblume, wildes Stiefmütterchen oder Primelöl enthalten, bringen oftmals Linderung.

Akne

Akne ist eine häufig auftretende Hautentzündung, die auf die Infektion verstopfter Haarfollikel zurückgeht. An jedem Haarfollikel befindet sich eine Talgdrüse, die ein Fett (Sebum) in das Follikel absondert, durch das die Haut und das Haar geschmeidig erhalten werden. Dieses gelangt im Talgdrüsenausführungsgang zur Hautoberfläche.

Im Jugendalter werden die Talgdrüsen in der Haut durch den Einfluß androgener Hormone angeregt und geben übermäßig viel Talg (Sebum) ab. Dadurch kommt es zu der für die Pubertät so typischen fettig glänzenden Haut. Die Hautzellen teilen sich rasch; oftmals werden so viele Zellen produziert, daß die Öffnung (Punctum) eines Haarfollikels verstopft wird. Das frisch produzierte Sebum wird eingeschlossen, wodurch es zur Bildung des klassischen Mitessers (Komedo) kommt. Die dunkle Färbung ist auf ein gelöstes Hautpigment, Melanin, und nicht auf Verunreinigungen zurückzuführen, wie man oftmals annimmt. Diese offenen Mitesser entwickeln sich in der Regel nicht zu Pickeln. Anders die geschlossenen Komedonen, Mitesser, die als weißliche erhabene Papeln regelrecht sprießen.

Die während der Pubertät auftretenden Änderungen des pH-Werts der Haut begünstigen das bakterielle Wachstum, insbesondere des Bakteriums »Propionibacterium acnes«. Weitere Erregerstämme sind *Staphylococcus aureus* und *Pityrosporum ovale*. Durch die im Follikel eingeschlossenen Bakterien kommt es zur Entwicklung von Pusteln (oberflächlichen Mikroabszessen) und Papeln – das sind Knötchen, die auf eine tiefer liegende Infektion zurückgehen.

Die Pickel und Mitesser besser nicht selbst ausdrücken oder aufkratzen, weil dadurch eine noch größere Narbe zurückbleiben kann.

Bei einigen Menschen kommt es entweder aufgrund des bakteriellen Wachstums oder des Austritts von Sebum in die umliegenden Gewebe zu entzündlichen Veränderungen. Dies kann zum Teil auf eine allergische Reaktion zurückzuführen sein. Weiße Blutkörperchen werden dazu angeregt, in die betroffenen Gebiete starke chemische Substanzen abzugeben, durch die sich das Problem noch verschlimmern kann. Knötchen, Zysten und Vernarbungen sind die Folge.

Akne kommt in der Regel in Regionen vor, in denen sich viele Talgdrüsen befinden. Dazu gehören das Gesicht, der Haaransatz, der Brust- und Schulterbereich. In schweren Fällen kann sich die Akne auch auf den übrigen Rumpf, die Arme, das Gesäß und sogar auf die Oberschenkel ausbreiten.

Acne androgenetica vulgaris

Die Sebumsekretion wird zum Teil durch androgene Hormone gesteuert. Da in der Pubertät rasche Hormonschwankungen erfolgen, sind von Akne 80 Prozent der männlichen Teenager betroffen. Im Alter von etwa 15 Jahren treten die ersten Pickel auf (bei Mädchen zwei Jahre früher). Am stärksten sind die 16- bis 17jährigen betroffen, und etwa 1 Prozent der Männer leidet auch noch jenseits des 20. und 30. Lebensjahres unter Akne.

Erbfaktoren scheinen hier eine Rolle zu spielen. Es ist zwar nicht wissenschaftlich erwiesen, daß fettiges Essen, Milchprodukte und Schokolade zu Akne beitragen, es wird jedoch subjektiv empfunden, daß durch eine Umstellung auf eine fettarme Ernährung mit viel frischem Obst und Gemüse die Haut reiner wird.

Acne conglobata

Diese Form der Akne ist eine schwere, langwierige und schmerzhafte Erkrankung, die ebenfalls häufiger beim männlichen Geschlecht vorkommt. Sie ist durch große, entzündliche Zysten und Knötchen charakterisiert, die im Gesicht und am Oberkörper auftreten. Beim Abheilen verursachen die Läsionen tiefe, entstellende Narben.

Berufsbedingte Akne

Einige Männer leiden aufgrund des berufsbedingten Kontakts mit Ölen, Teer und Halogenkohlenwasserstoffen noch in späteren Jahren an Akne. Die Diagnose kann in diesen Fällen leicht gestellt werden, da die von der Akne betroffenen Stellen den Hautflächen entsprechen, die den chemischen Substanzen ausgesetzt sind.

Medikamenteninduzierte Akne

Bei echter medikamentenverursachter Akne kommt es nur zur Entwicklung von Pusteln und nicht zu Mitessern (Komedonen). Zu den Medikamenten, die diese Form der Erkrankung auslösen können, zählen Kortikosteroide (lokal oder systemisch), Progesterone (die gelegentlich Männern mit hormonell bedingten Erkrankungen verschrieben werden), anabolische Steroide und Isoniazid, ein Medikament zur Behandlung von Tuberkulose.

Kosmetisch bedingte Akne

Diese tritt gelegentlich bei Männern auf, die billige, fetthaltige Cremes verwenden, welche in Form von Feuchtigkeitscremes für den Mann angeboten werden. Durch das Fett werden die Talgdrüsenausführungsgänge verstopft, was zu Mitessern führt und Akne auslösen kann. Hochwertige Mittel, die den Vermerk »dermatologisch getestet« tragen, verursachen meist keine Hautprobleme.

Behandlung der Akne

Bei schwerer Akne ist eine rasche Diagnose und Behandlung notwendig, um die Narbenbildung zu vermeiden – suchen Sie also umgehend einen Arzt auf, wenn Sie Hautreaktionen feststellen.

Leider erfordert eine Aknetherapie sehr viel Geduld, zumal sich innerhalb der ersten sechs bis acht Wochen der Therapie kein Erfolg abzeichnet. Daher ist es vor allem wichtig durchzuhalten. In den sich anschließenden zwei Monaten kommt es bei konsequenter Fortsetzung der Behandlung zu einer monatlichen Verbesserung um 20 Prozent. In der Regel dauert die Behandlung mindestens sechs Monate.

Peeling-Mittel
wie Aluminiumoxid, Polyethylengranulat in Reinigungslotions oder Seifen tragen zur Entfernung des überschüssigen Sebums und der Komedonen (Mitesser) bei und verringern die Zahl der Bakterienkolonien auf der Haut. Allerdings kann es zu Augen- und Hautreizungen kommen, daher sind sie nur bei leichter Akne und auch da nur bedingt geeignet.

Waschlotions und Reinigungsmilch
dienen zur Reinigung der Haut, zum Entfernen überschüssigen Fetts und zur Aufrechterhaltung des richtigen pH-Werts der Haut. Einige wirken leicht antiseptisch.

Benzoylperoxid
wird seit mehr als 20 Jahren angeboten und oftmals mit anderen Mitteln wie Antiseptika versetzt. Es wird einmal täglich in Form von Creme, Lotion oder Gel aufgetragen und wirkt antibakteriell gegen Propionibakterien. Untersuchungen ergaben, daß es die Zahl der Oberflächenbakterien auf der Haut auf ein Hundertstel reduzieren kann. Benzoylperoxid reduziert auch die Zahl und Größe der Komedonen und lindert die Entzündung, so daß auch die Anzahl und Größe der entzündlichen Knötchen zurückgeht. Studien belegen, daß die Zahl der Akneläsionen (Akneverletzungen) nach einer zweimonatigen Anwendung um 60 Prozent zurückgeht.
Nebenwirkungen: Bei 40 Prozent der Anwender kommt es an den ersten Behandlungstagen zur Rötung und Abschuppung der Haut. Diese Nebenwirkung ist auf den Wirkstoff Benzoylperoxid zurückzuführen und klingt nach einigen Wochen ab. Die Reizung kann durch Verringerung der Konzentration, durch seltenere Anwendung und durch unterstützende Anwendung einer dermatologisch getesteten Feuchtigkeitscreme vermindert werden. Da Benzoylperoxid bleichend auf Haar und Kleidung wirkt, sollte man nach der Anwendung auf Brust und Rücken unter der Kleidung ein altes Unterhemd oder T-Shirt tragen.
Wurde Ihnen beispielsweise Tretinoin verschrieben, können Sie es abwechselnd mit Benzoylperoxid anwenden, etwa das eine Mittel am Morgen und das

andere am Abend. Benzoylperoxid kann auch mit lokal anzuwendenden Antibiotika in wäßriger Lösung, nicht jedoch mit solchen in alkoholischer Lösung kombiniert werden.

Azaleinsäure

ist ein neues Aknemittel, das als Creme über einen Zeitraum von maximal sechs Monaten ein- bis zweimal täglich angewandt wird. Es dient zur Behandlung von leichter bis mäßiggradiger Akne und wirkt sowohl gegen Bakterien als auch gegen Mitesser und Pickel. Es ist genauso wirksam wie Benzoylperoxid, Erythromycin-Creme oder orales Tetracyclin.
Nebenwirkungen: Bei 5 bis 10 Prozent der Anwender treten leichte, vorübergehende Rötungen und Reizungen der Haut auf. Es besitzt eine bessere Verträglichkeit als Benzoylperoxid oder Tretinoin.

Lokale Antibiotika

werden bei leichter bis mäßiggradiger Akne angewandt, die vor allem im Gesicht auftritt. Sie enthalten entweder Erythromycin (mit oder ohne Zinkacetat), Clindamycin oder Tetracyclin und werden zur Reduzierung der Zahl der Propionibakterien auf der Haut zweimal täglich als Lösung oder Lotion aufgetragen. Diese Antibiotika besitzen zwar eine ähnliche Gesamtwirkung wie Benzoylperoxid, allerdings können einige Propionibacterium-Stämme dagegen resistent werden.
Nebenwirkungen: Lokale Antibiotika verursachen weniger Reizungen als Benzoylperoxid. Einige Präparate fluoreszieren unter ultraviolettem Licht und sollten daher nicht angewandt werden, wenn Sie eine Diskothek oder andere Einrichtungen besuchen, in denen ultraviolettes Licht genutzt wird.

Systemische Antibiotika

Vier orale Antibiotika werden angeboten: Tetracyclin, Doxycyclin, Minocyclin und Erythromycin. Sehr selten wird auch Trimethoprim eingesetzt. Mit systemischen Antibiotika kann leichte bis mäßiggradige Akne großflächig, d. h. im Gesicht, auf dem Rücken und an der Brust, behandelt werden. Untersuchungen zeigen, daß diese Antibiotika die Zahl der Propionibakterien auf etwa ein Zehntel reduzieren. Sie müssen allerdings regelmäßig über einen längeren Zeitraum – für mindestens drei bis sechs Monate – eingenommen werden.
Minocyclin besitzt gegenüber anderen Antibiotika, die zur Behandlung von Akne eingesetzt werden, einige Vorteile.

- Es braucht nur einmal täglich eingenommen werden;
- es kann mit der Nahrung – außer mit Milch, durch die es gebunden wird – eingenommen werden;
- es löst seltener eine bakterielle Resistenz aus;
- es besitzt eine entzündungshemmende Wirkung.

Nebenwirkungen: Die Langzeitanwendung von Antibiotika kann das bakterielle Gleichgewicht im Darmtrakt beeinträchtigen und bei 5 Prozent der Patienten Mundschleimhautentzündungen, Übelkeit, Bauchschmerz oder Durchfall hervorrufen.
Im Jahre 1976 stießen die Wissenschaftler offensichtlich noch nicht auf Aknefälle, die durch antibiotikaresistente Propionibakterien ausgelöst wurden. Erst im Jahre 1991 wurde durch Untersuchungen festgestellt, daß 38 Prozent der Aknepatienten Bakterienstämme aufwiesen, die gegenüber mindestens einem Antibiotikum resistent waren. 26,5 Prozent besaßen erythromycinresistente und 13 Prozent tetracyclinresistente Stämme. Die Resistenz gegenüber Minocyclin betrug weniger als 1 Prozent. Wenn Ihr Antibiotikum (bei lokaler oder systemischer Anwendung) über einen längeren Zeitraum keine Wirkung zeigt, sollten Sie Ihren Arzt um eine alternative Behandlungsform bitten.

Tretinoin

(ein lokales Retinsäurepräparat) ist ein Analogstoff zu Vitamin A. Das Mittel wird als Creme oder Gel über einen Zeitraum von mindestens ein bis zwei Monaten ein- bis zweimal täglich angewandt. Die Wirkung von Tretinoin beruht auf der Stimulation der Teilung der Fibroblasten, die sich tief im Innern der Haut befinden. Aufgrund dieser Proliferation werden Pickel zunächst nach oben und dann herausgedrückt. Dies erfolgt so massiv, daß die Haut – aufgrund von Schwellungen und Entzündungen – zunächst noch schlimmer als vor Behandlungsbeginn aussieht, bevor sich der überzeugende Behandlungserfolg einstellt. Das Medikament reduziert auch die Zahl der Hornhautzellen an der Mündung des Haarfollikels, wodurch sich der Komedo entleeren kann und die Talgabsonderung wieder ungehindert möglich ist. Tretinoin wird angewandt, wenn Komedonen, Papeln und Pusteln dominieren. Bei der Mehrheit der Anwender kommt es nach drei- bis sechsmonatiger Behandlung zu einer Besserung um 70 Prozent.
Nebenwirkungen: Eine übermäßige Anwendung kann zu einer dünnen, durchscheinenden und geröteten Haut mit wunden Stellen und Peeling führen. Bei ultravioletter Strahlung kann die Haut mitunter lichtempfindlich reagieren.

Systemische Retinoide

Orales Isotretinoin (ebenfalls ein Analogstoff zu Vitamin A) wird nur von Fachärzten im Krankenhaus verschrieben und revolutionierte die Behandlung schwerer Akne. Es ist Patienten mit schwerer Acne conglobata oder Zystenakne und all denjenigen vorbehalten, die auf mehrere Antibiotikatherapien aufgrund von bakterieller Resistenz nicht ansprachen.

Isotretinoin wird in Kapselform über einen Zeitraum von einem bis vier Monaten ein- bis zweimal täglich verabreicht. Die Dosis ist vom Körpergewicht abhängig, und eine Wiederholung der Therapie wird nicht empfohlen. Die Wirkung besteht in einer Reduzierung der Bakterienzahl und in der Vorbeugung der Komedonenbildung. Außerdem ist Isotretinoin entzündungshemmend und drosselt die Talgsekretion. Innerhalb von zwei Wochen nach Behandlungsbeginn setzt eine starke Schrumpfung der Talgfollikel und eine rasche Abnahme der sezernierten Talgmenge ein. Die Produktion und Abstoßung von Hautschuppen innerhalb des Haarfollikels nimmt ebenfalls ab, wodurch eine erneute Verstopfung der Talgdrüsenausführungsgänge verhindert wird. Die Zahl der Propionibakterien auf der Haut fällt ebenfalls rasch ab und bleibt auch nach Behandlungsende auf diesem niedrigen Niveau. Da Isotretinoin nicht als Antibiotikum wirkt, kann dieser Effekt auf die verminderte Sebumproduktion zurückzuführen sein.

Leider treten bei einer Therapie mit systemischen Retinoiden häufig Nebenwirkungen auf:

- Rötung des Gesichts bei 66 Prozent der Patienten;
- Konjunktivitis bei 33 Prozent der Patienten;
- Ekzeme bei 30 Prozent der Patienten;
- Muskel- und Gelenkschmerz (35 Prozent);
- Kopfschmerz (16 Prozent);
- trockene Schleimhäute, aufgesprungene Lippen und Nasenbluten;
- erhöhter Cholesterin- und Triglyzeridspiegel;
- erhöhter Blutspiegel einiger Leberenzyme;
- Krämpfe, anomale Blutgerinnung (aufgrund der niedrigen Plättchenzahl) und Hörprobleme (diese Nebenwirkungen treten jedoch nur selten auf).

Trotz dieser langen Liste möglicher Komplikationen gilt die Behandlung unter ärztlicher Aufsicht im Krankenhaus als sicher und kann das Erscheinungsbild und den emotionalen Zustand von Patienten mit schwerer Akne deutlich bessern. Während der gesamten Therapie sind monatliche Blutuntersuchungen und eine Verlaufskontrolle erforderlich.

Kosmetische Behandlung von Aknenarben

Es gibt drei Arten von Aknenarben:

1. oberflächliche, violette Eispickelnarben (kleine Löcher);
2. dicke, ertastbare Narben tieferer Läsionen;
3. häßliche, stark verdickte (Keloid-)Narben, die am häufigsten an den Schultern sowie an Brust und Rücken vorkommen.

In schweren Fällen von Akne, in denen es bereits zur Narbenbildung kam, kann das kosmetische Erscheinungsbild mit einer Therapie verbessert werden. Diese umfaßt Haut-Peeling-Mittel, Abrasionsmittel, Lasertherapie und Kollageninjektionen, mit denen die Löcher aufgefüllt und nivelliert werden. Die Kollageninjektionen müssen im Abstand von ungefähr sechs Monaten wiederholt werden. Alternativ können Zysten und Vernarbungen operativ entfernt oder mit Steroidinjektionen behandelt werden.

Ekzem

Ekzeme (Dermatitis) sind häufig auftretende Hautkrankheiten, von denen Millionen männliche Erwachsene betroffen sind. Die Bezeichnung leitet sich vom griechischen Wortstamm für Aufkochen ab, da die entzündete Haut in schweren Fällen Bläschen bildet, die aufplatzen und Exsudat oder Eiter abgeben. Eine Dermatitis ist häufig auf den berufsbedingten Kontakt mit chemischen Reizstoffen (wie Säuren, Basen, Lösungs- und Reinigungsmitteln) oder allergenen Substanzen (wie Zement, Farbstoffen, Ölen, Steinkohlenteer, Harzen, Insektiziden, Foto- oder Druckchemikalien, Nickel, Pflanzen) zurückzuführen.

Wenn das Ekzem durch eine allergische Reaktion auf bestimmte Lebensmittel, chemische Substanzen oder Metalle hervorgerufen wurde, bereitet die Feststellung des verursachenden Allergens mitunter Schwierigkeiten – wobei sich Haut-Patchtests jedoch als hilfreich erweisen können. Es kann versucht werden, den Kontakt zu bestimmten chemischen Substanzen zu vermeiden oder bestimmte Lebensmittel wie Hefe oder Eier auszugrenzen. Lassen die Symptome nach, kann der Verdacht durch eine Gegenprobe erhärtet werden.

Oftmals treten die Ekzeme nur in milder Form auf und bestehen aus einigen wenigen juckenden, geröteten Hautstellen, die sich in der Regel an den Händen, in den Armbeugen oder in den Kniekehlen befinden. In schweren Fällen ist der ganze Körper betroffen, und die Haut fühlt sich verdickt, schuppig und trocken an.

Unter den Symptomen eines Ekzems ist das Hautjucken besonders unangenehm, und das unvermeidliche Kratzen macht es leider nur noch schlimmer.
Nummuläre (münzförmige) Ekzeme kommen bei Erwachsenen häufig vor. Dabei finden sich am Körper kreisrunde, juckende, schuppige Hauterosionen, die sehr stark einer Flechte ähneln. Dies ist keine ernste Erkrankung und kann während des gesamten Lebens immer wieder in Schüben auftreten.
Es gibt verschiedene Möglichkeiten, ein Ekzem zu behandeln:

- Beim Geschirrspülen oder berufsbedingtem Umgang mit chemischen Substanzen, die Hautirritationen hervorrufen können, sollten Sie in den Gummihandschuhen zusätzlich ungefärbte Baumwollhandschuhe tragen.
- Achten Sie darauf, die Hände nach dem Waschen gründlich abzutrocknen – Feuchtigkeit zehrt ekzematöse Haut aus.
- Tragen Sie mehrmals täglich eine nichtparfümierte Handcreme auf, die Ihre Haut schützt und feucht hält.
- Setzen Sie Ihrem Badewasser Soja- oder Mandelölprodukte zu. Einige Produkte (wie Balneum Plus) enthalten auch eine Substanz, durch die der Juckreiz gelindert und die entzündete Haut beruhigt wird.
- Benutzen Sie zum Waschen anstelle von Seife eine Hydro-Creme. Diese schäumt zwar nicht, löst aber Fett und Schmutz wie ein kühlendes Gel.
- Verwenden Sie unparfümierte Cremes wie E45, um die empfindliche Haut im Gesicht feucht zu halten. Mit Salben, Unguenta, können trockene Stellen am übrigen Körper behandelt werden.
- Kleidungsstücke, die Sie direkt auf der Haut tragen, sollten nur aus 100 Prozent Baumwolle bestehen. Vermeiden Sie parfümierte Artikel wie Aftershaves oder Deodorants.

Primelöl enthält Gammalinolensäure – eine Fettsäure, die zur Ernährung der Haut beiträgt. Diese ist besonders wirksam bei Hautjucken und trockener Haut, muß aber in hohen Dosen (zweimal täglich etwa 240 mg) aufgetragen werden. Einige Männer bringen sie direkt auf die befallenen Hautstellen auf.
Leichte Ekzeme lassen sich mit einer schwachen Steroidcreme wie einprozentiger Hydrocortison-Salbe wirksam beseitigen. Die Salbe darf allerdings nur in geringsten Mengen und im Gesicht ausschließlich unter medizinischer Aufsicht aufgetragen werden. Bei Überdosierung können Steroidsalben die Haut dünner machen, Dehnungsstellen oder helle Flecken auf der Haut nach sich ziehen. Mitunter sind stärkere Steroidsalben erforderlich, die nur auf Rezept erhältlich sind. Ärzte, die in der chinesischen Heilkunst ausgebildet sind, konnten durch

Anwendung von Kräutern vielen Menschen helfen, bei denen die herkömmliche Medizin versagte.
Ein schweres Ekzem kann möglicherweise am besten dadurch gelindert werden, daß extreme Streßsituationen, die sonst zur Verschlimmerung der Symptome beitragen, gemieden werden.

Hautpilzinfektionen

Hautpilzinfektionen kommen häufig vor. Zu ihnen gehören zum Beispiel Flechte, Fußpilz und Infektionen der Hautfalten.

Flechte

Flechte ist die allgemeine Bezeichnung für eine Hautpilzinfektion, die an jedem Körperteil, zum Beispiel an den Füßen, Armen, in der Leistenbeuge, auf der Kopfhaut, an den Nägeln oder am Rumpf auftreten kann. Sie trägt ihre Bezeichnung aufgrund der ringförmigen, roten, schuppigen Läsionen, die sich langsam ausbreiten und einen hellen, oftmals juckenden Mittelpunkt besitzen.
Die Flechte läßt sich einfach durch die Anwendung einer antimykotischen Creme, Lotion oder Salbe (z. B. Clotrimazol, Miconazol) behandeln. Befindet sich der Infektionsherd in einer Hautfalte und kam es zu einer Mazeration und Entzündung, wird die Behandlung mitunter mit einem entzündungehemmenden Mittel wie einprozentiger Hydrocortison-Salbe (einem Steroid), kombiniert. Steroidcremes sollten auf den Läsionen nicht ohne ein Antimykotikum aufgetragen werden, da sich die Infektion sonst rasch ausbreiten kann. Dazu kommt es gelegentlich, wenn eine Pilzinfektion mit einem Ekzem verwechselt wird (siehe Seite 247).

Fußpilz

Fußpilz ist eine Pilzinfektion, die zu offenen, rissigen, juckenden Stellen zwischen den Zehen führt. Eine Infektion ziehen sich häufig Sportler zu, die über mehrere Stunden überwarme und verschwitzte Trainingsschuhe tragen. Pilze und Hefezellen lieben feuchtwarme Orte – schwitzende Füße sind ihr bevorzugter Aufenthaltsort.
Die Behandlung von Fußpilz erfolgt am besten mit einer antimykotischen Salbe

oder besser mit einem Puder, das die Hautflächen trocken hält. Es ist wichtig, den befallenen Bereich noch mindestens zehn Tage, nachdem alle sichtbaren Anzeichen der Infektion verschwunden sind, weiterzubehandeln. Die Pilze sitzen tief in der Haut und können, wenn sie nicht gründlich beseitigt werden, erneut auftreten. Wenn sich die Infektion über die Zehenzwischenräume hinaus, zum Beispiel auf die Nägel, ausgebreitet hat, kann eine orale Therapie oder ein medizinischer Nagellack empfohlen werden.
Die Schuhe sollten immer mit antimykotischen Sprays oder Puder behandelt werden, da sie in der Regel eine Reinfektion verursachen. Wenn die Schuhe bereits einen üblen Geruch angenommen haben, sollten sie weggeworfen werden. Mit einer gründlichen Fußhygiene kann einer Reinfektion vorgebeugt werden:

- Waschen Sie die Füße mindestens einmal täglich sowie nach jeder sportlichen Betätigung. Dies bedeutet nicht nur, sie in der Badewanne einweichen zu lassen oder einfach nur unter der Dusche zu stehen. Die Füße müssen geseift und überschüssige Hornhaut vorsichtig mit dafür vorgesehenen Hilfsmitteln entfernt werden (z. B. mit Bimsstein, Peeling-Mitteln, Hornhauthobeln). Nach dem Waschen sollten die Füße und insbesondere die Zehenzwischenräume mit einem Handtuch oder auch einem Haartrockner gründlich abgetrocknet werden.
- Tragen Sie nur Baumwollstrümpfe. Diese sollten täglich gewechselt werden. Behandeln Sie die Füße regelmäßig mit einem antimykotischen Spray oder Deodorant. Der Bereich unter den Zehennägeln sollte regelmäßig mit einer Nagelfeile gereinigt werden. In diesem Bereich können sich in abgestorbenen Hautzellen Pilzsporen ansammeln.

Diese Maßnahmen dienen auch zur Reduzierung von Fußgeruch, der auf die Zersetzung abgestoßener Hautbestandteile und eine mikrobielle Infektion zurückgeht.

Sportverletzungen

16

Sportverletzungen kommen häufig vor. In einer Untersuchung wurde festgestellt, daß zwei von zehn Männern, die regelmäßig aktiv Sport treiben, sich kürzlich verletzt haben. Dabei handelte es sich in 60 Prozent der Fälle um neue Verletzungen, die übrigen waren alte Verletzungen, die erneut Probleme bereiteten. Ein Drittel der Verletzungen trat beim Fußball auf, ein Viertel ging auf Zusammenstöße mit Spielern der eigenen oder der gegnerischen Mannschaft zurück und ein Drittel geschah bei Fitneßaktivitäten wie Gewichtheben, Laufen und Aerobic. Bei der Hälfte der Verletzungen handelte es sich um Muskelzerrungen und Verstauchungen. Die Anzahl der Verletzungen ist relativ gleichmäßig auf die Arme, Knöchel, Knie und den Rücken verteilt. Unabhängig von der Sportart kann es durch Überbeanspruchung eines Muskels zu einer Schädigung der Stelle kommen, an der der Muskel am Knochen befestigt ist. Ein Teil des Ansatzpunktes kann mit einem Knochensplitter herausgerissen werden. Dies kommt besonders häufig bei Sportarten wie Diskus- und Speerwerfen vor.

Bei Männern kann wiederholtes Rumpfheben während des Trainings ein Leiden hervorrufen, das als Gilmor-Leiste bezeichnet wird. Zu den Symptomen gehört Schmerz an der Innenseite der Oberschenkel, hinter dem Hodensack oder in der Leistengegend, wo sich Oberschenkel und Unterbauch treffen. Beim Laufen, Kicken, Husten, Niesen und nach langer sportlicher Betätigung verschlimmert sich das Problem. Ursache hierfür ist eine Dehnung oder ein Riß der Sehnen und Bänder an der unteren Bauchwand. In einigen Fällen kommt es zu einer Leistenhernie (siehe Seite 226). Zur Behandlung ist eine Operation erforderlich.

Die meisten Verletzungen heilen von allein ab und können, wie unten beschrieben, mit Ruhe, Eispackungen, Kompressionsverbänden und Hochlagern des betreffenden Körperteils gelindert werden. Physiotherapeutische Maßnahmen gestatten eine schnellstmögliche Wiederaufnahme des Trainings. Während der erzwungenen Ruhestellung ist es wichtig, daß Herz und Kreislauf durch physiotherapeutische Übungen fitgehalten werden.

Vorbeugung

Einige Sportverletzungen können durch eine geeignete Vorbereitung und Vorsicht verhindert werden. Folgende Sicherheitsregeln sollten eingehalten werden:

- Sie sollten für die ausgewählte Aktivität fit genug sein.
- Nehmen Sie entsprechenden Unterricht, damit Sie die richtige Technik erlernen.
- Tragen Sie die empfohlenen Kleidungsstücke und Schuhe, und benutzen Sie die entsprechenden Schutzausrüstungen wie Knieschützer, Mundschutz, Augenschutz, Helm.
- Essen Sie zwei Stunden vor der sportlichen Betätigung nicht zu schwer.
- Trinken Sie sechs Stunden vor der sportlichen Betätigung keinen Alkohol.
- Vermeiden Sie Stimulanzien. Falls Ihnen Ihr Arzt Medikamente verschrieben hat, sollten Sie ihn fragen, ob Sie während der Einnahme sicher Sport treiben können.
- Beginnen Sie die Erwärmung mit einigen leichten Übungen, und steigern Sie sich stetig.
- Langsam beginnen.
- Hören Sie auf, wenn Ihnen schwindlig wird, Sie atemlos sind, kalter Schweiß ausbricht oder wenn Sie Schmerz verspüren.
- Vermeiden Sie abgelegene Orte, wo es gefährlich werden kann, auf sich allein gestellt zu sein.
- Wenn Sie im Dunkeln in der Nähe von Straßen trainieren, sollten Sie darauf achten, von weitem gut erkennbar zu sein.
- Lassen Sie das Training richtig ausklingen, indem Sie das Übungspensum nicht plötzlich, sondern langsam verringern. Dadurch kann die Milchsäure in den Muskeln abgebaut werden, so daß es nicht zu einem Muskelkater kommt.
- Überprüfen Sie, ob Ihr Tetanusimpfschutz noch aktuell ist, da Sie sonst bei Verletzungen im Freien an Tetanus erkranken können.

Vor jeder sportlichen Betätigung ist eine korrekte Erwärmung unabdingbar. Dies ist entscheidend, da die Erwärmung:

- die Muskelkoordination erhöht;
- den gesamten Körper, wie bereits der Name besagt, erwärmt – kalte Muskeln können sich leicht verkrampfen;
- die Herzfrequenz erhöht und die Durchblutung und Sauerstoffversorgung der Gewebe verbessert;

- die Geschmeidigkeit und Beweglichkeit der Gelenke steigert – und damit das Risiko für Verstauchungen und Zerrungen verringert;
- eine geistige Einstellung, Konzentration und Entspannung ermöglicht, durch die Sie Ihre Gesamtleistung verbessern können.

Augenverletzungen

Sportunfälle sind heute die Hauptursache für Augenverletzungen. 42 Prozent davon müssen stationär behandelt werden. Etwa die Hälfte dieser Verletzungen führt zu einer dauerhaften Sehbehinderung.
Beim Fußball, Squash, Hockey, Federball und Golf kommt es am häufigsten zu Augenverletzungen. Das Auge ist bei Sportarten, bei denen kleine Bälle oder Schläger, Fäuste und Ellbogenstöße gebraucht werden, besonders gefährdet. Derartige Augenverletzungen könnten in 90 Prozent der Fälle durch das Tragen von Kunststoffschutzbrillen – mit oder ohne optische Gläser – vermieden werden.

Weichteilverletzungen

Sportverletzungen treten am häufigsten an Muskeln, Sehnen und Bändern auf. Kommt es zum Zerreißen, tritt Blut in die umliegenden Gewebe aus, was zu Schwellung, Schmerz und Entzündung führt. Mit einer sofortigen Behandlung kann sichergestellt werden, daß die Verletzung rasch heilt, Steifheit vermindert und der Trainingsausfall begrenzt ist. Eine Behandlung kann sofort eingeleitet werden, wenn man sich an das englische Wort für Reis, R.I.C.E., erinnert:

Rest (Ruhe) – **I**ce (Eis) – **C**ompression (Kompressionsverband) – **E**levation (Hochlagern)

Ruhe. Nach einer Sportverletzung sollte für mindestens 24 Stunden Bettruhe eingehalten werden, um die Schädigung nicht noch zu verschlimmern.
Eis. Eispackungen helfen, die Schwellung an der verletzten Stelle zu reduzieren und den Schmerz zu lindern. Eis darf niemals direkt auf die Haut gelegt werden, da es sonst zu einer Unterkühlung und örtlichen Erfrierungen kommen kann. Zwischen dem Eis und der Haut sollte immer eine dünne Lage Kleidung oder Mull vorhanden sein. Das Eis jeweils nicht länger als 10 Minuten auflegen, dann einige Minuten warten und dann wieder 10 Minuten lang kühlen.

Kompressionsverband. Mit einer sofort nach der Verletzung angebrachten elastischen Binde kann die Schwellung ebenfalls reduziert werden. Diese sollte von jemandem mit entsprechender Ausbildung angelegt werden, da ein schlecht angelegter Druckverband, der entweder zu eng oder zu weit ist, mehr Schaden als Nutzen bringt. Zu den Symptomen, die bei einem zu engen Druckverband auftreten, gehören eingeschlafene Gliedmaßen, Schmerz, bläuliche Verfärbung oder Taubheit in den darunterliegenden Geweben (z. B. in den Fingern oder Zehen).
Hochlagern. Durch das Hochlagern des Verletzungsbereichs kann die Schwellung verringert werden, da die Blutzufuhr vermindert und die Blutableitung verstärkt wird. Wird ein Bein höher gelegt, sollten die Kissen oder Klötze unter die Ferse und nicht unter die Wade gelegt werden.
Größere Verletzungen bedürfen der medizinischen Untersuchung, Physiotherapie und Behandlung, zum Beispiel mit Kälte, Wärme oder Elektrostimulation, Ultraschall und Massage. Bei einem Sehnen- oder Bänderriß ist ein chirurgischer Eingriff mit anschließender Ruhigstellung durch einen Gipsverband erforderlich.

Rückenschmerzen

Über 70 Prozent der Männer leiden an Rückenschmerzen. Sie sind die häufigste Ursache für Arbeitsausfall. Rückenschmerzen scheinen immer häufiger aufzutreten. Experten führen dies auf die zunehmende Verbreitung von Aerobic und Sportübungen zurück, die in unvernünftiger Weise ausgeführt werden. Selbst wenn die Teilnehmer trainiert sind, können Kontaktsportarten, wie Motorsport, Alpinski und Bergsteigen, zu schweren Verletzungen wie Brüchen oder Wirbelluxationen (Verrenkungen) führen.
Beim Gewichtheben und bei Kontaktsportarten, wie Volleyball oder Handball, kommt es aufgrund der Überlastung oder infolge eines direkten Traumas oftmals zur Zerreißung der langen Rückenstreckmuskeln oder der Rückenmuskeln. Zu den Symptomen zählen Schmerz und Druckempfindlichkeit an der betroffenen Stelle; außerdem können Schwellungen und blaue Flecken auftreten. Bei Sportlern mit verhärteter Kniesehnenmuskulatur kann es zu Problemen in der Lendenregion kommen. Gleiches gilt bei unterschiedlich langen Beinen. Die starke Krümmung der Lendenregion bei Sportlern erhöht das Risiko eines Rückenwirbelprolapses (Vorfalls) und von Lendenbrüchen aufgrund der ständigen Stürze und Rempeleien an Brust und Rücken.

Ursachen für Rückenschmerzen:

- Muskelzerrungen, -krämpfe oder -risse,
- Bänderverstauchung,
- Schädigung der Wirbelgelenkfacetten (der Gleitflächen der kleinen Wirbelgelenke),
- Bandscheibenvorfall,
- Druck auf die Nervenwurzeln,
- Infektion,
- Arthritis,
- Entzündungskrankheiten der Wirbelsäule (z. B. Spondylarthritis ankylopoetica),
- Wirbelfraktur,
- Metastasen in der Wirbelsäule (z. B. aufgrund von Prostatakrebs),
- psychogene Gründe.

Neben den obengenannten Problemen vermag der Schmerz auch einen Spasmus (Krampf) der Paravertebralmuskulatur auszulösen. Dadurch verschlimmert er sich und kann zeitweise eine seitliche Verkrümmung der Wirbelsäule (Skoliose) hervorrufen.
Rückenschmerz aufgrund eines Sturzes oder Unfalls bedarf einer gründlichen Untersuchung, um die Möglichkeit eines Bandscheibenvorfalls oder einer Wirbelfraktur auszuschließen.
Durch den nach der sportlichen Betätigung auftretenden, schwer diagnostizierbaren Rückenschmerz kann die Bewegungsfähigkeit eingeschränkt sein. Nur bei jedem fünften Fall von Rückenschmerzen erfolgt eine genaue Diagnose. Die anderen werden als unspezifischer Rückenschmerz oder Muskel-Skelett-Schmerz bezeichnet; in 90 Prozent der Fälle kommt es ohne weitere Behandlung nur durch Schmerzmittel zu einer Besserung.
Jeder zehnte Mann mit Rückenschmerzen leidet an Ischias (Schmerz in den Hüften und in einem Bein bis hinunter zum Fuß) infolge der Einklemmung des Ischiasnervs durch einen Bandscheibenvorfall an der Stelle, wo er die Wirbelsäule verläßt. Durch den Druck auf den Nerv kann es ebenfalls zu einem eingeschlafenen Gefühl, Taubheit und Muskelschwäche kommen. Bei folgenden Symptomen ist eine sofortige Untersuchung erforderlich:

- starker Schmerz bis zur Bewegungsunfähigkeit,
- stechender Schmerz im Bein,
- eingeschränkte oder fehlende Kontrolle über die Blasenfunktion,

- eingeschränkte oder fehlende Kontrolle über die Darmtätigkeit,
- Taubheit oder eingeschlafenes Gefühl am Wirbelsäulenansatz und zwischen den Beinen (Sattelbereich),
- Schwäche oder Taubheit in einem oder beiden Beinen.

Tritt eines dieser Symptome auf, sollte sofort der Arzt aufgesucht werden.

Behandlung von Rückenschmerz

Die beste Behandlung eines unspezifischen Rückenschmerzes besteht in der Verabreichung von Analgetika (Schmerzmitteln) und möglichst frühzeitiger Bewegungstherapie. Die Bettruhe sollte auf ein bis drei Tage beschränkt und auch nur verordnet werden, wenn sie unbedingt erforderlich ist. Bei persistierendem Schmerz kann mit einer Manipulativtherapie durch einen Physiotherapeuten, Chiropraktiker oder Osteopathen die Genesung beschleunigt werden.

Vorbeugung von Rückenschmerzen

Vielfach können Rückenschmerzen mit folgenden vorbeugenden Maßnahmen verhindert werden:

- regelmäßiger Sport zur Erhaltung der Fitneß und eines guten Muskeltonus;
- Rauchen aufgeben – der Zusammenhang ist zwar nicht gesichert, aber es scheint, daß Rauchen die Blutversorgung der Vertebralmuskulatur und Bandscheiben einschränkt;
- beim Heben schwerer Gegenstände in die Knie gehen und mit geradem Rücken anheben;
- beim Gehen eine gute Haltung mit gerader Wirbelsäule einnehmen – nicht die Schultern hängen lassen;
- auf einem Stuhl stets ordentlich sitzen, das Gesäß möglichst weit nach hinten schieben und die Wirbelsäule senkrecht halten (Armlehnen entlasten den Schultergürtel und die Lendenregion);
- auf einer festen Matratze mit nur einem Kissen schlafen.

Dopingmittel

Ein Kapitel zu Sportverletzungen wäre unvollständig ohne ein Wort zu den Gefahren anabolischer Steroide. Diese meist synthetischen Medikamente werden zur Muskelvergrößerung und zur Steigerung der Kraft und Ausdauer eingenommen.

Anabolische Steroide sind nichts weiter als männliche Geschlechtshormone, die eine unterschiedliche maskulinisierende und anabolische (aufbauende) Wirkung besitzen. Sie können kurzfristig die Leistungsfähigkeit und den Geschlechtstrieb steigern, dieser Effekt schlägt aber bei langfristiger Anwendung in das Gegenteil um. Aufgrund der irreversiblen Schädigung von Herz und Leber kann sich auch die Lebenserwartung stark verringern.

Zu den häufig angewandten Steroiden zählen: Oxymetholon, Oxandrolon, Nandrolon, Androstanolon, Methandrostenolon, Trenbolon, Methenolon, Stanozolol und verschiedene Testosteronprodukte. Viele davon sind eigentlich für die Verwendung in der Veterinärmedizin vorgesehen. Einige Sportler verwenden eine »Mischung«, d. h. sie nehmen verschiedene Steroide gleichzeitig ein. Die daraus erwachsenden Langzeitauswirkungen sind erschreckend. Steroide verursachen:

- Muskelkrämpfe;
- Schwächung der Sehnen, was zur Zerreißung führt;
- raschen Haarausfall;
- Akne;
- verstärkte Brustentwicklung beim Mann (Gynäkomastie);
- Schrumpfen der Hoden;
- einen Abfall der Spermienzahl um mindestens 25 Prozent;
- verringerte Libido;
- Impotenz;
- Prostatitis;
- benigne Prostatavergrößerung;
- Prostatakrebs;
- unerwünschte Veränderung der Blutfettwerte und des Cholesterinspiegels;
- verstärkte Zähflüssigkeit des Blutes;
- erhöhte Herzfrequenz und Palpitationen;
- Flüssigkeitsretention;
- Bluthochdruck;
- abnormale Vergrößerung und Schwächung des Herzmuskels;
- Herzversagen;

- Herzinfarkt;
- Schlaganfall;
- Leberentzündung und Gelbsucht;
- Leberkrebs;
- ständiges Angstgefühl;
- aggressives Verhalten (bekannt als »Steroidwut«)

und eventuell:

- Schizophrenie und manische Depression;
- verminderten Immunstatus.

Das ist die Sache niemals wert! Egal, um was es für Siege auch gehen mag.

Ernährung und Lebensweise

III

Einfluß der Lebensweise

17

Fettleibigkeit

In den letzten 15 Jahren nahm die Zahl der übergewichtigen Männer um 15 Prozent zu. Damit sind heute 45 Prozent der Männer übergewichtig, und 8 Prozent gelten als klinisch adipös (fettleibig). Ein Mann wiegt durchschnittlich 78 kg, das sind vier Kilogramm mehr als noch 1980.

Fertiggerichte und minderwertige Speisen sind zwei der Ursachen. Hinzu kommt, daß jeder 50. Mann unglaubliche 28 Prozent seiner täglichen Energieaufnahme in Form von Alkohol zu sich nimmt!

Weniger als die Hälfte der Männer über 24 Jahren treibt regelmäßig körperlich fordernden Sport (z. B. Squash, Joggen); nur 20 Prozent der Männer in den mittleren Jahren machen leichten bis mäßigen Sport (z. B. Golf, Radfahren, flotte Spaziergänge) und insgesamt 60 Prozent der männlichen Erwachsenen sind überhaupt nicht sportlich aktiv.

Jüngste Forschungen belegen, daß Übergewicht in der Jugend einen genauso großen Einfluß auf die langfristige Gesunderhaltung wie Übergewicht im späteren Leben hat. Bei Männern, die als Teenager übergewichtig waren, kommt es bis zum Alter von 55 Jahren, unabhängig von ihrem Gewicht im Erwachsenenalter, doppelt so häufig zu einer tödlichen koronaren Herzkrankheit. Es ist also entscheidend, das Körpergewicht im gesunden Bereich zu halten. Dieser kann am besten mit dem Körpermassenindex (Body Mass Index, BMI) ermittelt werden. Teilen Sie dazu Ihr Gewicht (in Kilogramm) durch Ihre Körpergröße (in Meter) zum Quadrat:

BMI = Gewicht (kg) : Größe (m)²

Die sich hieraus ergebende Zahl läßt sich mit folgender Tabelle auswerten:

BMI	Gewicht	Häufigkeit bei Männern
< 20	Untergewicht	
20 – 25	Normalgewicht	
25 – 30	Übergewicht	37 %
30 – 40	Fettleibigkeit	8 %
> 40	Krankhaft fettleibig	0,1 %

Diese Form der Berechnung führt mitunter zu Fehlinterpretationen. So weisen zum Beispiel Bodybuilder mit einer übermäßigen Muskelmasse einen BMI von 30 auf, ohne daß sie tatsächlich fettleibig sind.

Bei Männern ist ein BMI von 20 bis 25 wünschenswert, da dabei kein erhöhtes Risiko für einen vorzeitigen Tod besteht. Liegt Ihr BMI nahe 30 kg/m^2 oder darüber, sollten Sie ernsthaft in Erwägung ziehen, Ihr Gewicht zu reduzieren. Das Risiko, vorzeitig zu sterben, verdoppelt sich, wenn der BMI von 30 auf 40 kg/m^2 steigt.

Die folgende Tabelle zeigt den Gewichtsbereich für Männer verschiedener Größe, die einem BMI von 20 bis 25 entsprechen. Daran können Sie ablesen, ob sich Ihr Gewicht im Normalbereich befindet.

Zu Übergewicht kommt es, wenn die Energieaufnahme den Energieverbrauch über einen längeren Zeitraum überschreitet, oder anders ausgedrückt, man wird dick, wenn man jahrelang mehr ißt, als eigentlich notwendig wäre. Wie vie-

Größe (Meter)	Idealgewicht für Männer (BMI 20 – 25) (Kilogramm)
1,68	56 – 70
1,70	58 – 72
1,73	60 – 75
1,75	61 – 76
1,78	63 – 79
1,80	65 – 81
1,83	67 – 83
1,85	69 – 85
1,88	71 – 88
1,90	72 – 90
1,93	75 – 93

le Kalorien am Tag benötigt werden, ist von verschiedenen Faktoren ahhängig. Dazu gehören das Aktivitätsniveau und die Stoffwechselrate.
Ab dem 27. Lebensjahr sinkt die Stoffwechselrate in den darauffolgenden 20 Jahren um insgesamt 12 Prozent.
Um die auch bei gleicher Kalorienzufuhr auftretende Gewichtszunahme beim Älterwerden zu vermeiden, müssen Sie entweder weniger essen oder mehr Sport treiben. Tatsächlich neigen die Menschen dazu, mit zunehmendem Alter mehr zu essen und weniger Sport zu treiben, wodurch es zur gefürchteten Gewichtszunahme im mittleren Lebensalter kommt.

Kalorienbedarf

Der tägliche Kalorienbedarf ist vom Alter, dem aktuellen Gewicht und dem allgemeinen Aktivitätsniveau abhängig. Wenn Sie feststellen möchten, wie viele Kalorien Sie täglich brauchen, um Ihr Gewicht halten zu können, überprüfen Sie zunächst, welches Aktivitätsniveau auf Sie zutrifft:

Aktivitätsniveau 1: Die meiste Zeit des Tages wird am Schreibtisch mit Lesen, Fernsehen, Schreiben, Radiohören verbracht; kein Sport.
Aktivitätsniveau 2: Die meiste Zeit des Tages wird mit Autofahren, Spielen eines Musikinstruments, allgemeiner Büroarbeit, Hausarbeit, leichter Labortätigkeit verbracht; gelegentlich kurze Spaziergänge.
Aktivitätsniveau 3: Facharbeiter und Techniker, Verwaltungs- und Führungskräfte, Verkaufsrepräsentanten, Schalterangestellte, Lehrer, Dozenten; leichte Gartenarbeit; einmal wöchentlich Sport.
Aktivitätsniveau 4: Verkäufer, Angestellte von Dienstleistungsunternehmen, Studenten, Transportarbeiter, Schuhmacher, Elektriker, Maschinisten, Maler und Dekorateure, Dachdecker, Fensterputzer, Teppichleger, Tischler, Automechaniker; Radfahren; zweimal wöchentlich Sport.
Aktivitätsniveau 5: Maschinenbediener, Arbeiter, Landwirte, Forstarbeiter, Fischer, Gärtner, Maurer, Bauarbeiter; Graben, Schaufeln, Bäumefällen, Skifahren; dreimal wöchentlich Sport.

Nun suchen Sie sich aus der nachstehenden Tabelle Ihre Altersgruppe und das auf Sie zutreffende Gewicht aus. Gehen Sie auf dieser Zeile nach rechts, bis Sie in die Spalte mit Ihrem Aktivitätsniveau kommen. Die dort angegebene Zahl entspricht ungefähr der Kalorienmenge, die Sie aufgrund Ihres Alters, Gewichts und Ihrer Tätigkeit zu sich nehmen dürfen.

Ungefährer Energiebedarf männlicher Erwachsener (kcal/Tag)					
	Niveau der körperlichen Betätigung				
	1	2	3	4	5
19 – 29 Jahre					
60 kg	2 200	2 390	2 720	3 200	3 510
65 kg	2 340	2 510	2 840	3 340	3 675
70 kg	2 435	2 625	2 985	3 485	3 845
75 kg	2 555	2 745	3 100	3 630	4 010
80 kg	2 650	2 840	3 225	3 795	4 180
30 – 59 Jahre					
65 kg	2 270	2 435	2 745	3 225	3 560
70 kg	2 340	2 510	2 840	3 345	3 680
75 kg	2 435	2 600	2 960	3 460	3 820
80 kg	2 510	2 700	3 055	3 580	3 940
85 kg	2 580	2 770	3 150	3 700	4 060

Diese Angaben zum Kalorienbedarf stellen nur ungefähre Richtwerte dar. Vermutlich hat die Hälfte der Männer, die in die betreffende Kategorie fällt, einen höheren und die andere Hälfte einen niedrigeren Bedarf.

Apfel oder Birne

Messen Sie nun mit einem Maßband Ihre Taillenweite und Ihren Hüftumfang, und dividieren Sie die Taillenweite durch den Hüftumfang:

Taillenweite : Hüftumfang = Quotient

Ist der Quotient aus Taillenweite und Hüftumfang größer als 0,95, besitzt der Körper eine »Apfelform«. Liegt er darunter, wird der Körper als »birnenförmig« bezeichnet.

Der Taillen-Hüft-Quotient ist ein wichtiges Kriterium. Männer mit einer Anreicherung von Fettgewebe am Bauch (Apfel) besitzen offenbar eine stärkere Prädisposition für die Entstehung von koronarer Herzkrankheit, Schlaganfall, Bluthochdruck, Arteriosklerose, hohem Cholesterinspiegel, Gallensteinen und Diabetes als Männer mit einer eher peripheren, birnenförmigen Fettverteilung. Die Ursache hierfür ist noch nicht vollständig geklärt, es wird aber ange-

nommen, daß sie mit verschiedenen, ererbten Stoffwechselmustern zusammenhängt, bei denen Nahrungsfette auf unterschiedliche Weise verarbeitet werden. Bei einem BMI von über 30 und einem apfelförmigen Körperbau besteht ein signifikant erhöhtes Risiko für koronare Herzkrankheit, insbesondere, wenn sie bereits familiär auftrat.
Glücklicherweise scheinen Menschen mit apfelförmigem Körperbau leichter abzunehmen als diejenigen mit birnenförmigem Körperbau, da das Stammfett einfacher als das in den subkutanen Geweben (unter der Haut) eingelagerte Fett mobilisiert und abgebaut wird.
Durch sportliche Betätigung können Sie ebenfalls Ihre Körperform verändern. Forschungen ergaben, daß der Taillen-Hüft-Quotient auch noch im Alter durch ein Ausdauerprogramm positiv beeinflußt werden kann. In einer Untersuchung wurden 93 gesunde Probanden (im Alter von 60 bis 70 Jahren) mit einer entsprechenden Kontrollgruppe verglichen. Dazu wurden Nichtraucher, die in den letzten beiden Jahren kein Aerobic betrieben hatten und auch nicht unter Medikation standen (mit Ausnahme von Aspirin) ausgewählt. Über einen Zeitraum von einem Jahr nahmen sie an drei Tagen in der Woche an einem 45minütigen, ärztlich kontrollierten Jogging-Programm teil oder absolvierten ein Lauf- oder Fahrradergometer-Training. Dabei sollte eine Pulsfrequenz erzielt werden, die 75 Prozent des Maximalwertes entsprach.
Nach Abschluß des Übungsprogamms wurde festgestellt, daß die Hautfaltendicke und der Körperumfang am meisten an der Taille abgenommen hatte. Dies läßt darauf schließen, daß mit regelmäßigem Ausdauersport das Risiko für Erkrankungen, die sich aus einer apfelförmigen Körperform ergeben, wesentlich verringert und der Körperbau in die gesündere Birnenform umgewandelt werden kann.

Warum Übergewicht für Sie von Nachteil ist

Übergewicht und Fettleibigkeit stehen mit einer Reihe von ernährungsbedingten Erkrankungen des Mannes in Zusammenhang. Dazu zählen:

Kreislaufstörungen

- Angina pectoris,
- Arteriosklerose (Verhärtung der Arterien),
- zerebrovaskuläre Ereignisse (Schlaganfall),
- Hypertonie (Bluthochdruck),
- Myokardinfarkt (Herzinfarkt),

- periphere Gefäßkrankheit (schlechte Durchblutung),
- Krampfadern.

Stoffwechselstörungen
- Diabetes (Zuckerkrankheit),
- Hyperlipidämie (hohe Blutcholesterin- und -fettwerte),
- Gicht,
- Hämorrhoiden.

Erkrankungen des Magen-Darm-Trakts
- gastroösophagealer Reflux und Pyrosis (saures Aufstoßen, Sodbrennen),
- Cholelithiasis (Gallensteine),
- Entwicklung von Divertikeln (Ausbuchtung an Organen),
- entzündliche Darmerkrankung,
- Reizkolon (Reizdickdarm).

Erkrankungen der Atemwege
- Kurzatmigkeit,
- Hypoventilation (verminderte Atmung),
- Schlafapnoe (Schnarchen; Sauerstoffmangel in der Nacht).

Muskel-Skelett-Probleme
- Rückenschmerzen,
- Osteoarthritis (Knochenentzündung),
- Gelenkschmerzen.

Störungen des Immunsystems
- Autoimmunkrankheiten,
- Ekzeme,
- gehäufte Infektionen.

Krebs
- Blase,
- Prostata,
- Magen,
- Bauchspeicheldrüse,
- Dickdarm,
- Mastdarm.

Fertilitätsstörungen
- verringerte Spermienzahl,
- beeinträchtigte Libido,
- Subfertilität.

Wenn Sie übergewichtig sind, sollten Sie bereits jetzt etwas tun und nicht abwarten, bis Sie einen schlimmen Rücken haben oder einen Herzinfarkt bekommen! Handeln Sie sofort.

Der sichere Weg zur Gewichtsreduzierung

Der einzige Weg, Gewicht zu verlieren, besteht darin, weniger Kalorien aufzunehmen, als verbraucht werden. Dies sollte am besten langsam – mit einer Gewichtsreduzierung von 0,5 bis 1 Kilogramm pro Woche – erfolgen. Wenn Sie schneller abnehmen, kommt es zu den beiden folgenden unerwünschten Nebenwirkungen:

1. Sie verlieren einen höheren Anteil an schlanker Gewebsmasse (Muskelgewebe);
2. Ihr Stoffwechsel geht auf »Alarmstufe Rot« und sinkt um 30 Prozent.

Wenn Sie dann wieder beginnen, mehr zu essen, regenerieren sich lediglich Ihre Fettdepots – nicht aber Ihre Muskulatur. Dies kann dazu führen, daß Sie nach der Diät sogar noch mehr als vorher wiegen, der Muskelanteil sich aber verringert hat.
Am besten können Sie Ihr Gewicht dauerhaft reduzieren, wenn Sie Ihre Ernährung so umstellen, daß Sie gesünder essen, ohne das Gefühl zu haben, »auf Diät« zu sein. Gleichzeitig sollten Sie mehr Sport treiben.

Sich gesünder ernähren

Versuchen Sie, 500 bis 800 Kalorien (kcal) pro Tag weniger zu essen, als Sie gemäß Ihrer Energiebilanz benötigen. Der Körper zieht dann auf der Suche nach zusätzlichen Energievorräten die Fettdepots heran und baut diese ab, so daß Sie langsam abnehmen.

Gewohnheiten ändern

Wechseln Sie zu teilentrahmter Milch, kalorienarmen Joghurts und Salatdressings, fettreduzierten Käsesorten und Brotaufstrichen sowie anderen Speisen aus einfach ungesättigten Fettsäuren bzw. zur Diät- oder fettarmen Version des entsprechenden Lebensmittels.
Im Idealfall sollte mindestens die Hälfte der täglichen Kalorienzufuhr aus nichtraffinierten, komplexen Kohlehydraten wie Vollkornbrot, Vollkornnudeln, unpoliertem Reis und gebackenen Kartoffeln bestehen – die dann jedoch nicht in eine kalorienreiche Sauce getunkt werden sollten.
Kohlehydrate wirken direkt im Gehirn: Nach der Aufnahme von Kohlehydraten tritt das Sättigungsgefühl rascher ein. Darüber hinaus steigt die Stoffwechselrate, so daß sich die Körpertemperatur erhöht – wodurch wiederum mehr Fett verbrannt wird.
Zur gesunden Ernährung gehört auch eine reduzierte Zufuhr an gesättigten (tierischen) Fettsäuren. Essen Sie anstelle von Rind- oder Schweinefleisch mageres Geflügel ohne Haut, mehr Fisch und vegetarische Gerichte. Die Speisen sollten nicht fritiert oder gebraten, sondern eher gegrillt bzw. gedünstet werden.
Lassen Sie sich nicht dazu verleiten, Mahlzeiten auszulassen – essen Sie immer Ihr Frühstück, zu Mittag und zu Abend, da Essen die Stoffwechselrate erhöht und auf einem optimalen Niveau hält. Gegen Snacks zwischen den Mahlzeiten ist nichts einzuwenden, wenn es sich dabei um kalorienarmen Joghurt, frisches Obst oder ungesüßte Vollkornkekse handelt und Sie dafür den Umfang der Hauptmahlzeiten entsprechend einschränken.
Im folgenden finden Sie einige Richtlinien für die gesunde Ernährung. Als Faustregel gilt:

- Lebensmittel unter **ROT** vermeiden,
- Lebensmittel unter **GELB** nur in Maßen zu sich nehmen,
- Lebensmittel unter **GRÜN** können Sie in beliebigen Mengen essen.

Bewegung

Bei höheren Aktivitätsniveaus werden mehr Kalorien verbrannt. Daher sollte der Gewichtsverlust stets durch eine Kombination aus gesunder, fettarmer Ernährung und mehr Bewegung erreicht werden.
Freizeitsport – flottes Spazierengehen, Radfahren, Schwimmen, Ballspiele oder Gymnastik – ist besonders wichtig, wenn Sie den ganzen Tag sitzen oder viel stehen.

ROT	GELB	GRÜN
Zucker	Honig	Grüne Bohnen
Zucker- und kohlensäurehaltige Erfrischungsgetränke	Käse	Kopfsalat
Süßigkeiten	Avocado	Tomaten
Schokolade	Rind-/Schweinefleisch	Gurken
Kuchen	Ungesüßte Zerealien*	Möhren
Biskuits	Teilentrahmte Milch	Zwiebeln
Rührkuchen, Torte	Diätmayonnaise	Paprika
Donuts	Ungesüßte Fruchtsäfte	Linsen
Gesüßte Zerealien	Trockenfrüchte	Samen
Konfitüre, Sirup	Vollkornbrot*	Rettich
Marmelade	Vollkornnudeln*	Zuckermais
Alkohol	Kartoffeln*	Rote Bete
Fettiges Fleisch	Unpolierter Reis*	Blumenkohl
Vollmilch	Eier (2 Stück pro Woche)	Pilze
Crisps	Ungesalzene Nüsse	Erbsen
Gesalzene Nüsse	Gebackene Bohnen	Kohl
Erdnußbutter	Bananen	Gemüse
Mayonnaise		Frisches Obst
Ölhaltige Salatdressings		Weißes Fleisch
Salatcreme		Fisch
Butter		Garnelen
Sahne		Hüttenkäse
Saure Sahne		Fettarme Milch
Eis		Fettarmer Joghurt
Eiercreme		Frische Kräuter
Pudding jeglicher Art		
Fritierte Speisen		
Schinken		
Fettige Wurst		
Salami		
Pasteten		
Feingebäck		
Cremesuppen		
Saucen		
Chips		

* Diese Lebensmittel sollten mindestens die Hälfte der täglichen Kalorienzufuhr ausmachen

Bewegungsmangel begünstigt einen trägen Stoffwechsel, Gewichtszunahme, Bluthochdruck und einen hohen Cholesterinspiegel und hemmt darüber hinaus den Glukoseabbau.
Im Gegensatz dazu hat eine regelmäßige körperliche Betätigung einen positiven Effekt auf Ihre Gesundheit. Der Appetit wird gezügelt, die Stoffwechselrate gesteigert, Sie fühlen sich energiegeladen. Hinzu kommen:

- eine höhere Kraft, Ausdauer und Beweglichkeit;
- ein geringerer Cholesterinspiegel;
- eine Senkung des Bluthochdrucks;
- eine verbesserte Herzleistung;
- eine Stärkung der Knochen;
- das Nachlassen von Depressionen.

Regelmäßige sportliche Betätigung kann das Schlaganfallrisiko bei Männern im mittleren Alter senken. Eine Studie an fast 8000 Männern im Alter von 40 bis 59 Jahren ergab, daß in der Gruppe der inaktiven Männer (die überhaupt keine Bewegung hatten) pro Jahr 3,1 auf 1000 Männer einen Schlaganfall erlitten. In der Gruppe, die gelegentlich leichte Bewegung wie Gartenarbeit hatte, waren es pro Jahr 2,3 Schlaganfälle auf 1000 Männer. Bei Männern, die leichte Bewegung mit regelmäßigen Spaziergängen kombinierten, betrug die Zahl nur 1,7 auf 1000; bei moderater Bewegung, wie Radfahren mit häufigen Pausen, lag die Rate bei 1,4 Schlaganfällen auf 1000, und bei denjenigen, die regelmäßig einmal pro Woche Sport trieben, war das Risiko sogar noch niedriger und betrug nur 1 auf 1000 Männer pro Jahr. Bei Männern, die dreimal wöchentlich intensiv trainierten, lag das Schlaganfallrisiko sogar nur bei 0,5 pro 1000 Männer und Jahr.
Andere Studien zeigen, daß bei Männern, die regelmäßig hart trainieren, die Wahrscheinlichkeit, an koronarer Herzkrankheit zu erkranken, nur halb so groß ist wie bei Männern, die das nicht tun.

Kraft, Ausdauer und Beweglichkeit

Verschiedene Sportarten tragen in unterschiedlicher Weise zur Erhöhung von Kraft, Ausdauer und Beweglichkeit bei.
Um fit zu werden, sollten Sie langsam beginnen und regelmäßig mindestens dreimal wöchentlich 20 Minuten lang Sport treiben. Erst wenn Sie ein gewisses Niveau erreicht haben, sollten Sie sich steigern.
Sportarten ohne Gewichte wie Radfahren oder Schwimmen sind ausgezeichnet für all jene geeignet, die Probleme mit den Gelenken, z. B. leichte Arthritis, haben. Wenn Sie aber in den letzten sechs Monaten nicht viel Bewegung hatten,

Auswirkungen verschiedener Sportarten auf die Gesundheit

Sportart	Ausdauer	Beweglichkeit	Kraft
Aerobic	xxx	xxx	xx
Leichtathletik	xxx	xx	xxx
Federball	xx	xxx	xx
Kreistraining	xxx	xxx	xxx
Cricket	x	xx	x
Radfahren	xxxx	xx	xxx
Fußball	xxx	xxx	xxx
Golf	x	xx	x
Joggen	xxxx	xx	xx
Karate/Judo	x	xx	x
Baseball	xx	x	xx
Rudern	xxx	x	xx
Skifahren (Abfahrtslauf)	xx	xx	xx
Segeln	xxx	xx	xx
Squash	xxx	xxx	xx
Schwimmen (zügig)	xxxx	xxxx	xxxx
Tennis	xx	xxx	xx
Spaziergänge	xx	x	x
flotte Spaziergänge/Bergwandern	xxx	x	xx
Gewichtheben	x	xx	xxxx
Yoga	x	xxx	x

x = geringe Wirkung xx = gute Wirkung xxx = sehr gute Wirkung xxxx = ausgezeichnete Wirkung

sollten Sie langsam, vielleicht mit flotten Spaziergängen oder Schwimmen bzw. Radfahren auf ebenem Gelände beginnen. Mit einem Laufprogramm oder Squash sollten Sie erst anfangen, wenn Sie bereits relativ fit sind.

Squash ist mit einem hohen Risiko für plötzlichen Herztod auf dem Court eine der gefährlichsten Sportarten für Männer über 40 Jahren. Manche Herzspezialisten sind der Meinung, daß Männer jenseits des 40. Lebensjahres überhaupt kein Squash spielen sollten. Dies gilt erst recht für Männer, die übergewichtig oder nicht fit sind, da sie doppelt gefährdet sind.

Mit einer neuen Sportart sollte man immer verhalten beginnen und sich erst nach und nach steigern. Als Orientierung dient die Pulsfrequenz. Vergessen Sie nicht, sich vorher zu erwärmen und am Ende die Übungen langsam ausklingen zu lassen.

(**Anmerkung:** Wenn Sie an Erkrankungen [insbesondere des Herzens] leiden oder Medikamente einnehmen, sollten Sie vor Aufnahme des Trainings Ihren Arzt konsultieren.)

Messung der Pulsfrequenz

Durch Messen Ihrer Pulsfrequenz während der sportlichen Betätigung können Sie sicherstellen, daß Sie sich nicht überanstrengen und dennoch soviel Fett wie möglich abbauen und in bestmögliche Form kommen. Der Puls läßt sich am einfachsten an folgenden Stellen fühlen:

- an der Handgelenkinnenseite am Übergang zum Daumenballen (Radialispuls);
- am seitlichen Hals unterhalb des Kiefers (Karotispuls).

Suchen Sie Ihren Puls, und zählen Sie die Pulsschläge nach 15 Minuten ruhigem Sitzen. Das Herz schlägt bei einem durchschnittlich trainierten Mann etwa 70mal pro Minute.

Ruhepulsfrequenz (Schläge pro Minute)	**Fitneßgrad**
50 – 59	Ausgezeichnet (trainierte Sportler)
60 – 69	Gut
70 – 79	Annehmbar
80 oder mehr	Schlecht

Berechnen Sie nun Ihre maximale Pulsfrequenz anhand folgender Formel:

220 – Ihr Alter (siehe nachstehende Tabelle)

Bei der sportlichen Betätigung sollte sich Ihre Herzfrequenz auf etwa 60 bis 80 Prozent des geschätzten Maximums erhöhen (siehe Tabelle S. 275). Damit wird sichergestellt, daß Sie mit dem Trainingsprogramm Ihre Fitneß verbessern können, ohne das Herz zu stark zu belasten. Am Ende eines zwanzigminütigen Trainings sollten Sie sich eher gestärkt als erschöpft fühlen. Während des Trainings empfiehlt es sich, den Puls für 10 Sekunden zu messen. Die Tabelle enthält daher auch den 10-Sekunden-Puls entsprechend Ihrer Zielpulsfrequenz pro Minute:

Während des Trainings zu erzielende Pulsfrequenz				
Alter	**Geschätzte max. Pulsfrequenz**	**60 % der max. Pulsfrequenz**	**80 % der max. Pulsfrequenz**	**10-Sekunden-Pulsfrequenz**
20	200	120	160	20 - 27
25	195	117	156	20 - 26
30	190	114	152	19 - 25
35	185	111	148	19 - 25
40	180	108	144	18 - 24
45	175	105	140	18 - 23
50	170	102	136	17 - 23
55	165	99	132	17 - 22
60	160	96	128	16 - 21
65	155	93	124	16 - 21
70	150	90	120	15 - 20

Wenn Sie untrainiert sind, sollten Sie darauf achten, daß Ihr Puls am Anfang am unteren Ende des Bereichs der 10-Sekunden-Pulsfrequenz bleibt; steigern Sie sich erst im Verlaufe mehrerer Wochen auf eine höhere Pulsfrequenz. Ist Ihre Pulsfrequenz zu hoch, sollten Sie die Übungen unterbrechen und ruhig umhergehen, bis sich Ihr Puls wieder etwas beruhigt. Nehmen Sie dann das Training wieder auf, aber gehen Sie es etwas ruhiger an.
Während des Trainings sollten Sie etwa alle zehn Minuten den Puls nehmen. Messen Sie den Puls darüber hinaus im direkten Anschluß an das Training. Versuchen Sie auch, den Puls eine Minute nach Trainingsende zu bestimmen. Je rascher die Pulsfrequenz fällt, desto besser sind Sie in Form. Nach zehn Minuten Ruhe sollte die Herzfrequenz auf etwa 100 Schläge pro Minute zurückgegangen sein. Wenn Sie sehr fit sind, fällt Ihr Puls sogar auf 70 Schläge pro Minute.

Alkohol

Alkohol ist eine Droge, die mit Vorsicht zu genießen ist. Während geringe Mengen das Risiko für einen Herzinfarkt senken, kann ein übermäßiger Alkoholkonsum zu Bluthochdruck, niedrigem Testosteronspiegel, verminderter Libido, Impotenz (»Brauer-Impotenz«) und einer reduzierten Spermienzahl führen. Wichtiger ist indes die Tatsache, daß das Alkoholabbauprodukt Acetaldehyd als

Zellgift wirkt und zu Schädigungen der Leber-, Hirn- und Herzmuskelzellen führen kann.
Am einfachsten läßt sich der Alkoholkonsum anhand der Anzahl der Alkoholeinheiten pro Woche ermitteln:

1 Alkoholeinheit	=	100 ml (ein Glas) Wein
	=	50 ml (ein Likörglas) Sherry
	=	25 ml (ein einfacher) Schnaps
	=	300 ml (ein kleines) Bier

Als gerade noch zulässiges Maximum für Männer gelten derzeit 21 Einheiten. Die meisten Männer überbewerten die Stärke von Spirituosen und unterschätzen die von Bier. Wenn man zum Beispiel zwei große Glas Bier trinkt, konsumiert man **vier** Einheiten. Nimmt man hingegen zwei Glas Wein und einen doppelten Wodka zu sich, konsumiert man ebenfalls **vier** Einheiten.
Rotwein ist – in Maßen genossen – von allen alkoholischen Getränken der Gesundheit am zuträglichsten. Bemerkenswert ist, daß die amerikanische Gesundheitsbehörde Food and Drug Administration (FDA) Winzern sogar gestattet, Rotwein mit der Aufschrift »Gut für Ihre Gesundheit« zu kennzeichnen. In mehr als 20 Untersuchungen aus aller Welt wird belegt, daß mäßiger Alkoholkonsum (zwei bis vier Einheiten pro Tag) das Risiko für koronare Herzkrankheit um 40 Prozent senken kann. Rotwein, der regelmäßig mit den Mahlzeiten getrunken wird, ist besonders wohltuend.
Der Alkoholgehalt von Rotwein kann aber nicht die einzige Erklärung für diese kardioprotektive Wirkung sein. Rotwein, alkoholfreier Rotwein und roter Grapefruitsaft enthalten eine Reihe außergewöhnlicher Antioxidanzien, von denen angenommen wird, daß sie die Oxidation von Cholesterin im Blut hemmen und so der Verengung der Arterien vorbeugen. Darüber hinaus erhöhen sie die Fließfähigkeit des Blutes und reduzieren dadurch das Thromboserisiko (Blutgerinnselbildung).
In einer Studie, in die 129 000 Personen einbezogen waren, wurde im Falle des Ablebens von Teilnehmern die Todesursache unter dem Aspekt ihrer jeweiligen Vorliebe für Alkohol – Wein, Spirituosen oder Bier – untersucht. Nachdem der individuelle Tageskonsum ermittelt worden war, zeichnete sich bei Weintrinkern ab, daß sie im Vergleich zu Schnapstrinkern in weitaus geringerem Maße gefährdet sind, an kardiovaskulären Erkrankungen zu sterben. (Bei Männern war es um 30 Prozent und bei Frauen um 40 Prozent niedriger). Daraus kann

geschlossen werden, daß dies vermutlich nicht auf den Alkohol, sondern auf andere Bestandteile im Wein zurückzuführen ist.
Es wird angenommen, daß zu den Mahlzeiten genossener Rotwein die schädlichen Auswirkungen der mit der Nahrung aufgenommenen gesättigten Fettsäuren reduziert und auch dafür sorgt, daß die Nahrung langsamer absorbiert wird. Die Schutzwirkung des Alkohols und der Antioxidanzien, durch die die Fließfähigkeit des Blutes verbessert wird, erstreckt sich damit auf den Zeitraum, in dem die gesättigten Fettsäuren – die das Blut bekanntlich dicker machen – absorbiert werden.
Trotz dieser beruhigenden Erkenntnisse darf nicht die Tatsache außer acht gelassen werden, daß in den westlichen Industrieländern immerhin mehr als ein Viertel aller Krankenhauseinweisungen auf das Konto von Alkohol geht. Langfristiger Alkoholkonsum kann zu Leberschäden führen. Diese manifestieren sich insbesondere in Form folgender Erkrankungen:

1. Fettleber,
2. alkoholinduzierte Hepatitis,
3. Leberfibrose und-zirrhose.

Fettleber

Alkohol ist ein Zellgift. Um den Körper von dieser giftigen Substanz zu befreien, geben die Leberzellen (Hepatozyten) ihre normalen Stoffwechselreaktionen auf und versuchen unter Aufbietung aller Energie, den Alkohol zuerst in (das noch toxischere) Acetaldehyd und anschließend in Acetat umzuwandeln.
Bereits durch eine einzige Episode starken Alkoholkonsums kann der Stoffwechsel von Leberzellen verändert und deren degenerative Verfettung ausgelöst werden. Die Leberzellenenzyme werden für den Alkoholabbau umgewandelt, so daß die in der Nahrung enthaltenen Fettsäuren nicht mehr verarbeitet und in die Depotsubstanz Glykogen umgewandelt werden. Diese unverarbeiteten Tröpfchen werden dann in den Leberzellen abgelagert, wodurch sich diese abnorm vergrößern.
Durch die gestörten Stoffwechselvorgänge im Inneren der Leberzellen werden große Mengen an schädlichen Freien Radikalen freigesetzt. Dies verstärkt die negativen Auswirkungen eines ständigen Alkoholmißbrauchs, da die Leberzellen immer mehr Fetttröpfchen einlagern. Die Leber wird größer und nimmt ein gelbliches Aussehen an. Schließlich erinnert sie an die extrem abnormalen Fettlebern gestopfter Gänse, die zur Herstellung von Gänseleberpastete verwendet werden.

In diesem Stadium ist das Zell-/Enzym-Gleichgewicht völlig gestört. Alkoholabbauende Enzyme sind in großen Mengen vorhanden, und da diese auch bestimmte Medikamente und Geschlechtshormone wie Testosteron verarbeiten können, wird Testosteron vermehrt abgebaut, die Libido des Mannes nimmt ab, und auch die Spermienzahl sinkt. In einigen Fällen werden Anzeichen einer Feminisierung wie die Entwicklung kleiner Brüste (Gynäkomastie) sichtbar. Gleichzeitig produziert die Leber in geringen Mengen Zucker und Proteine, so daß ein erhöhter Bedarf an Vitaminen und Mineralstoffen besteht. Es kommt zu einer Form von Mangelernährung.
Selbst in diesem fortgeschrittenen Stadium der Fettdegeneration sind die Veränderungen reversibel. Leberzellen besitzen eine sehr hohe Fähigkeit zur Regeneration – wenn von einer gesunden Leber 90 Prozent entfernt werden, entsteht aus den übrigen Zellen wieder ein vollständiges Organ.

Alkoholinduzierte Hepatitis

In einigen Fällen wird die Fettleber von einer Leberentzündung überlagert, wodurch es zur alkoholinduzierten Hepatitis kommt. Dabei kann es sich um eine Überempfindlichkeitsreaktion auf Alkohol handeln. Die Zellen degenerieren und sterben schließlich ab. In einigen Zellen akkumuliert sich ein glasiges Material, während sich andere vollständig in Fettkügelchen umwandeln. Von den toten Zellen werden Freßzellen (Makrophagen) aus dem Blut angelockt; der Patient erkrankt. Es kommt zu Fieber, Übelkeit und Erbrechen. Über der Leber und im rechten Oberbauch wird Schmerz verspürt. Mit fortschreitender Leberentzündung entwickelt sich Gelbsucht.
Nach der Genesung kommt es zur Bildung von Narbengewebe in der Leber. Dieser Prozeß wird als Leberfibrose bezeichnet.

Leberfibrose

Selbst ohne vorausgehende alkoholinduzierte Hepatitis kommt es in einer Leber mit starker fettiger Degeneration schließlich zur Bildung von Narbengewebe (Fibrose). Bei starker Fibrose wird die Blutversorgung der Leber beeinträchtigt, was zu einem Rückstau in den Gefäßen führt, die die Leber versorgen. Sie schwellen an, und in der Speiseröhre bilden sich Varizen, die stark bluten können. Insbesondere in Fällen wiederholter alkoholinduzierter Hepatitis schreitet die Fibrose mitunter bis zur Zirrhose fort.

Zirrhose

Bei einer alkoholinduzierten Zirrhose handelt es sich um eine schwere Lebererkrankung. Sie tritt am häufigsten bei Männern jenseits des 40. Lebensjahres auf, die im Erwachsenenalter übermäßig viel Alkohol konsumiert haben.
Die Zirrhose wird durch das Absterben von Leberzellen, Fibrose, eine eingeschränkte Blutversorgung und den vergeblichen Versuch einiger weniger Leberzellen, neues Gewebe zu bilden, verursacht. Das Gleichgewicht zwischen den Blutgefäßen und den sich regenerierenden Knötchen ist gestört, so daß es zum weiteren Absterben von unterversorgten Zellen kommt. Dadurch nimmt die Fibrosebildung zu, was zur Zerstörung weiterer Blutgefäße führt. Die Inseln der sich regenerierenden Leberzellen sind von Narbengewebsstreifen durchzogen, so daß die Leber geschrumpft und knotig aussieht.
Aufgrund der unzureichenden Blutversorgung können diese Knötchen aus regeneriertem Gewebe nicht richtig funktionieren. Der Stauungsdruck in den Blutgefäßen aus dem Verdauungstrakt nimmt zu, und die Varizen in der Speiseröhre erweitern sich. Die Milz nimmt ebenfalls an Größe zu, und in der Bauchhöhle kommt es zu einer Flüssigkeitsansammlung, die eine starke Schwellung verursacht.
Die alkoholinduzierte Zirrhose führt schließlich aufgrund von Blutungen (meist aus den Varizen in der Speiseröhre), Leberversagen oder Leberkrebs zum Tod. Dazu kommt es in etwa 10 Prozent der Fälle infolge der abnormalen Zellregeneration.
In diesem letzten Stadium kann die Zirrhose durch Alkoholabstinenz gelindert werden, weil damit das Gift, das die Schädigung der Leberzellen auslöste, nicht mehr zugeführt wird. Die Flüssigkeitsansammlung kann mit Diuretika gelindert werden, und die blutenden Varizen lassen sich operativ behandeln. Im fortgeschrittenen Stadium kann auf lange Sicht nur ein Lebertransplantat helfen 50 Prozent der Männer, bei denen Zirrhose diagnostiziert wurde, sterben innerhalb von fünf Jahren.
Trinken Sie maßvoll. Überschreiten Sie dabei nicht das gerade noch zulässige Maximum (derzeit 21 Alkoholeinheiten pro Woche für den Mann, die gleichmäßig über sieben Tage verteilt sein sollten).
Von Alkoholexperten wurde ein einfacher Fragebogen ausgearbeitet, der Sie auf ein mögliches Alkoholproblem aufmerksam machen kann:

Frage	Ja	Nein
Glauben Sie, daß die Alkoholmenge, die Sie trinken, NORMAL ist?	0	2
Glauben Ihre Freunde und Verwandten, daß die Alkoholmenge, die Sie trinken, NORMAL ist?	0	2
Waren Sie jemals bei den Anonymen Alkoholikern?	5	0
Haben Sie aufgrund von Alkoholproblemen bereits Freunde verloren?	2	0
Hatten Sie im Beruf/in der Schule bereits Probleme wegen Alkohol?	2	0
Haben Sie bereits einmal die Familie, den Beruf oder andere Verpflichtungen für zwei oder mehr Tage vernachlässigt, wenn Sie etwas getrunken hatten?	2	0
Haben Sie schon einmal Zittern verspürt, Stimmen gehört oder Dinge gesehen, die nicht vorhanden waren?	5	0
Haben Sie wegen des Trinkens schon einmal Hilfe gesucht?	5	0
Waren Sie wegen des Trinkens bereits einmal im Krankenhaus?	5	0
Wurden Sie bereits wegen Trunkenheit am Steuer festgenommen, oder haben Sie schon einmal den Alkoholtest (»Blasen«) nicht bestanden?	2	0

Der CAGE-Test

Für jede Frage, die Sie mit JA beantworten, erhalten Sie einen Punkt.

- Haben Sie das Gefühl, daß Sie weniger trinken sollten?
- Ärgern Sie sich darüber, wenn Sie von anderen Menschen wegen Ihres Alkoholkonsums kritisiert werden?
- Schämen Sie sich wegen Ihres Alkoholkonsums?
- Nehmen Sie am Morgen als erstes Alkohol, einen sogenannten »Muntermacher«, zu sich?

Bei einer Gesamtpunktzahl von zwei oder mehr Punkten könnten Sie ein Alkoholproblem haben – konsultieren Sie deshalb so rasch wie möglich Ihren Arzt.

Alkoholabhängigkeit

Mit einem anderen Fragebogen können Sie Anzeichen für eine Alkoholabhängigkeit feststellen. Der Fragebogen wurde in den USA zusammengestellt und ist kurz, prägnant und präzise (siehe Seite 280).
Bei einem Ergebnis von sechs oder mehr Punkten können Sie alkoholabhängig sein. Wenden Sie sich möglichst umgehend an Ihren Arzt. Zur Feststellung, inwieweit Ihre Leberfunktion noch gegeben ist, benötigen Sie einen vollständigen Gesundheits-Checkup (einschließlich Bluttests).

Rauchen

Rauchen gehört zu den größten vermeidbaren Gesundheitsrisiken des Mannes. Eine Untersuchung an einer halben Million Raucher ergab eindeutig, daß das Risiko, vorzeitig zu sterben, bei Rauchern nahezu doppelt so hoch wie bei Nichtrauchern ist. Bei jungen Rauchern tritt eine Form des Schlaganfalls, die als Subarachnoidalhirnblutung bezeichnet wird, sechsmal häufiger als bei Nichtrauchern auf. Andere Studien belegen, daß 40 Prozent der Raucher vor Erreichen des Rentenalters an einer durch das Rauchen induzierten Erkrankung sterben. Im Durchschnitt leben Nichtraucher sechs Jahre länger als Raucher. Rauchen steht im Zusammenhang mit:

Herz-Kreislauf-Erkrankungen

- Angina pectoris und Herzinfarkt,
- Palpitationen und unregelmäßiger Puls,
- verstärkte Blutgerinnung und Thrombosen,
- Bluthochdruck und Schlaganfall,
- schlechte Durchblutung, die folgende Symptome hervorruft:
  - Wadenschmerz bei Bewegung,
  - Altersschwachsinn aufgrund von Mehrfachinfarkten,
  - Blindheit,
  - Aortenaneurysma.

Lungenkrankheiten

- Chronische Bronchitis,
- Emphyseme.

Erkrankungen des Magen-Darm-Traktes
- Gingivitis (Zahnfleischentzündung),
- Halitose (schlechter Atem),
- peptisches Ulkus.

Krebs
- Mund, Lippen, Zunge, Kehlkopf;
- Magen;
- Bauchspeicheldrüse;
- Dickdarm;
- Penis;
- Blase;
- Nieren;
- Lunge.

Sexuelle Funktionsstörungen
- Mangelnde Gliedsteife bei der Erektion,
- Impotenz,
- Subfertilität.

Ein Mann, der raucht, gefährdet nicht nur seine eigene Gesundheit, sondern auch die seiner Kinder. Studien ergaben daß:

- 25 Prozent der Fälle von plötzlichem Kindstod auf passives Rauchen zurückgehen;
- passives Rauchen jedes Jahr 4000 Fehlgeburten verursacht;
- passives Rauchen bei Kleinkindern Asthma, Ekzeme und seromuköse Otitis media (Mittelohrentzündung) auslöst;
- bei Männern, die mehr als 20 Zigaretten pro Tag rauchen, die Wahrscheinlichkeit, Vater eines Kindes mit Hasenscharte (Gaumenspalte), Herzfehler oder Anomalien im Genitaltrakt zu werden, doppelt so hoch wie bei Nichtrauchern ist;
- bei Kindern rauchender Väter eine doppelt so hohe Wahrscheinlichkeit besteht, in der Kindheit Leukämie oder Lymphome (Lymphknotenkrebs) auszubilden;
- bei Kindern, deren Väter rauchen, die Wahrscheinlichkeit, einen Gehirntumor zu entwickeln, 40 Prozent höher ist als bei Kindern, deren Väter Nichtraucher sind;
- wenn Männer stark rauchen (elf oder mehr Zigaretten pro Tag), das relative Risiko ihrer Kinder für die Herausbildung von Krebs in der Kindheit 1,7mal

größer als bei Kindern ist, deren Väter nicht rauchen. Die Wahrscheinlichkeit ist vermutlich sogar noch höher, wenn das Kind männlich ist.

In einigen Fällen ist das erhöhte Risiko darauf zurückzuführen, daß sich aufgrund des Rauchens die Menge der in einer Sekunde gebildeten Freien Radikale verdoppelt. Dies verursacht eine beträchtliche genetische Schädigung der Spermien.
Väter, die während der Schwangerschaft ihrer Partnerin und auch nach der Geburt des Kindes weiterrauchen, setzen ihre Familie dem Tabakrauch aus, dessen Bestandteile zum Teil sowohl durch die Plazenta gelangen als auch vom Säugling passiv aufgenommen werden.

Gesundheitlicher Nutzen der Aufgabe des Rauchens

Das Gute daran ist, daß sich erste positive Auswirkungen auf die Gesundheit sofort einstellen, wenn Sie mit dem Rauchen aufhören:

Innerhalb von 20 Minuten:
- Ihr Blutdruck und Puls fallen stark ab.

Innerhalb von acht Stunden:
- Die Konzentration des giftigen Kohlenmonoxids in Ihrem Blut geht auf den Normalwert zurück.
- Der Sauerstoffgehalt Ihres Blutes steigt auf den Normalwert an.

Innerhalb von 24 Stunden:
- Ihr Risiko, einen Herzinfarkt zu bekommen, sinkt.

Innerhalb von 48 Stunden:
- Ihre Nervenendigungen regenerieren sich.
- Ihre Geruchs- und Geschmackswahrnehmungen werden intensiver.
- Die Konzentration der Gerinnungsfaktoren in Ihrem Blut geht auf den Normalwert zurück.

Innerhalb von 72 Stunden:
- Die Luftwege in Ihren Lungen entspannen sich, so daß Sie leichter atmen können.
- Das Luftvolumen, das Ihre Lungen aufnehmen können, steigt.

- Die Blutstauung in Ihrer Lunge, die Kurzatmigkeit und der Husten gehen zurück.
- Sie fühlen sich energiegeladener.

Innerhalb von ein bis drei Monaten:
- Ihre Durchblutung verbessert sich.
- Erektionen werden steifer.
- Die Spermienzahl nimmt beträchtlich zu.
- Gehen fällt Ihnen leichter.
- Die Lungenfunktion erhöht sich um bis zu ein Drittel.

Innerhalb von fünf Jahren
- Ihr Risiko, an Lungenkrebs zu erkranken, halbiert sich.
- Das Risiko der vorzeitigen Hautalterung nimmt ab.

Innerhalb von zehn Jahren
- Ihr Risiko, an Lungenkrebs zu erkranken, fällt auf den Normalwert zurück.
- Die präkanzerösen Zellen in Ihrer Lunge werden durch gesunde Zellen ersetzt.
- Ihr Risiko für andere Krebserkrankungen (wie Lippen-, Kehlkopf- oder Blasenkrebs) geht auf den Normalwert zurück.

So können Sie wirklich mit dem Rauchen aufhören

Nikotin ist ein Suchtmittel, so daß das Aufhören naturgemäß nicht leichtfällt. Entzugserscheinungen – Spannungsgefühl, aggressive oder depressive Verstimmungen, heftiges Verlangen, Gesichtsröte, Verstopfung, Schlaflosigkeit und Konzentrationsschwäche – können dazu führen, daß man glaubt, es nicht mehr aushalten zu können. Es ist ein harter Weg, und leider fangen 80 Prozent derjenigen, die versuchen, das Rauchen aufzugeben, innerhalb eines Jahres wieder an. Nur 35 Prozent der Raucher gelingt es, vor Erreichen des sechzigsten Lebensjahres mit dem Rauchen aufzuhören.

Zu den am schwierigsten abzulegenden Gewohnheiten gehört das Führen der Hand zum Mund. Wenn Sie 20 Zigaretten pro Tag rauchen, machen Sie diese Geste etwa zehnmal pro Zigarette, d. h. 200mal am Tag, 1400mal in der Woche, 73 000mal im Jahr.

Gegen die Macht der Gewohnheit anzukämpfen, fällt schwer. Versuchen Sie es mit folgender Strategie:

- Suchen Sie sich den Tag, an dem Sie aufhören wollen, bereits vorher aus, und bereiten Sie sich mental darauf vor.
- Halten Sie nach jemandem Ausschau, der das Rauchen ebenfalls aufgeben möchte – mit einem Leidensgenossen fällt dieser Schritt wesentlich leichter.
- Werfen Sie alle Zigaretten, Streichhölzer, Feuerzeuge, Aschenbecher und Ersatzpackungen weg.
- Stellen Sie sich vor, das Rauchen jeweils nur für einen Tag aufgeben zu müssen – der Gedanke, nie wieder zu rauchen, ist entmutigend; konzentrieren Sie sich darauf, jeweils nur einen Tag zu überstehen.
- Verwenden Sie einen Kalender zum Abstreichen der zigarettenfreien Tage – kaufen Sie sich nach einer Woche von dem Geld, das Sie durch das Aufgeben des Rauchens gespart haben, eine Belohnung.
- Suchen Sie sich etwas, um Ihre Hände zu beschäftigen, damit Sie die Gewohnheit, die Hand zum Mund zu führen, leichter ablegen können: Versuchen Sie, Modelle zu basteln, probieren Sie Origami, Malen oder Zeichnen – einfach irgend etwas!
- Bleiben Sie am Abend aktiv, und treiben Sie, anstelle vor dem Fernseher zu sitzen, Sport, oder gehen Sie einer anderen Freizeitbeschäftigung nach. Durch Bewegung wird im Hirn eine chemische Substanz (Serotonin) freigesetzt, die das Verlangen nach Nikotin dämpft.
- Wenn Sie den Drang verspüren, etwas in Ihren Mund zu stecken, ziehen Sie an einer künstlichen Zigarette. Diese werden in Apotheken angeboten – als Ersatz können Sie sich mit einem Staudenselleriestengel oder Möhrenstäbchen behelfen.
- Wenn das Verlangen nach einer Zigarette übermächtig wird, putzen Sie sich die Zähne mit einer scharfen Zahnpasta, und machen Sie einen flotten Spaziergang.
- Vermeiden Sie Situationen, in denen Sie früher geraucht haben, oder überlegen Sie im voraus, wie Sie am besten damit fertig werden: Bitten Sie zum Beispiel Ihre Freunde, nicht in Ihrer Nähe zu rauchen; machen Sie während der Kaffeepause einen flotten Spaziergang.
- Üben Sie, »Nein, danke, ich habe aufgehört«, zu sagen – und meinen Sie es auch so.

Wenn Ihnen das plötzliche Aufhören schwerfällt, können Sie es mit einem Nikotinersatz (Kaugummi, Nasenspray oder Pflaster) versuchen. Studien ergaben, daß bei Verwendung von Nikotinpflastern eine doppelt so hohe Chance besteht, das Rauchen erfolgreich aufzugeben. Kleben Sie die Pflaster auf eine unbehaarte Hautstelle, zum Beispiel am Oberarm. Die Pflaster müssen jeden Tag gewechselt werden und dürfen nachts nicht abgenommen werden. Sie können mit den Nikotinpflastern schwimmen, baden oder duschen, lassen Sie sich aber nicht dazu hinreißen zu rauchen, während Sie die Pflaster tragen. Die Wechselwirkung der beiden Nikotinarten ist gefährlich und kann sogar einen Herzinfarkt auslösen.

Hypnose

Eine Hypnosetherapie kann selbst dann Erfolg bringen, wenn alle anderen Versuche, das Rauchen aufzugeben, fehlschlugen. In einer Untersuchung gelang es 30 Prozent der Patienten, mit dem Rauchen aufzuhören – damit ist diese Methode wirksamer als alle anderen Methoden, die das Loskommen von der Zigarette erleichtern sollen.

Streß

Unter dem Begriff Streß werden die Symptome zusammengefaßt, die als Anpassungsreaktion des Organismus auf unterschiedliche Belastungen ablaufen. Die Symptome werden durch einen hohen Spiegel des Hormons Adrenalin im zirkulierenden Blut hervorgerufen, das als Reaktion auf streßauslösende Reize (Stressoren) ausgeschüttet wird.
Ein gewisses Maß an Streß ist zur Bewältigung der Herausforderungen des Lebens notwendig. Zuviel davon ist jedoch schädlich und wird zunehmend als krankmachender Faktor angesehen. Wenn wir unter Druck stehen, schaltet Adrenalin unsere Organsysteme auf »Alarmstufe Rot«:

- Der Blutzuckerspiegel steigt und liefert Energie.
- Der Darm entleert sich, damit wir leichter laufen können.
- Die Pupillen erweitern sich, so daß wir besser sehen können.
- Puls und Blutdruck steigen an, wir atmen tiefer, um die Sauerstoffversorgung der Muskeln zu erhöhen.
- Die Blutversorgung einiger Körperteile wird eingeschränkt, damit mehr Blut zu den Muskeln geleitet werden kann.
- Die Hoden werden zur Sicherheit nach oben zum Abdomen gezogen.

In der Urzeit half dies dem Höhlenmenschen, durch Kampf oder Flucht vor gefährlichen Tieren zu überleben. Heute kämpfen oder fliehen wir höchst selten, so daß die durch Streß ausgelöste Anspannung nicht abgebaut wird und sich anstaut. Dadurch kann es zu einer klassischen Panikattacke mit den Symptomen Lungenüberbelüftung (Hyperventilation) und der physiologischen Wirkung von Adrenalin kommen:

Körperliche Auswirkungen von Streß

- Schwitzen, Erröten;
- Palpitationen und rasender Puls;
- Schwindel, Blässe, Zittern;
- eingeschlafenes, taubes Gefühl;
- Magendrücken, peptisches Ulkus;
- Übelkeit, nervöse Diarrhöe;
- Schlaflosigkeit, Alpträume, Ermüdungszustände;
- Bluthochdruck, Kopfschmerz;
- Schlaganfall;
- Spasmus der Koronararterien, Angina-pectoris-Schmerz;
- Herzinfarkt;
- herabgesetzte Immunkompetenz bei gleichzeitig erhöhter Anfälligkeit für Infektionen oder sogar Krebs.

Mentale Auswirkungen von Streß

- Überwältigendes Angst- und Panikgefühl;
- Unfähigkeit, die Lage zu meistern;
- Angst vor Versagen;
- Angst vor Zurückweisung;
- Verlust der Konzentrationsfähigkeit;
- Verlust des Sexualtriebs, Impotenz;
- vorzeitiger oder verzögerter Samenerguß;
- Griff zu Alkohol, Rauchen, Drogen;
- Besessenheit oder Zwangsgefühl;
- Gefühl der Isolation von Freunden oder Kollegen.

Streß entsteht aus zwei Hauptursachen: innerem und äußerem Druck.
Innerer Druck erwächst zum Beispiel daraus, wenn Sie sich selbst zwingen, lange zu arbeiten, zuwenig Zeit zur Entspannung bleibt, wenn Sie zuwenig schlafen, körperlich nicht fit oder erschöpft sind oder unter den Auswirkungen eines gestörten Biorhythmus leiden (z. B. durch Jetlag oder Nachtarbeit).
Zu weiteren inneren Ursachen für Streß gehören Unschlüssigkeit über die Ziele im Leben und ein negatives Bild von sich selbst, das zur ständigen Unterminierung des Selbstwertgefühls führt. Bestimmte Persönlichkeitseigenschaften ru-

fen aufgrund von Konkurrenzverhalten, eines ständigen Zeitmangels und der Unfähigkeit abzuschalten übermäßigen Streß hervor.
Äußerer Druck geht hauptsächlich auf Veränderungen zurück. Dabei kann es sich um Veränderungen in der Beziehung, Familie oder im Beruf handeln. Dadurch entstehen oftmals Frustrationen und ein Gefühl von Ohnmacht.
Wenngleich ein externer Faktor der Auslöser sein kann, schafft man sich den meisten Streß selbst. Wichtig ist, wie man ihn verarbeitet.

Streßbewältigung

Mit Streß geht man am besten in einer positiven, konstruktiven Weise um. Man sollte die Situation nüchtern betrachten, Probleme logisch analysieren und einen Plan zu deren Lösung aufstellen. Psychologen empfehlen folgendes:

- Stellen Sie fest, welche Situation und Menschen Ihnen Streß bereiten und warum. Oftmals sind es nur wenige Bedingungen. Möglicherweise sind Sie sogar in der Lage, sie zu verändern oder sich darauf einzustellen.
- Ändern Sie die Dinge, auf die Sie Einfluß haben, und versuchen Sie dann, feststehende Tatsachen zu akzeptieren.
- Treffen Sie Entscheidungen ohne Eile, nicht unter Termindruck.
- Setzen Sie sich realistische Ziele – lösen Sie große Probleme schrittweise.
- Gehen Sie davon aus, auch Fehler zu machen. Vergeben Sie sich und lernen Sie daraus. Geben Sie nicht auf, wenn es schwer wird – dies wäre Verschwendung wertvoller Erfahrung.
- Lernen Sie, Geduld zu haben, und stellen Sie das Gefühl des Zeitmangels ab, insbesondere beim Fahren. Lassen Sie zum Beispiel Drängler vor, anstelle zu beschleunigen, um so ihr Einscheren zu verhindern; stoppen Sie bereits bei Gelb, anstatt gerade noch vor Rot durchzuhuschen.
- Sprechen Sie langsamer, und hören Sie zu, ohne Ihren Gesprächspartner zu unterbrechen.
- Seien Sie bestimmt. Sagen Sie »Nein«, und meinen Sie es auch so. Dies bewahrt Sie davor, daß man Sie ausnutzt und Ihnen zu viele Aufgaben aufbürdet.
- Lernen Sie Ihre guten Seiten kennen und schätzen. Versuchen Sie, Ihre Schwächen weitestgehend zu überwinden, und akzeptieren Sie diese zugleich als einen Teil von Ihnen.
- Vergleichen Sie sich nicht mit anderen zu Ihren Ungunsten.
- Erwarten Sie nicht, daß sich andere ändern, solange Sie selbst nicht bereit sind, sich zu ändern.

Bewegung

Regelmäßige Bewegung, wie Schwimmen, Spazierengehen, Radfahren oder andere Sportarten sind für die Überwindung von Streß von entscheidender Bedeutung. Adrenalin bereitet Sie darauf vor, aktiv zu sein: Bewegung hilft Ihnen, diese Energie zu nutzen und eine Überreaktion auf Streß zu vermeiden.

Entspannung

Mit Entspannung kann die Widerstandskraft des Körpers gegenüber Stressoren erhöht werden. Eine der erfolgreichsten Methoden, mit Streß umzugehen, besteht darin, die Fähigkeit zu erlernen, sich zu entspannen. Nehmen Sie sich jeden Tag eine Stunde (oder viermal 15 Minuten) Zeit, setzen Sie sich hin und lesen Sie, oder schließen Sie einfach nur die Augen und ruhen sich aus.
Viele Ergänzungstherapien dienen zur Streßbewältigung und fördern die Entspannung. Dazu gehören Massage, Akupunktur, Schwimmtherapie, Kräutermedizin, Homöopathie, Yoga, Reflexzonentherapie, Aromatherapie und Hypnose. Probieren Sie verschiedene Möglichkeiten aus, bis Sie eine finden, die Ihnen zusagt und Entspannung bringt.

Ernährung und Streß

Koffein und Nikotin lösen eine ähnliche Reaktion des Körpers wie Streß aus und sollten deshalb bei Belastung vermieden werden. Trinken Sie nicht mehr als drei Tassen Tee oder Kaffee am Tag. Noch besser wäre ein Wechsel zu koffeinfreien Sorten.
Die Vitamin-C- und Vitamin-B-Depots entleeren sich unter Streß, da sie vom Stoffwechsel bei der Fluchtreflexreaktion rasch aufgebraucht werden. Vitamin B wird darüber hinaus beim Abbau von Alkohol und zuckerhaltigen Nahrungsmitteln verbraucht, auf die man in schwierigen Situationen oftmals zurückgreift. Ein Vitamin-B-Mangel ruft aber ebenfalls Symptome der Angst und Reizbarkeit hervor, so daß ein Teufelskreis entsteht. Mit folgenden Ernährungstips können Sie Streßauswirkungen dämpfen:

- Essen Sie ballaststoffreich.
- Schränken Sie die Zufuhr an Zucker, Salz und gesättigten Fettsäuren ein.
- Essen Sie wenig, dafür aber öfter. So beugen Sie einer Hypoglykämie (Unterzuckerung) vor, die ebenfalls zur Freisetzung von Adrenalin und verstärkten Streßsymptomen führt.
- Wenn Sie rauchen, sollten Sie versuchen, es aufzugeben. Kurzfristig scheint es, als ob Rauchen den Streß lindern könnte, langfristig verstärken sich jedoch die schädlichen Auswirkungen auf Ihre Gesundheit.

- Überschreiten Sie nicht die gerade noch zulässige Alkoholmenge.
- Lernen Sie vor allem, sich zu entspannen. Gehen Sie schwimmen, radfahren oder spielen Sie eine Sportart, bei der kein Wettbewerb herrscht. Machen Sie während Ihrer Mittagspause einen Spaziergang durch den Park. Gönnen Sie sich eine halbe Stunde Whirlpool oder Aromatherapiemassage. Was Sie auch zur Entspannung tun, nehmen Sie sich regelmäßig die Zeit, sich völlig zu entspannen.

Eine einfache Entspannungsübung

Suchen Sie sich einen ruhigen und warmen Ort zum Hinlegen. Diese Übung besitzt eine besonders gute Wirkung nach einem ausgiebigen, warmen Bad.
Ziehen Sie die Schuhe aus und öffnen Sie beengende Kleidungsstücke, lösen Sie insbesondere Gürtel und lockern Sie die Krawatte. Mit der Übung sollen nach und nach verschiedene Muskelgruppen angesprochen werden. Diese werden zunächst angespannt und dann entspannt, um Verspannungen zu lösen. Begeben Sie sich in die Rückenlage. Schließen Sie die Augen, und lassen Sie sie während der gesamten Entspannungsübung geschlossen.
Winkeln Sie die **Unterarme** an, so daß sie senkrecht nach oben zeigen. Ballen Sie jetzt die Hände zur **Faust.** Konzentrieren Sie sich nur auf die Spannung dieser Muskeln.
Atmen Sie jetzt ruhig und tief ein, und beginnen Sie beim Ausatmen, die Spannung zu lösen. Öffnen Sie dazu die Fäuste und lassen Sie die Arme langsam herabsinken, bis sie neben dem Körper liegen. Spüren Sie, wie die Spannung aus den Armen entweicht, und fühlen Sie das Kribbeln in den Fingern. In den Armen entsteht ein Gefühl, als würden sie nicht zu Ihnen gehören. Atmen Sie leicht und ruhig weiter.
Spannen Sie nun die **Schultern und** den **Hals** an, indem Sie die Schultern so weit wie möglich hochziehen. Spüren Sie die Spannung in Ihrem Kopf, im Nacken und in der Brust. Halten Sie die Spannung für einen Moment und lassen Sie sie dann langsam abklingen. Während die Spannung abnimmt, atmen Sie leicht und ruhig weiter.
Heben Sie nun den **Kopf** und senken Sie das Kinn auf die Brust. Spüren Sie die Spannung der Halsmuskulatur. Spannen Sie alle **Gesichtsmuskeln** an. Pressen Sie die Zähne aufeinander, runzeln Sie die Stirn und kneifen Sie die Augen zusammen. Spüren Sie die Anspannung im Gesicht, die Festigkeit der Haut und der Falten zwischen den Augenbrauen und den Druck im Kiefer.
Halten Sie diese Spannung für einige Sekunden und beginnen Sie dann mit der Entspannung. Lösen Sie die Spannung nach und nach, konzentrieren Sie sich dabei auf jede einzelne Muskelgruppe. Wenn die Spannung nachläßt, brandet ei-

ne Welle der Wärme durch den Kopf. Sie spüren, wie Ihr Kopf schwer wird und sehr entspannt ist.

Setzen Sie nun die Übung fort, indem Sie sich zunächst in die Bauchlage begeben und dann mit der **Rücken**muskulatur fortfahren (vorausgesetzt, Sie haben kein Rückenleiden). Heben Sie die Schultern und den Kopf an und drücken Sie den Rücken durch. Halten Sie die Anspannung einige Sekunden, und lassen Sie dann den Oberkörper langsam und behutsam nach unten sinken, während Sie sich entspannen. Stellen Sie fest, ob die Arme, der Kopf und der Hals immer noch entspannt sind. Ziehen Sie den **Bauch** so weit wie möglich ein. Beim Ausatmen geben Sie ihn wieder frei und spüren, wie die Spannung nachläßt. Spannen Sie nun die Bauchmuskeln an, als ob Sie einen Schlag erwarten. Halten Sie diese Spannung einige Sekunden und lassen sie dann langsam abebben.

Achten Sie darauf, daß Sie Körperteile, die bereits entspannt sind, nicht wieder verkrampfen. Ihr Oberkörper sollte schwer, ruhig und entspannt sein.

Konzentrieren Sie sich jetzt auf die **Beine.** Ziehen Sie die Zehen an, und achten Sie auf die Spannung, die an der Oberseite der Beine nach unten läuft. Strecken Sie jetzt die Fußspitzen, und spüren Sie die Spannung auf der Oberseite der Beine. Halten Sie die Spannung einige Sekunden, heben Sie nun die Beine entweder einzeln oder zusammen an. Halten Sie die Anspannung einige Sekunden, und senken Sie dann die Beine wieder auf den Boden. Entspannen Sie die Oberschenkel, das Gesäß, die Waden und die Füße. Geben Sie der Schwerkraft nach. Spüren Sie, wie sich die Spannung in die Beine zurückzieht und schließlich über die Zehen entweicht. Fühlen Sie, wie die Beine schwer werden und sich entspannen. In den Zehen kann ein Kribbeln auftreten.

Ihr ganzer Körper sollte nun sehr schwer und völlig entspannt sein. Atmen Sie leicht und ruhig und spüren Sie, wie die ganze Spannung von Ihnen abfällt.

Stellen Sie sich vor, Sie liegen auf einer warmen, sonnigen Wiese an einem leise murmelnden Bach. Im Anschluß an die Übung halten Sie eine mindestens zwanzigminütige Pause ein, bis sich Ihr Muskeltonus wieder stabilisiert hat. Bei Bedarf können Sie die Übungsfolge jetzt wiederholen.

Schlaf

Streß ist eine häufige Ursache für Schlafstörungen. Forschungen ergaben, daß:

- wir im Durchschnitt ein Drittel unseres Lebens im Schlaf verbringen;
- ein Viertel aller männlichen Erwachsenen Schwierigkeiten beim Einschlafen oder Durchschlafen hat;

- vier von zehn männlichen Erwachsenen nicht immer eine erholsame Nachtruhe haben und dadurch am folgenden Tag nur eine verminderte Leistungsfähigkeit zeigen;
- 27 Prozent der Verkehrsunfälle und 83 Prozent der Verkehrstoten auf Schlafmangel zurückgehen;
- bei Fernfahrern zwischen 2 Uhr und 6 Uhr morgens eine höhere Unfallwahrscheinlichkeit besteht, wenn sie übernächtigt sind;
- 20 Prozent der Männer im mittleren Alter und 60 Prozent der älteren Männer so laut schnarchen, daß sie damit ihren eigenen Schlaf stören.

Die häufigsten Ursachen für Schlaflosigkeit sind:

- Streß,
- Angst,
- übermäßiger Alkoholkonsum,
- Nikotin,
- übermäßige Koffeinaufnahme,
- schlechte Schlafbedingungen (z. B. Lärm, Licht, Kälte),
- Schmerz,
- Kurzatmigkeit infolge eines Lungen- oder Herzproblems,
- Probleme beim Wasserlassen (z. B. Prostataerkrankung),
- Depression,
- Störungen des Biorhythmus (Schichtarbeit, Jetlag),
- mit dem Älterwerden abnehmender Schlafbedarf,
- Medikamente.

Was ist Schlaf?

Schlaf ist eine spezielle Form der Bewußtlosigkeit. Zwei verschiedene Typen treten auf:

1. REM-Schlaf (»Rapid Eye Movement«), in dem sich die Augen ständig rasch bewegen.
2. NREM-Schlaf (oder »Slow Wave«), in dem die Augen relativ still stehen. Der NREM-Schlaf unterteilt sich in vier Stadien. Wir treten zunächst in Stadium 1 ein und durchschlafen dann die übrigen Stadien bis zum Tiefschlaf, dem Stadium 4.

Nach dem Einschlafen fallen wir zunächst für 90 Minuten in den NREM-Schlaf und gelangen dann für 10 Minuten in den REM-Schlaf. Während der Nacht wiederholt sich dieser Zyklus vier- bis sechsmal, wobei der REM-Schlaf immer länger wird. Vor dem Erwachen befinden wir uns etwa eine Stunde lang im REM-Schlaf. Daher haben Menschen, die nur fünf Stunden pro Nacht schlafen, dieselbe Menge an NREM-Schlaf wie diejenigen, die regelmäßig acht Stunden pro Nacht schlafen.

Der Forschung ist nicht genau bekannt, warum wir schlafen, es gibt aber eine Reihe von Theorien. Durch Schlaf erholt sich der Körper, die Muskeln können sich von der ständigen Bewegung am Tag entspannen. Im Schlaf verlangsamt sich der Stoffwechsel, und das Immunsystem kann Schäden beseitigen und Infektionen bekämpfen. Beim Einschlafen wird die Sekretion von Wachstumshormonen ausgelöst, wodurch Reparaturvorgänge stimuliert werden.

Die im REM-Schlaf auftretenden Träume scheinen eine wichtige Funktion zur Gesunderhaltung des Geistes zu haben.

Die in der Mitte des Gehirns befindliche Zirbeldrüse sorgt für die Synchronisierung unseres Biorhythmus und für die Kontrolle des Schlafs. Als Reaktion auf Lichtsignale, die die Zirbeldrüse von den Augen empfängt, schüttet sie bei Dunkelheit große Mengen des Hormons Melatonin aus. Bei Tageslicht wird hingegen nur wenig Melatonin produziert. Daher kann davon ausgegangen werden, daß der Schlaf durch Melatonin ausgelöst wird, weshalb es als natürliches und nicht abhängig machendes Heilmittel bei Schlaflosigkeit eingesetzt werden könnte. Forscher stellten fest, daß Probanden innerhalb von acht Minuten einschliefen, nachdem sie eine kleine Dosis Melatonin über ein Nasenspray erhielten. Die Kontrollgruppe, welche ein unwirksames Placebo erhielt, schlief im Durchschnitt erst nach 25 Minuten ein.

Kurz vor dem Erwachen wird vom Hirn ein weiteres Hormon, ACTH, in großen Mengen freigesetzt, um uns auf die Strapazen und Anforderungen des Lebens vorzubereiten. Unabhängig von der Tageszeit ist es potentiell gefährlich zu erwachen, da der Blutdruck und die Pulsfrequenz plötzlich stark ansteigen. Aus diesem Grund wird angenommen, daß die Wahrscheinlichkeit, einen Herzinfarkt zu erleiden, bei Männern mit Bluthochdruck oder Angina pectoris in den ersten Stunden nach dem Erwachen am höchsten ist.

Experten sind heute der Auffassung, daß der Blutdruck bei Bluthochdruck nicht nur tagsüber, sondern auch nachts eingestellt werden muß und daß Patienten mit Angina-pectoris-Beschwerden am frühen Morgen damit geholfen werden kann, daß sie einige Minuten vor dem Aufstehen eine GTN-Tablette unter der Zunge zergehen lassen (oder ein Spray mit diesem Wirkstoff benutzen). Wenn Sie an Bluthochdruck oder Angina-pectoris-Beschwerden am frühen Morgen leiden, sollten Sie sich von Ihrem Arzt untersuchen lassen, damit Sie eine optimale Medikation erhalten.

Wieviel Schlaf braucht der Mensch?

Der Schlafbedarf nimmt im Laufe des Lebens ab. Säuglinge benötigen 14 bis 16 Stunden Schlaf am Tag, ein Fünfjähriger etwa 12 Stunden. Junge Erwachsene schlafen durchschnittlich 7,5 Stunden pro Nacht. 95 Prozent der Bevölkerung schlafen zwischen 5,5 und 9,5 Stunden pro Nacht. Einige Menschen scheinen mit nur wenigen Stunden auszukommen, während andere wesentlich mehr Schlaf benötigen.
Ältere Menschen haben den geringsten Schlafbedarf – oftmals weniger als 5 Stunden – halten aber in der Regel öfter am Tag ein Schläfchen. Ältere Menschen brauchen naturgemäß länger, bis sie einschlafen, wachen in der Nacht häufiger auf und neigen dazu, morgens früher zu erwachen. Man sollte davon ausgehen, daß man im Alter weniger Schlaf braucht. Nutzen Sie die zusätzlichen Stunden des Tages, anstatt mit Schlaftabletten einen künstlichen Schlaf herbeizuführen, den Sie gar nicht benötigen.

Tips für einen erholsamen Schlaf

1. Versuchen Sie, immer zum gleichen Zeitpunkt zu Bett zu gehen und jeden Morgen zur gleichen Zeit aufzustehen.
2. Sorgen Sie dafür, daß das Bett bequem und das Zimmer warm, dunkel und ruhig ist.
3. Gewöhnen Sie sich an einen bestimmten Ablauf – Zähneputzen, Waschen, Wecker stellen – damit sie in »Schlafstimmung« kommen.
4. Vermeiden Sie Dinge, die den Schlaf stören könnten (z. B. Koffein, Nikotin, Alkohol, zu reichliches oder fettes Essen) – insbesondere in den Abendstunden.
5. Trinken Sie am Abend nicht zuviel – eine volle Blase bringt Sie garantiert um die Nachtruhe.
6. Wenn Sie nicht einschlafen können, sollten Sie sich nicht von einer Seite auf die andere wälzen. Stehen Sie auf und lesen Sie ein wenig, oder sehen Sie eine halbe Stunde fern. Sobald Sie müde werden, sollten Sie wieder ins Bett gehen und versuchen einzuschlafen. Gelingt Ihnen dies nicht innerhalb von 15 Minuten, stehen Sie wieder auf und wiederholen diesen Ablauf.
7. Wenn Sie nachts nicht schlafen können, sollten Sie tagsüber ein kleines Nickerchen halten.
8. Regelmäßige, tägliche Bewegung hilft ebenfalls. Körperlich aktive Menschen schlafen leichter ein – treiben Sie anstrengenden Sport, aber nicht am Abend.

Bewegen Sie sich nur gemächlich, gehen Sie zum Beispiel vor der Schlafenszeit ein bis zwei Stunden spazieren.

Eine erholsame Nachtruhe kann auch durch alternative Behandlungsformen wie Akupunktur, Reflexzonen- und Schwimmtherapie oder auch Massage unterstützt werden.
Ein breites Angebot an Kräutermischungen (Tinkturen, Tees) enthält schlaffördernde Pflanzenbestandteile wie Baldrian, Hopfen oder Passionsblume. Auch Homöopathika, wie zum Beispiel Coffea, Pulsatilla oder Rhus tox, können (vor Mitternacht eingenommen) hilfreich sein. Nach Mitternacht sollten Sie es dagegen besser mit Arsenicum, Nux vomica oder Silicea versuchen. Angeboten werden auch Kassetten mit beruhigenden, einschläfernden Klängen.

Schlafapnoe

Heute ist bekannt, daß Schnarchen gesundheitsschädlich ist. Es ist mit sogenannter Schlafapnoe verbunden und betrifft am häufigsten übergewichtige Männer mittleren Alters (85 Prozent der Betroffenen sind männlich, die Hälfte von ihnen krankhaft fettleibig). Frühere Untersuchungen gingen davon aus, daß 1 Prozent der Männer zwischen 30 und 50 Jahren betroffen ist, während jüngste Forschungen darauf hindeuten, daß die Zahl mindestens fünfmal so groß ist.
Wörtlich übersetzt, bedeutet Apnoe »atemlos«. Bei den Betroffenen kommt es im Schlaf aufgrund einer teilweisen Verengung der oberen Luftwege zu einem vorübergehenden nächtlichen Atemstillstand, der zehn Sekunden oder länger andauern kann.
Die häufigste Ursache für eine Atemwegsobstruktion (Verengung) besteht in einer übermäßigen Relaxation (Erschlaffung) der Atemwegsmuskulatur, daß der Pharynx (Rachen, Schlund) teilweise in sich zusammenfällt oder die Zunge zurücksinkt. Weiterhin kann eine Atemwegsobstruktion durch vergrößerte Mandeln bzw. Rachenmandeln, eine vergrößerte Schilddrüse oder übermäßige Fettgewebsschichten am Hals hervorgerufen werden. In allen Fällen führen die verlegten Atemwege zu lautem Schnarchen. Zum Atemstillstand kommt es nur bei einer vollständigen Obstruktion. Durch das Aussetzen der Atmung gelangt weniger Sauerstoff in die Lungen, und im Blut reichert sich Kohlendioxid an.
Die Kombination aus Sauerstoffmangel und Kohlendioxidanreicherung führt dazu, daß das Hirn einen neuen Atemzyklus startet. Da die Atemwege dabei mit einem tiefen Atemzug ruckartig und geräuschvoll geöffnet werden, kann es vorkommen, daß der Betroffene kurzzeitig erwacht. In Extremfällen passiert dies in einer Nacht mehrere tausendmal. Die Folgen sind ein gestörter Schlaf sowie Schläfrigkeit am Tage.

In höherem Alter tritt die Apnoe immer häufiger auf. Alkohol verschlimmert die Krankheit ebenfalls. In ernsten Fällen kann es zu Bluthochdruck, Herzversagen und sogar Herzinfarkt oder Schlaganfall kommen. Schlafapnoe kann auch mit einem verstärkten Untergang von Hirnzellen verbunden sein, der zu vorzeitiger Senilität führt.
Männer, die an Schlafapnoe leiden, vespüren am Tag folgende Symptome:

- Kopfschmerz kurz nach dem Erwachen;
- Benommenheit beim Erwachen, ohne am Abend zuvor Alkohol getrunken zu haben;
- Erstickungsanfälle oder Ringen nach Luft beim Erwachen;
- übermäßige Schläfrigkeit oder rasches Einschlafen;
- Konzentrationsmangel;
- schlechtes Gedächtnis:
- Schwierigkeiten, Sätze zu beenden;
- ständiges Gähnen;
- eingeschränkte Fahrtauglichkeit;
- verringerte Libido.

Wenn Sie an diesen Symptomen leiden, konsultieren Sie Ihren Arzt, insbesondere, wenn Sie wissen, daß Sie schnarchen.
Die Diagnose Schlafapnoe wird in der Regel durch Überwachung des Patienten in einem speziellen Schlaflabor gestellt. Hirnwellen, Muskelbewegungen, Augenbewegungen, Atemmuster und die Sauerstoffkonzentration im Blut werden zusammen mit dem Kurvenausschlag aufgezeichnet. Die Diagnose einer Schlafapnoe gilt als gesichert, wenn im Schlaf pro Stunde mehr als 15 Episoden einer Apnoe bzw. verminderter Atmung auftreten.
95 Prozent der Patienten können erfolgreich mit einem Gerät behandelt werden, mit dem ein kontinuierlicher positiver Atemwegsdruck (CPAP) erzeugt wird. Dabei wird Luft über eine eng an der Nase anliegende Maske in die Atemwege gedrückt.
Bei einem jüngst entwickelten Verfahren wird mittels Laser in der Mitte des weichen Gaumens ein etwa 2,5 Zentimeter langer Schnitt ausgeführt. Beim Abheilen bildet sich Narbengewebe, das den Gaumen strafft und ausrichtet. Das Zusammensinken des Gaumens und die dabei entstehenden Vibrationen werden so verhindert.
Unter Umständen kann auch ein umfangreicherer Eingriff erforderlich sein, bei dem der weiche Gaumen zum Beispiel entfernt oder verkürzt wird. In Extremfällen wird die Vorderwand der Luftröhre (Trachea) am Hals künstlich

geöffnet (Tracheotomie), um eine nächtliche künstliche Beatmung zu ermöglichen.
Schlafapnoe kann zwar derzeit noch nicht medikamentös behandelt werden, zur Linderung der Symptome sollten Sie jedoch folgende Hinweise beachten:

- Gewicht reduzieren.
- Vermeiden Sie Alkohol und Schlaftabletten, da sonst der Atemmechanismus beeinträchtigt wird und sich die Apnoeepisoden verlängern.
- Achten Sie darauf, ausreichend zu schlafen – gehen Sie so früh wie möglich zu Bett.
- Sichern Sie die Seitenlage mit einem Kissen oder sonstigen Polster, damit Sie sich nicht auf den Rücken drehen können. (In der Rückenlage können die Atemwege leichter verlegt werden.)
- Nähen Sie in das Rückenteil Ihres Schlafanzuges eine Tasche ein, in die Sie einen Korken oder eine Walnuß stecken. Dies hindert Sie daran, sich auf den Rücken zu legen.
- Erhöhen Sie das Kopfende Ihres Bettes um bis zu 10 cm, damit die Zunge aufgrund der Schwerkraft nicht nach hinten sinken kann.
- Zur Erweiterung der Nasenlöcher werden spezielle Klemmen (z. B. Nozovent) angeboten. Allerdings dauert es eine gewisse Zeit, bis man sich daran gewöhnt hat. Die Klemmen können außerdem in der Nacht herausfallen.
- Darüber hinaus werden spezielle Kissen angeboten, die den Kopf im Schlaf in der richtigen Position halten (z. B. Snorestop).

Depression

Schlafstörungen sind ein wichtiges Symptom bei biologisch bedingter Depression. Diese tritt auf, wenn die Konzentration der chemischen Transmitter im Hirn abnorm verändert ist. Der Spiegel eines der Transmitter, Serotonin, ist stark gesenkt. Die Hirnkonzentration anderer chemischer Substanzen wie Dopamin sind ebenfalls verändert.
Depressionen kommen beim Mann am häufigsten im Alter von 45 bis 65 Jahren vor. Leider werden über 50 Prozent der Fälle nicht diagnostiziert und bleiben daher unbehandelt.
Neben dem Gefühl der Niedergeschlagenheit und depressiven Verstimmung gehören folgende Anzeichen zu den Symptomen einer endogen bedingten Depression:

- veränderter Appetit (in der Regel vollständiger Verlust des Appetits);
- Gewichtsverlust;
- Schwierigkeiten beim Einschlafen;
- zeitiges Erwachen – in der Regel zwischen 2 und 4 Uhr morgens;
- Verlust der Libido;
- geistiger und körperlicher Verfall;
- Verlust des Interesses an der Umwelt;
- Tränenausbrüche;
- Gefühl der Unfähigkeit, die Lage zu meistern;
- verringertes Selbstwertgefühl;
- Gefühl, daß das Leben nicht lebenswert ist.

Eine Depression ist ein ernstes Gesundheitsproblem, das einer unverzüglichen medizinischen Behandlung bedarf. Diese besteht in der Regel aus Beratung und in der Verabreichung von Antidepressiva in entsprechenden Dosen über einen bestimmten Zeitraum. Leider sind fast vier von fünf Menschen der irrigen Auffassung, daß Antidepressiva zu Abhängigkeit führen können. Das ist jedoch falsch. Wenn Sie unter Symptomen der biologisch bedingten Depression leiden, sollten Sie sich möglichst umgehend an Ihren Arzt wenden – insbesondere, wenn Sie allein leben und niemanden haben, der sich um Sie kümmert.

So ißt man sich fit 18

Bei Sportlern und Athleten kommt der Ernährung ein besonderer Stellenwert zu. Die Erzielung optimaler Leistungen erfordert eine ausreichende Zufuhr an Vitaminen, Mineralstoffen, bestimmten Aminosäuren und essentiellen Fettsäuren mit der Nahrung. Je härter das Training ist, desto mehr Nährstoffe werden benötigt, um:

- den Erythrozytenstatus (Zahl der roten Blutkörperchen) aufrechtzuerhalten, damit während des Trainings genügend Sauerstoff bereitgestellt wird;
- die Muskelmasse zu erhalten und die Konzentrationsfähigkeit zu erhöhen;
- die Stoffwechselrate auf hohem Niveau zu halten.

Ein Mangel an nur einem Nährstoff kann ein Stoffwechselungleichgewicht hervorrufen, das die Leistungsfähigkeit herabsetzen kann.
Der Bedarf an diesen Substanzen sollte jedoch weder unter- noch überschritten werden. Einige Vitamine und Mineralstoffe wirken bereits toxisch (giftig), wenn die empfohlene Menge nur um das fünf- bis zehnfache überschritten wird (z. B. Vitamin A, Selen, Chrom).
Genauso wichtig ist es, die Nährstoffe im richtigen Verhältnis zu sich zu nehmen. Ein Zuviel an einem Vitamin kann den Stoffwechsel eines anderen Vitamins beeinträchtigen. Übermäßig viel Zink unterbricht zum Beispiel den Eisenstoffwechsel; zuviel Eisen beeinträchtigt wiederum den Kupferstoffwechsel des Körpers. Wird von einem Nährstoff zuwenig aufgenommen, kann die Wirkung anderer Nährstoffe trotz ausreichender Zufuhr eingeschränkt werden; zum Beispiel bringt Eisen keinen Nutzen, wenn die Folsäurezufuhr zu niedrig ist – da für die Bildung des sauerstofftragenden Blutfarbstoffs, des Hämoglobins, beide benötigt werden.
Der Nährstoffbedarf ist bei jedem Menschen unterschiedlich und hängt von ererbten Stoffwechseleigenschaften, der Lebensweise und dem Grad der sportli-

chen Betätigung ab. In diesem Kapitel wird ein allgemeiner Überblick über den Stoffwechsel und die Ernährung als Sportler gegeben. Ein verantwortungsbewußter Sportler sollte sich seine Nährstoffzufuhr von einem Sporternährungswissenschaftler individuell bewerten und Ergänzungen zusammenstellen lassen.

Durchschnittliche Körperzusammensetzung eines erwachsenen jungen Mannes

- Wasser: 60 Prozent des Körpergewichts;
- Protein: 18 Prozent des Körpergewichts (50 Prozent der trockenen Körpermasse):
- Fett: 15 Prozent des Körpergewichts;
- Mineralstoffe: 6 Prozent des Körpergewichts;
- Glykogendepots: 1 Prozent des Körpergewichts;
  - 2500 Kalorien (kcal) liegen in Form von Kohlehydraten,
  - 112 000 Kalorien (80 Prozent der Energiereserven) in Form von Fetten vor,
  - die übrige Energie ist in Form von Proteinen (z. B. in der Muskulatur) gespeichert.

Bodybuilding

Bodybuilder nutzen Kohlehydrate und die Glykogenbildung vor einem Wettbewerb weniger als Energielieferant, sondern vielmehr zur Vergrößerung und Ausbildung ihrer Muskeln.

Eine Woche vor einem Wettbewerb beginnen Bodybuilder zunächst mit einer kohlehydratarmen Kost und steigern den Proteinanteil dabei auf etwa 60 bis 70 Prozent der Gesamtkalorienaufnahme. Sobald die Glykogendepots entleert sind, kann aufgrund der kohlehydratarmen Ernährung auch kein neues Glykogen synthetisiert werden. Der Körper beginnt nun auf der Suche nach Energiequellen mit dem Abbau der Fettdepots, und der Bodybuilder tritt in eine körperlich unangenehme Phase ein, die als Ketose oder Ketoacidose bezeichnet wird.

Ketonkörper sind ein Nebenprodukt des Fettstoffwechsels. Während sie von der Leber nur schwer verstoffwechselt werden können, lassen sie sich von anderen Körpergeweben gut verwerten. Für diesen Vorgang werden jedoch Abbauprodukte des Glukosestoffwechsels benötigt, so daß bei einem Kohlehydratmangel übermäßig viele Ketonkörper gebildet werden, die sich im Blutkreislauf ansammeln.

Ketonkörper sind eine wichtige Energiequelle in Notsituationen, wie vorübergehende Hungerperioden oder bei längerem Erbrechen.

Sammeln sich jedoch zu viele Ketonkörper im Körper an, kommt es zur Störung des Säure-Basen-Haushalts des Körpers, was zu Zellschäden führen kann. Ketone wirken auch auf das Hirn, da sie als falsche Neurotransmitter fungieren. Reizbarkeit, Lethargie und Verwirrung sind die Folge.
Bodybuilder zwingen sich, trotz dieser Symptome weiterzumachen und verbrennen Ketonkörper, bis diese Reserven völlig erschöpft sind und alle Glykogenvorräte ausgezehrt sind. Dieser Zustand ist nicht ungefährlich. Man sollte sich ihm daher nur unter strenger Kontrolle durch einen persönlichen Trainer, vorzugsweise einen Arzt, aussetzen. Ein falscher Umgang mit Ketoacidose kann tödliche Folgen haben.
Drei Tage vor dem Wettbewerb ändert der Bodybuilder seine Taktik und erhöht die Kohlehydratzufuhr auf 70 bis 80 Prozent der Energieaufnahme bei gleichzeitiger Verminderung der Proteinzufuhr auf höchstens 10 Prozent der aufgenommenen Kalorienmenge.
Die Natriumaufnahme wird ebenfalls stark eingeschränkt, wobei zum Ausgleich die Kaliumzufuhr erhöht wird. Zusammen mit einer verringerten Flüssigkeitsaufnahme erzeugt dies eine leichte Dehydratation, um ein schlankeres, plastischeres Aussehen zu erzielen.
Mir der zunehmenden Nutzung der Kohlehydrate als Energielieferant geht die Ketose zurück. Das Training erfolgt nur sehr eingeschränkt.
In diesen drei Tagen nehmen die entleerten Muskelglykogendepots rasch zu, so daß das Gewicht um 2 bis 3 Kilo ansteigt.
Mit der Kombination aus Glykogenaufbau und leichter Dehydratation sollte vorsichtig umgegangen werden, damit das aus dem Intrazellularraum austretende Wasser in den Muskeln verteilt (d. h. an Glykogen gebunden) wird, ohne Dehydratationssymptome auszulösen (trockener Mund, Schwindel, hohe Pulsfrequenz, erhöhte Atemfrequenz, Verwirrung oder sogar Koma).
Einige Bodybuilder riskieren Gesundheitsschäden, indem sie vor dem Wettbewerb Diuretika nehmen oder in die Sauna gehen, um noch mehr Flüssigkeit zu verlieren. Davon ist jedoch unbedingt abzuraten!
Vor einem Wettbewerb ist der physiologische Zustand eines Bodybuilders stark abnormal. Führen Sie diesen Zustand niemals allein ohne die Unterstützung eines entsprechend qualifizierten Trainers bzw. ohne ärztliche Betreuung herbei.

Richtlinien für eine optimale Ernährung

- Senken Sie Ihren Gesamtfettverbrauch. Er sollte unter 30 Prozent, möglichst nur leicht über 20 Prozent der Kalorienzufuhr liegen. Einige Spitzensportler befolgen eine Diät, die der japanischen Küche sehr nahe kommt; dabei werden nur 15 Prozent der Gesamtkalorienzufuhr in Form von Fetten aufgenommen.

- Vermeiden Sie nach Möglichkeit Nahrungsmittel, die reich an gesättigten Fettsäuren sind.
- Vermeiden Sie Trans-Fettsäuren.
- Verwenden Sie natives Olivenöl.
- Essen Sie mindestens dreimal pro Woche ölhaltigen Fisch oder erwägen Sie Fischölergänzungen.
- Nehmen Sie täglich mindestens 30 g Nüsse oder Samen zu sich, da diese reich an essentiellen Fettsäuren sind.
- Erwägen Sie die Einnahme von Gammalinolensäureergänzungen.

(**Anmerkung:** Gammalinolensäure – ein Linolensäuresubstitut – und Fischöl werden in Form von Efamol Marine in einer Packung angeboten.)

Vitamine und die Gesundheit des Mannes

19

Vitamine sind essentielle organische Substanzen, die im menschlichen Körper spezifische Stoffwechselfunktionen besitzen. Die Mehrzahl von ihnen kann nicht in ausreichender Menge synthetisiert werden, um den biochemischen Bedarf zu decken, und muß daher mit der Nahrung aufgenommen werden.
In vielen Fällen werden nur sehr geringe Mengen benötigt; zuviel davon ist genauso schädlich wie zuwenig. Aufgrund des höheren Grundumsatzes haben Sportler einen höheren Vitaminbedarf als Männer mit sitzender Tätigkeit.
Eine abwechslungsreiche Ernährung mit Biokost ist für die Aufnahme möglichst vieler Vitamine über die Nahrung entscheidend; in vielen Fällen ist darüber hinaus sogar eine Ergänzung notwendig.
Um Ihnen einen Überblick darüber zu geben, wieviel von jedem Vitamin in der Nahrung durchschnittlich enthalten ist, zeigt Ihnen die folgende Tabelle die übliche Zufuhr der einzelnen Vitamine bei Männern im Alter von 16 bis 64 Jahren. Für Männer, die zusätzlich Nahrungsergänzungen einnehmen, sind die Durchschnittswerte ebenfalls angegeben (siehe Seite 304).
Auf den ersten Blick scheint es, als ob die meisten Männer, die keine Nahrungsergänzungsmittel einnehmen, mit Ausnahme von Betakarotin und vielleicht Vitamin E, dem wichtigsten Antioxidans, die jeweils empfohlene Tagesmenge aufnehmen.
Die empfohlene Tagesmenge ist jedoch ein Maß, das nicht auf jedes Individuum gleichermaßen Anwendung finden kann – vielmehr weist der Bedarf in Abhängigkeit von der Stoffwechselrate, der Ernährung und dem Grad der Bewegung beträchtliche Unterschiede auf. Bei Sportlern liegt der Vitaminbedarf daher in der Regel über den angegebenen Mengen.
Die empfohlene Tagesmenge dient lediglich zum Vergleich verschiedener Bevölkerungsgruppen und gewährleistet, daß die Nährstoffe, die von allen Bevölkerungsgruppen im Durchschnitt benötigt werden, in ausreichender Menge aufgenommen werden.

Durchschnittsaufnahme von Vitaminen

Nährstoff	Männer (Durchschnittswert)	Männer, die Nahrungsergänzungsmittel einnehmen	Von der EU empfohlene Tagesmenge
Vitamin A	1186 µm	2244 µm	800 µg
Betakarotin	2,4 mg	2,8 mg	(*)
Thiamin (B_1)	1,7 mg	5,5 mg	1,4 mg
Riboflavin (B_2)	2,1 mg	4,8 mg	1,6 mg
Niacin (B_3)	39,5 mg	55 mg	18 mg
Pantothensäure	6,2 mg	10,2 mg	6 mg
Vitamin B_6	2,5 mg	5 mg	2 mg
Vitamin B_{12}	7,1 µg	9,3 µg	1 µg
Folsäure	308 µg	355 µg	200 µg
Biotin	38,5 µg	45,3 µg	0,15 mg
Vitamin C	64,8 mg	179,6 mg	60 mg
Vitamin D	3,5 µg	8,1 mg	5 µg
Vitamin E	9,7 mg	32,4 mg	10 mg

* Eine von der EU empfohlene Tagesmenge liegt nicht vor. Das National Cancer Institute der USA empfiehlt eine Mindestmenge von 6 mg Betakarotin pro Tag.

Quellen: The Dietary and Nutritional Survey of British Adults (OPCS), 1990. HMSO Publication SS1241.

Sportler benötigen von den meisten der genannten Vitamine höhere Mengen, da ihrem Stoffwechsel – das sind die Reaktionen, für die Vitamine erforderlich sind – mehr abverlangt wird.

Ein weiterer wichtiger Punkt ist der Umstand, daß der Durchschnittswert nur die durchschnittliche Aufnahme widerspiegelt, d. h., daß der eine Teil der Bevölkerung mehr und der andere Teil weniger als in der obengenannten britischen Regierungsstudie zu sich nimmt. So beträgt die durchschnittliche Vitamin-C-Aufnahme zwar 64,8 g pro Tag, die beobachtete Zufuhr ist jedoch unterschiedlich: Einige Männer nahmen nur 20 Milligramm pro Tag auf, während andere bis zu 170 Milligramm pro Tag mit der Nahrung zu sich nahmen.

Schätzungen zufolge erreichen 60 Prozent der Erwachsenen mit Lebensmitteln nicht die empfohlene Tagesmenge an Vitamin C (60 Milligramm pro Tag).

Vitamin A

Vorgebildetes Vitamin A findet sich nur in tierischen Produkten. Es ist fettlöslich und wird in der Leber gespeichert. Die meisten Menschen besitzen Speicher, die für mindestens ein Jahr reichen.
Vitamin A ist für die Erhaltung der Sehkraft, eine gesunde Augenfeuchtigkeit, die geschlechtliche Fortpflanzung, die Stabilität der Zellmembran sowie für Wachstum und Entwicklung notwendig.
Zu den Lebensmitteln, die reich an Vitamin A sind, gehören:

- Nieren,
- Eier,
- Milch,
- Käse,
- Joghurt,
- Butter,
- ölhaltiger Fisch.
- Margarine wird oft ebenfalls mit Vitamin A angereichert.

Betakarotin

In Gemüse kommen verschiedene Vitamin-A-ähnliche Verbindungen (Karotinoide) vor. Im Gegensatz zu Vitamin A sind sie wasserlöslich und können sich daher im Körper nicht ansammeln. Schäden werden vermieden, da nicht benötigte Mengen einfach über die Nieren ausgeschieden werden.
Das wichtigste Karotinoid ist das Betakarotin, das aus zwei miteinander verbundenen Vitamin-A-Molekülen besteht. Wenn die körpereigenen Vitamin-A-Depots zur Neige gehen, werden einige Betakarotinmoleküle zur Gewinnung von Vitamin A aufgespaltet. Für diese Reaktion wird Zink benötigt, so daß bei einem Zinkmangel ein assoziierter Vitamin-A-Mangel auftreten kann.
Sind die Vitamin-A-Depots gut gefüllt, wird kein Betakarotin umgewandelt – so daß es seiner eigentlichen Aufgabe, der Krankheitsprophylaxe, gerecht wird. Es ist ein starkes Antioxidans und trägt zur Beseitigung von Zellschäden bei, die durch Freie Radikale verursacht werden.
Darüber hinaus dient es zum Schutz des männlichen Spermas.
Zu den Lebensmitteln, die reich an Betakarotin sind, gehören:

- dunkelgrünes Blattgemüse (z. B. Spinat, Broccoli);
- gelboranges Obst und Gemüse (z. B. Möhren, Aprikosen, Mangos, roter und gelber Paprika sowie Süßkartoffeln).

Vitamin B_1 (Thiamin)

Thiamin wird für die Energiefreisetzung aus Kohlehydraten und für die Synthese einiger Aminosäuren benötigt. Weiterhin ist es bei der Gesunderhaltung der Nervenleitungen unentbehrlich. Trainierende Sportler, bei denen in verstärktem Maße Blutzucker in biologische Energie umgewandelt wird, haben daher einen höheren Bedarf an diesem Vitamin, das auch der Gesunderhaltung der Muskeln dient, als der durchschnittliche Mann mit sitzender Tätigkeit.
Thiamin ist wasserlöslich und kann vom Körper nicht in nennenswertem Umfang gespeichert werden. Für Sportler ist eine ausreichende Tagesmenge zum Abbau der vermehrt aufgenommenen Kohlehydrate entscheidend. Bei zu reichlichem Kaffee- oder Teegenuß wird das Vitamin zerstört.

Zu den Lebensmitteln, die reich an Vitamin B_1 sind, gehören:

- Weizenkeime,
- Vollkornprodukte,
- Hafermehl,
- Hefeextrakte,
- unpolierter Reis,
- Fleisch,
- Meeresfrüchte,
- Hülsenfrüchte,
- Nüsse.

Übrigens: Durch Lagerung und starke Verarbeitung (z. B. polierter Reis) verliert Getreide seinen Thiamingehalt.

Vitamin B_2 (Riboflavin)

Riboflavin ist ein weiteres wasserlösliches Vitamin, das für einen reibungslosen Stoffwechsel benötigt wird. Es wird als »Freund des Sportlers« bezeichnet und ist an der Energiefreisetzung in den Mitochondrien beteiligt.

Weiterhin kommt ihm eine wichtige Funktion beim Kohlehydrat-, Fettsäure- und Proteinstoffwechsel zu. Daher ist für Sportler, die einen höheren Bedarf als Männer mit sitzender Tätigkeit haben, eine ausreichende Versorgung entscheidend. Bei einem Riboflavinmangel sinkt der Sauerstoffverbrauch, was zu einer verringerten Leistungsfähigkeit führt.
Zu den Lebensmitteln, die reich an Riboflavin sind, gehören:

- Leber,
- Milch,
- Käse,
- Joghurt,
- Hefeextrakt,
- Eier,
- Weizenkleie,
- grünes Blattgemüse,
- Pilze,
- Obst,
- Brot,
- Zerealien,
- Fleisch.

Vitamin B_3 (Niacin)

Niacin (Niacinamid, Nicotinamid, Nikotinsäure) ist ein wasserlösliches Vitamin, das eine wichtige Rolle bei der Bildung von Stoffwechselenzymen und der Energiefreisetzung spielt. So ist es an der Energiefreisetzung aus Glykogen, an der Oxidation von Fettsäuren und an der inneren Atmung beteiligt. Daher benötigen Sportler mehr Niacin als Männer, die einer sitzenden Tätigkeit nachgehen.
Niacin kommt in verschiedenen Formen vor und kann auch vom Körper aus der essentiellen Fettsäure Tryptophan gebildet werden.
Zu den Lebensmitteln, die reich an Vitamin B_3 sind, gehören:

- mageres Fleisch,
- Fisch,
- Geflügel,
- Hefeextrakt,
- Erdnüsse,
- Kleie,

- Bohnen,
- Milch,
- Vollkornprodukte.

Vitamin B_5 (Pantothensäure)

Pantothensäure ist ein weiteres wasserlösliches Vitamin, das für viele energiefreisetzende Reaktionen bei der Verstoffwechselung von Kohlehydraten, Fetten und Proteinen unentbehrlich ist. Pantothensäure ist zudem ein wichtiger Bestandteil des Koenzyms Q (eines Enzymhilfsfaktors, der für zahlreiche Stoffwechselvorgänge verantwortlich ist) und wird darüber hinaus zur Synthese von Glukose und Fettsäuren im Körper benötigt.
Die Bezeichnung Pantothensäure enthält die aus dem Griechischen stammende Bedeutungskomponente »von überall her« und trägt der weiten Verbreitung dieses Stoffs in der Natur Rechnung. In der Tat kommt er in nahezu allen Nahrungsmitteln, insbesondere in Fleisch, Eiern und Vollkornzerealien, vor. Den wahrscheinlich größten Pantothensäureanteil besitzt Gelée royale.

Vitamin B_6 (Pyridoxin)

Vitamin B_6 wird für das Funktionieren von über 60 Enzymen benötigt. Es ist an der Synthese und am Stoffwechsel von Nukleinsäuren, Aminosäuren und Proteinen beteiligt. Darüber hinaus spielt es auch eine Rolle beim Abbau von Glykogen als Energielieferant.
Zu den Lebensmitteln, die reich an Vitamin B_6 sind, gehören:

- Fleisch,
- Vollkornzerealien,
- Nüsse,
- Hefeextrakt,
- Gemüse.

Vitamin B_{12} (Cobalamin)

Vitamin B_{12} ist ein wichtiger Baustein verschiedener Koenzyme. Es ist neben Folsäure, einem anderen Vitamin, an der Synthese von genetischem Material

(DNS) beteiligt – einem Prozeß, der ständig während der Muskelentwicklung und Blutzellbildung erfolgt. Bei einem Mangel an einem der beiden Vitamine kommt es zur Bildung abnorm großer Zellen (Megaloblastose). Vitamin B_{12} spielt auch eine Rolle bei der Bildung einer gesunden Markscheide (Myelin).
Zu den Lebensmitteln, die reich an Vitamin B_{12} sind, gehören:

- Leber,
- Fisch (insbesondere Sardinen),
- Fleisch,
- Eier,
- Milch,
- Käse.

Dagegen enthält Gemüse kein Vitamin B_{12} – was für Vegetarier, insbesondere für Veganer (Laktovegetarier), von Bedeutung ist. Vitamin-B_{12}-Präparate werden durch bakterielle Fermentierung – weshalb sie von Vegetariern akzeptiert werden – hergestellt und gebrauchsfertig angeboten.

Folsäure (Folat)

Folsäure ist an der Bildung von Koenzymen beteiligt, die zur Steuerung des Aminosäure- und Zuckerstoffwechsels dienen. Sie wird für die Synthese von Nukleinsäuren während der Zellteilung benötigt und ist für die Bildung der roten Blutkörperchen unabdingbar.
Im Körper wird Folsäure nur in kleinen Mengen gespeichert, so daß es rasch zu einem Mangel kommt – der Folsäuremangel ist vermutlich der am weitesten verbreitete Vitaminmangel in den industrialisierten Ländern.
Zu den Lebensmitteln, die reich an Vitamin B sind, gehören:

- Fisch (insbesondere Sardinen und Austern),
- Fleisch (insbesondere Leber, Nieren und Kaninchen),
- Milchprodukte,
- Vollkornzerealien,
- Orangen,
- Nüsse,
- Hefeextrakt.

(**Anmerkung:** Durch längeres Kochen wird der größte Teil der in grünem Blattgemüse enthaltenen Folsäure zerstört.)

Biotin

Biotin ist ein wasserlösliches Vitamin. Es wirkt als Kofaktor bei einer Reihe von Enzymen, die an der Synthese von Fettsäuren und Purinnukleotiden (DNS-Bausteinen) sowie am Stoffwechsel einiger Aminosäuren (Valin, Isoleukin und Leukin) beteiligt sind. Weiterhin ist es für die Neubildung von Glukose im Körper erforderlich und daher insbesondere für Sportler von Bedeutung.
Biotin ist in vielen Nahrungsmitteln enthalten und wird auch von Darmbakterien synthetisiert. Die mit dem Kot ausgeschiedene Menge ist sechsmal höher als die mit der Nahrung aufgenommene Menge. Ein Mangel ist daher selten und tritt in der Regel nur auf, wenn rohes Eiweiß in großen Mengen verzehrt wird – ein wichtiger Punkt für Bodybuilder. Eiweiß enthält ein Protein, das als »Avadin« bezeichnet wird und welches das im Verdauungstrakt gebildete Biotin bindet, so daß es nicht absorbiert werden kann. Avadin wird jedoch beim Kochen denaturiert und verliert dadurch seine Fähigkeit, Biotin zu binden.
Bei unterernährten Männern unter langfristiger Antibiotikatherapie besteht ein Risiko für die Entwicklung eines Biotinmangels. Gleiches gilt für Männer, die sich einer äußerst kalorienarmen Diät zur Gewichtsreduzierung unterziehen. Biotinmangel führt zu schuppiger Haut, Muskelschwund und Haarausfall.
Zu den Lebensmitteln, die reich an Biotin sind, gehören:

- Leber,
- Sardinen,
- Eigelb,
- Vollkornprodukte (insbesondere Soja),
- Nüsse,
- Milch,
- Gemüse.

Vitamin C

Vitamin C ist ein wasserlösliches Vitamin, das für die Synthese von Kollagen – einem für die Vorbeugung von Sportverletzungen wichtigen Strukturprotein – sowie für die Synthese von Adrenalin und Noradrenalin benötigt wird. Dabei

handelt es sich um wichtige Neurotransmitter, die im Körper sehr vielfältige Aufgaben, unter anderem die Auslösung des Fluchtreflexes, erfüllen.
Vitamin C schützt darüber hinaus als Antioxidans vor schädlichen Freien Radikalen, die bei Stoffwechselvorgängen entstehen. Daher hat ein aktiver Sportler mit einer erhöhten Stoffwechselrate vermutlich einen höheren Vitamin-C-Bedarf als ein Mann mit sitzender Tätigkeit. Vitamin C ist auch ein wichtiger Bestandteil des Samens.
Vitamin C besitzt darüber hinaus eine weitere wichtige physiologische Aufgabe: So ermöglicht es die Regenerierung des fettlöslichen Antioxidans Vitamin E, indem es dessen oxidierte Form wieder in die schützende, reduzierte Form überführt.
Raucher benötigen mindestens 100 mg Vitamin C pro Tag, um die beim Rauchen massiv freigesetzten Freien Radikale unschädlich zu machen.
Zu den Lebensmitteln, die reich an Vitamin C sind, gehören:

- schwarze Johannisbeeren,
- Guaven,
- Zitrusfrüchte,
- Mangos,
- Kiwis,
- grüner Paprika,
- Erdbeeren,
- grünes Gemüse (z. B. Broccoli, Rosenkohl, Brunnenkresse) und Kartoffeln.

Vitamin D

Vitamin D stimuliert die Synthese eines Kalziumtransportproteins in der Dünndarmwand und ist für die Absorption von Nahrungskalzium entscheidend. Für die Aufrechterhaltung des Kalziumhaushalts und die Gesunderhaltung der Knochen und Zähne ist eine ausreichende Vitamin-D-Versorgung ebenfalls wichtig.
Der größte Teil unseres Vitamin-D-Bedarfs wird aus einem cholesterinähnlichen Molekül in der Haut durch Einwirkung kurzwelliger UV-Strahlung synthesiert. Daher sind die Vitamin-D-Blutwerte im Spätsommer am höchsten und am Ausgang des Winters am niedrigsten. Bei Personen, die in großen Höhen leben und ihre Haut vor der Sonneneinstrahlung schützen bzw. die meiste Zeit in geschlossenen Räumen verbringen, kann die Wirkung des ultravioletten Lichts für eine adäquate Vitamin-D-Synthese zu niedrig sein. In diesen Fällen ist es entscheidend, eine ausreichende Zufuhr über die Nahrung sicherzustellen.

Zu den Lebensmitteln, die reich an Vitamin D sind, gehören:

- ölhaltiger Fisch (Sardine, Hering, Makrele, Lachs),
- Thunfisch,
- gehärtete Margarine,
- Eier,
- Vollmilch,
- Butter.

Vitamin E

Vitamin E fungiert hauptsächlich als Antioxidans, indem es die bei den Stoffwechselvorgängen anfallenden schädlichen Freien Radikale neutralisiert, die sonst zu Zellschäden führen würden. Vitamin E ist ein wichtiger Oxidationsschutz für die Fettdepots des Körpers, das Blutcholesterin, die Lipidzellmembranen und die Nahrungsfette. Der Vitamin-E-Bedarf ist um so höher, je größer der Fettanteil der Nahrung ist. Dies gilt insbesondere für die gesundheitsfördernden Fette in Olivenöl und ölhaltigem Fisch.
Vitamin E besitzt darüber hinaus eine stärkende Wirkung auf Muskelfasern und ist ein wichtiger Bestandteil des Samens.
Zu den Lebensmitteln, die reich an Vitamin E sind, gehören:

- Pflanzenöle – von denen Weizenkeimöl den höchsten Gehalt an Vitamin E besitzt,
- Avocados,
- Margarine,
- Eier,
- Butter,
- Vollkornzerealien,
- Samen,
- Nüsse,
- Meeresfrüchte,
- Broccoli.

Vitamin-E-Gehalt einiger Öle

Öl	Vitamin-E-Gehalt (mg/100 g)
Weizenkeimöl	136
Sonnenblumenöl	49
Safloröl	40
Palmöl	33
Rübsamenöl	22
Lebertran	20
Getreideöl	17
Erdnußbutter	15
Olivenöl	5

Mineralstoffe, Spurenelemente und die Gesundheit des Mannes

20

Kohlehydrate, Fette, Proteine und Vitamine basieren alle auf dem Element Kohlenstoff und werden als *organische* Stoffe bezeichnet. Mineralstoffe enthalten hingegen keinen Kohlenstoff und werden deshalb als *anorganische* Stoffe bezeichnet.
Anorganische Stoffe, von denen wir mit der Nahrung mehr als 100 mg aufnehmen, werden als Mineralstoffe bezeichnet. Bei einem Bedarf von unter 100 Milligramm nennt man sie Spurenelemente.
Mineralstoffe und Spurenelemente sind sowohl für Männer mit sitzender Tätigkeit als auch für körperlich aktive Männer von ebenso hoher Wichtigkeit wie organische Nährstoffe.

Kalzium

Kalzium wird für das Wachstum und die Entwicklung fester, gesunder Knochen und Zähne benötigt. 99 Prozent der Kalziumdepots im Körper finden sich in den Knochen, während das übrige eine Prozent eine entscheidende Rolle bei der Blutgerinnung, der Muskelkontraktion, Nervenleitung, Energiefreisetzung und körpereigenen Immunabwehr spielt.
Bei einem zu geringen Kalziumgehalt der Nahrung werden die körpereigenen Reserven in den Knochen angegriffen, wodurch sich das Risiko für die Entwicklung von Osteoporose (brüchige Knochen) im späteren Leben stark erhöht. Allgemein gilt, daß Knochen durch sportliche Betätigung gestärkt werden. Aus der damit verbundenen stärkeren Mineralisierung ergibt sich der erhöhte Bedarf bei Sportlern. Bei einer relativ kalziumarmen Kost kann sportliches Training zu einer Unterversorgung der Knochen mit Mineralstoffen und somit zu schwachen Knochen und Übermüdungsfrakturen führen.
Zu den Lebensmitteln, die reich an Kalzium sind, gehören:

Durchschnittsaufnahme an Mineralstoffen

	Männer (Durchschnitt)		Von der EU empfohlene Tagesmenge	
Mineralstoff				
Kalzium	937	mg	800	mg
Chlorid	5179	mg	2500	mg
Magnesium	323	mg	300	mg
Phosphor	1452	mg	800	mg
Kalium	3187	mg	3500	mg
Natrium	3376	mg	1600	mg
Spurenelemente				
Chrom	25	µg*		
Kupfer	1,59	mg	1,2	mg
Jod	237	µg	150	µg
Eisen	13,9	mg	14	mg
Mangan	1,4	mg*		
Molybdän	50 – 400	µg*		
Zink	11,4	mg	15	mg

* Eine von der EU empfohlene Tagesmenge liegt nicht vor. Die angegebenen Mengen sind jedoch sowohl ausreichend als auch unschädlich.

Quelle: The Dietary and Nutritional Survey of British Adults (OPCS), 1990. HMSO Publication SS1241.

- Milch,
- Joghurt,
- Käse,
- grünes Gemüse,
- Orangen,
- Brot.

Für die Absorption von Kalzium über den Verdauungstrakt wird Vitamin D benötigt. In der Regel wird nur ein kleiner Teil des in der Nahrung enthaltenen Kalziums aufgenommen (meist unter 40 Prozent); der Rest wird über den Stuhl ausgeschieden.

Die Kalziumzufuhr läßt sich durch einen halben Liter teilentrahmter bzw. entrahmter Milch relativ einfach erhöhen. Diese enthält genausoviel Kalzium (700 mg) wie die entsprechende Menge Vollmilch, nicht jedoch die darin ent-

haltenen gesättigten Fettsäuren. Männer, die zu Nierensteinen neigen, sollten Kalziumergänzungen nur unter ärztlicher Aufsicht einnehmen.
(**Anmerkung:** Hohe Kalziumkonzentrationen im Verdauungstrakt beeinträchtigen die Eisenresorption.)

Chlorid

Chlorid ist ein negativ geladener Elektrolyt, der wie Natrium (außerhalb der Zellen) und Kalium (innerhalb der Zellen) zur Kontrolle des Flüssigkeits- und Elektrolythaushalts dient.
Die meisten Männer in den westlichen Industriestaaten nehmen zuviel Salz (Natriumchlorid) zu sich. Daher ist bei diesem Mineralstoff weniger ein Mangelzustand zu befürchten, sondern eher eine Einschränkung angezeigt.
Salzen Sie Speisen bei Tisch nicht nach, vermeiden Sie gesalzene Snacks und versuchen Sie, auch beim Kochen ohne Salz auszukommen.

Magnesium

Magnesium ist nach Kalium und Phosphor der dritthäufigste Mineralstoff in den Körperzellen. Es ist integraler Baustein von über 300 Enzymen und wird, beginnend mit der Synthese von Proteinen und Nukleinsäure über den Glukosestoffwechsel und die Muskelkontraktion bis hin zur Energiefreisetzung, für alle wichtigen biologischen Prozesse benötigt. Für die Umsetzung von Kohlehydraten in Energie ist es unabdingbar.
Zu den Lebensmitteln, die reich an Magnesium sind, gehören:

- grünes Blattgemüse,
- Nüsse,
- Meeresfrüchte,
- Seetang,
- Sojabohnen,
- Fleisch,
- Eier,
- Milchprodukte,
- Vollkornprodukte.
- Hartes Wasser hat ebenfalls viel Magnesium.

Lebensmittel, die einen hohen Anteil an raffinierten oder verarbeiteten Rohstoffen enthalten, sind nicht nur arm an Magnesium, sondern stellen auch zuwenig andere wichtige Mineralstoffe, Vitamine und Ballaststoffe bereit.

Kalium

Kalium ist der wichtigste positiv geladene Elektrolyt innerhalb der Zellen. Es dient zum Ausgleich der in der extrazellulären Flüssigkeit befindlichen Natriumionen und spielt eine entscheidende Rolle bei der Muskelkontraktion, Nervenleitung und der Produktion von Nukleinsäuren, Proteinen und Energie. Bei einem Mangelzustand, der in der Regel nur dann vorkommt, wenn Diuretika eingenommen werden, die nicht kaliumsparend sind, werden Müdigkeit, Schwäche und Muskelschmerz beobachtet. Kaliumchlorid wird als gesunde Alternative zu Natriumchlorid angesehen. Eine kaliumreiche und natriumarme Ernährung steht mit einem verminderten Risiko für Bluthochdruck und Schlaganfall in Zusammenhang.
Der Bedarf daran läßt sich durch Meeresfrüchte und größere Mengen an frischem Obst und Gemüse relativ einfach decken. Vermeiden Sie Fertigprodukte, Konserven oder anderweitig abgepackte Lebensmittel, da bei diesen in der Regel das Verhältnis Kalium zu Natrium umgekehrt ist. Halten Sie sich statt dessen stärker an Frischkost (Bananen).

Natrium

Natrium ist der wichtigste positiv geladene Elektrolyt außerhalb der Zellen. An der Zellmembran sorgt die sogenannte Ionenpumpe dafür, daß im Innern der Zelle eine hohe Kaliumkonzentration aufrechterhalten wird, die zum Ausgleich des Natriums in der Extrazellularflüssigkeit dient.
Bluthochdruck beispielsweise wird durch ständige zu hohe Salzgaben begünstigt.

Chrom

Chrom wird für den normalen Glukose-, Insulin- und Fettsäurestoffwechsel sowie für das Muskelwachstum benötigt. Für Sportler ist eine adäquate Versorgung daher von großer Bedeutung.

Chrom wird in geringen Mengen zur Bildung eines organischen Komplexes benötigt, der als Glukosetoleranzfaktor (GTF) bezeichnet wird. Es besteht aus Vitamin B_3 (Niacin), drei Aminosäuren sowie Chrom und spielt bei der Wechselwirkung zwischen dem Hormon Insulin und seinen Zellwandrezeptoren eine entscheidende Rolle.
Den größten Gehalt an natürlichem GTF besitzt Brauhefe, deren GTF zehnmal aktiver als die Form ist, welche in anderen Nahrungsmitteln vorkommt. Kürzlich wurde eine mit Chrom angereicherte Hefe, die einen noch höheren GTF-Gehalt aufweist, entwickelt.
Zu den Lebensmitteln, die Chrom enthalten, gehören:

- Brauhefe,
- schwarzer Pfeffer,
- Thymian,
- Weizenkeime,
- Vollkornbrot,
- Fleisch,
- Käse.

(**Anmerkung:** Bei der Verarbeitung von Kohlehydraten geht der Chromgehalt in den meisten Fällen verloren.)

Kupfer

Kupfer wird in sehr geringen Mengen für die normale Funktion zahlreicher Enzyme in der Leber, im Hirn und in der Muskulatur benötigt. Es ist an der Nutzung des Sauerstoffs und an der Bildung von adrenalinähnlichen Hormonen beteiligt.
Kupfer dient darüber hinaus zur Bildung des Pigments Melanin und spielt bei der Kollagensynthese und der Gesunderhaltung von Knochen- und Knorpelgewebe, Haut und Haar eine wichtige Rolle. Kupferhaltige Enzyme sind wichtige Antioxidanzien, die Freie Radikale nicht nur in ihrer Entstehung hemmen, sondern auch nach deren Bildung neutralisieren.
Zu den Lebensmitteln, die reich an Kupfer sind, gehören:

- Krustentiere,
- Schalentiere,
- Nüsse,

- getrocknetes Steinobst,
- getrocknete Erbsen oder Bohnen,
- grünes Gemüse.

Der Kupferanteil von Pflanzen ist vom Kupfergehalt des Bodens abhängig, auf dem sie wachsen.

Jod

Jod wird für die Synthese der Schilddrüsenhormone benötigt.
In den westlichen Industriestaaten kommt Jodmangel aufgrund der Einführung von jodiertem Speisesalz heute nur noch selten vor. In einigen Teilen der Welt (im Landesinneren von Brasilien oder im Himalaja) findet sich indes bei nahezu 90 Prozent der Bevölkerung Struma infolge von Jodmangel.
Zu den Lebensmitteln, die reich an Jod sind, gehören:

- Seefisch,
- Meeresfrüchte (z. B. Shrimps, Hummer),
- Seetang,
- jodiertes Speisesalz.

Eisen

Eisen ist ein wichtiges Element für die Energiefreisetzung aus Kohlehydraten, Fetten und Proteinen. Es ist ebenfalls Teil des Hämoglobinmoleküls, das als Sauerstoffträger im Blut dient, sowie von Myoglobin, durch das der Sauerstoff in der Muskulatur gebunden wird.
Zu den Lebensmitteln, die reich an Eisen sind, gehören:

- Rind- und Schweinefleisch,
- Geflügel,
- Fisch,
- Nüsse,
- Vollkornbrot,
- Kakao,
- Eigelb,
- grünes Gemüse,
- Petersilie.

Die am leichtesten resorbierbare Form von Eisen (Häm) findet sich in Rind- und Schweinefleisch. Die Bioverfügbarkeit des in Gemüse vorkommenden Nicht-Häm-Eisens ist bis zu 10mal geringer. Bei stark gekochtem Gemüse steht noch weniger Eisen zur Verfügung.
Durch Vitamin C wird die Eisenresorption unterstützt, während sie durch kalzium- und gerbsäurehaltige Getränke (z. B. Tee) eingeschränkt wird. Die Einnahme von Eisenergänzungen allein kann wiederum die Resorption des in der Nahrung enthaltenen Zinks, Mangans, Chroms und Selens verringern.

Mangan

Mangan ist ein weiteres wichtiges Antioxidans und Bestandteil verschiedener Enzyme, die gegen die schädliche Wirkung der Freien Radikale schützen. Es dient zur Synthese von Gerinnungsfaktoren, Cholesterin und Dopamin, einem Neurotransmitter des Hirns. Forschungen lassen darauf schließen, daß es ebenfalls am Glukosestoffwechsel beteiligt ist und der Gesunderhaltung der Knochen dient.
Zu den Nahrungsmitteln und Getränken, die reich an Mangan sind, gehören:

- Tee,
- Vollkornprodukte,
- Nüsse,
- Obst,
- Samen,
- Hefe,
- Eier,
- grünes Blattgemüse/Kräuter – in Abhängigkeit vom Mangan- und Säuregehalt des Bodens, auf dem sie wachsen.

Mangan findet sich in geringen Mengen in Fleisch, Schalentieren und Milch.

Selen

Selen ist ebenfalls ein starkes Antioxidans, das in Verbindung mit Vitamin E vor der schädigenden Wirkung Freier Radikaler schützt. Selen ist für das Zellwachstum und die Infektabwehr unabdingbar.
Zu den Nahrungsmitteln, die reich an Selen sind, gehören:

- Broccoli,
- Pilze,
- Kohl,
- Rettich,
- Zwiebeln,
- Knoblauch,
- Sellerie,
- Fisch,
- Vollkornprodukte,
- Weizenkeime,
- Nüsse,
- Hefe.

Ein selenreicher organischer Hefestamm wird nun im Handel angeboten.

Zink

Zink ist ebenfalls ein antioxidativ wirkender Mineralstoff und ein wichtiger Kofaktor für über 100 Enzyme. Es wird für die Aktivierung bestimmter Gene in Reaktion auf hormonelle Signale benötigt. Damit wird die Synthese eines spezifischen Proteins ausgelöst; Zink spielt daher für die Empfindlichkeit der Gewebe gegenüber Hormonen eine wichtige Rolle.
Zinkmangel vor der Pubertät ruft eine Verzögerung der geschlechtlichen Entwicklung hervor und kann dazu führen, daß die männlichen Geschlechtsorgane zu klein bleiben. Ein Mangelzustand im späteren Leben verursacht verlangsamtes Muskelwachstum und eine beeinträchtigte Immunstärke. Ein schwerer Mangel führt zum Verlust des Geschmackssinns sowie zu Muskelschwäche.
Zu den Nahrungsmitteln, die reich an Zink sind, gehören:

- Hafermehl,
- Vollkornprodukte,
- Hefe,
- Meeresfrüchte,
- Fleisch,
- Nüsse,
- Milch,
- Eier,
- Käse.

Zink ist in geringen Mengen in Hühnerfleisch und Gemüse enthalten. Allgemein gilt, daß die Bioverfügbarkeit von Zink in Fleisch höher als in Gemüse ist.

Bor

Bor scheint für die Bildung einiger Steroidhormone unabdingbar zu sein. Dies gilt besonders für die Hormone, die für ein optimales Muskelwachstum benötigt werden.
Borreiche Nahrungsmittel sind Obst und Gemüse, insbesondere:

- Sojabohnen,
- Erdnüsse,
- Mandeln,
- Rosinen,
- Pflaumen,
- Datteln,
- naturbelassener Honig.

Dank

Besonderer Dank gilt:
Richard Marchant: für seine wertvolle Unterstützung
Serafina Clarke: die sich als Verlagsagentin wieder einmal selbst übertraf
Microsoft: dafür, daß ich keinen Stift benötigte
Mark Schroeder: für den virtuosen Umgang mit dem Computer
Erwin Ansari: für den Zugang zu seiner Bibliothek

Sachregister